普通高等教育中医药类“十二五”规划教材
全国普通高等教育中医药类精编教材

医古文

(第2版)

(供中医药类、中西医结合等专业用)

主　编　蒋力生

副主编　林　楠
傅海燕
魏飞跃
李亚军
黄海波
贾成祥
何　敏

上海科学技术出版社

图书在版编目(CIP)数据

医古文/蒋力生主编. —2版. —上海：上海科学技术出版社，2012.8（2021.6重印）
普通高等教育中医药类“十二五”规划教材
全国普通高等教育中医药类精编教材
ISBN 978-7-5478-1377-5

Ⅰ.①医… Ⅱ.①蒋… Ⅲ.①医古文—高等学校—教材 Ⅳ.①R2

中国版本图书馆CIP数据核字(2012)第144510号

医古文（第2版）
主编 蒋力生

上海世纪出版股份有限公司
上海科学技术出版社 出版、发行
（上海钦州南路71号 邮政编码200235）
上海世纪出版股份有限公司发行中心发行
200001 上海福建中路193号 www.ewen.co
上海展强印刷有限公司印刷
开本787×1092 1/16 印张22
字数496千字
2007年8月第1版
2012年8月第2版 2021年6月第17次印刷
ISBN 978-7-5478-1377-5/R·446
定价：30.00元

普通高等教育中医药类“十二五”规划教材
全国普通高等教育中医药类精编教材

《医古文》编委会名单

主　编　蒋力生(江西中医药大学)

副主编　林　楠(福建中医药大学)
傅海燕(辽宁中医药大学)
魏飞跃(湖南中医药大学)
李亚军(陕西中医学院)
黄海波(广西中医药大学)
贾成祥(河南中医学院)
何　敏(南京中医药大学)

编　委　(以姓氏拼音为序)
鲍晓东(浙江中医药大学)
陈晓林(广西中医药大学)
崔　为(长春中医药大学)
李具双(河南中医学院)
孙中堂(天津中医药大学)
王建新(湖南中医药大学)
武　文(江西中医药大学)
夏慧茹(宁夏医科大学)
辛维莉(贵阳中医学院)
赵鸿君(辽宁中医药大学)
周路红(山西中医学院)

普通高等教育中医药类“十二五”规划教材
全国普通高等教育中医药类精编教材

专家指导委员会名单

（以姓氏笔画为序）

前　言

医学乃性命之学，医学教材为医者入门行医之准绳。上海科学技术出版社于 1964 年受国家卫生部委托出版全国中医院校试用教材迄今，肩负了近半个世纪全国中医院校教材建设、出版的重任。中医前辈殚精竭虑编写的历版中医教材，培养造就了成千上万的中医卓越人才报效于中医事业，尤其是 1985 年出版的全国统编高等医学院校中医教材（五版教材），被誉为中医教材之经典而蜚声海内外。

进入 21 世纪，高等教育教材改革提倡一纲多本、形式多样，先后有多家出版社参与了中医教材建设，呈现百花齐放之势。2006 年，上海科学技术出版社在全国高等中医药教学管理研究会和专家指导委员会精心指导下，在全国中医院校积极参与下，出版了供中医院校本科生使用的"全国普通高等教育中医药类精编教材"。"精编教材"综合、继承了历版教材之精华，遵循"三基"、"五性"和"三特定"教材编写原则，教材编写依据国家教育部新版教学大纲和国家中医药执业医师资格考试要求，突出"精炼、创新、适用"特点。在教材的组织策划、编写和出版过程中，上海科学技术出版社与作者一起秉承认真、严谨、务实的作风，反复论证，层层把关，使"精编教材"的内容编写、版式设计和质量控制等均达到了预期的要求，并获得中医院校师生的好评。

为了更好地贯彻落实《国家中长期教育改革和发展规划纲要（2010—2020）》，全面提升本科教材质量，充分发挥教材在提高人才培养质量中的基础性作用，2010 年秋季，全国高等中医药教学管理研究会和上海科学技术出版社在上海召开了中医院校教材建设研讨会。在会上，院校领导和专家们就如何提高高等教育质量和人才培养质量发表了真知灼见，并就中医药教育和教材建设等议题进行了深入的探讨。根据会议提议，在"十二五"开局之年，上海科学技术出版社全面启动"全国普通高等教育中医药类精编教材"的修订和完善工作。"精编教材"修订和完善将根据《教育部关于"十二五"普通高等教育本科教材建设的若干意见》（教高〔2011〕5 号）精神，实施教材精品战略，充分吸纳教材使用过程中的反馈意见，进一步完善教材的组织、编写和出版机制，有利于教材内容的更新、结构的完善和体系的创新，更切合中医院校的教学实践。

“教书育人,教材领先”。教材作为授业传道解惑之书,应使学生能诵而解,解而明,明而彰,然要做到这点实在不易。要提高教材质量,必须不断地对其锤炼和修订,诚恳希望广大中医院校的师生和读者在使用中进行检验,并提出宝贵意见,以使本套教材更加适合现代中医药教学的需要。

全国普通高等教育中医药类精编教材
编审委员会

2011年5月

编写说明

医古文是一门基础工具课，它不仅是学习中医药学的基础课程，也是研读中医古籍、开启中医药宝库大门的工具。近年来，随着传统文化价值的重新认识和中医“学经典，读名著”活动的展开，回归原典精神，寻找原著意蕴，成了中医学人尤其是青年中医的共同认识。中医经典学习的热潮，不仅彰显了医古文的工具效用，也在一定程度上提高了医古文课程的教学地位。

与此相应，医古文的教学研究十分活跃，医古文的教材建设也大为发展，各具特点的《医古文》相继问世，这无疑是中医学术繁荣的表现。

本版《医古文》按照业已形成的文选加基础知识的架构形式，内容分为上编、下编和附录三部分。上编为文选部分，旨在通过讲授和阅读一定数量的古文，熟悉、掌握古代语言的常用词汇、语言规律和修辞表达方式，从而积累古代语言材料，增强感性认识。本编选注与医药相关的古文四十篇，按传、序、论、释分为七个单元。每个单元设有练习，以为阅读训练之用。每篇课文前有导学说明，点明文章出处，扼要介绍作者或相关情况，概括文章内容，提出学习重点和要求。原文用繁体字排印，并认真核对原刻，尽量不加“改造”，基本维持原貌，因此本版教材异体字相对较多，这不仅折射出古代著作的文字活泼现象，也反映了古代行文抄刻用字的随意自由性。让学生了解古代文献的书写刻印原貌，可以增强认字辨形的能力，提高阅读古文的兴趣。注释则用简体，并力求简明准确，不作繁琐考证。生僻难认的字词以汉语拼音加同音字法注音，个别无同音字者则只注拼音。古今字以“同”指明，通假字以“通”标识，异体字则直接注明对应的选用字并括注简体。每篇课文后列出重点词语若干，以示学生留心掌握。下编为基础知识部分，包括工具书、汉字、词汇、语法、注释、标点、语译及古代文化常识，凡八章。本编旨在系统介绍古代汉语的基础知识及古代文化的有关常识，使学生在通过文选学习有了一定感性认识的基础上，提高对古代汉语的理性认识，掌握古代汉语的规律和文化常识，并学会运用这个规律来指导阅读古典医籍，提高阅读能力。附录部分设有简繁字和异体字表，旨在帮助学生阅读时查检繁简字、异体字使用。

本教材在编写过程中，充分吸取各版《医古文》的优点，总结参编院校的实际教学经验，始终贯彻全国普通高等教育中医药类精编教材编审委员会关于“精、新、实、廉”的要求，力求体现内容精练、科学安排、有所创新、方便实用的特点。

本教材倡导采用课堂讲授与课外自学阅读相结合的教学方法。课堂教学重在讲授文理，兼顾医理，着力于词义辨析及疑难字句的把握，揭示阅读理解的方法与规律，力求讲透一字，疏通一句，贯穿全文，普适他篇，使学生真正掌握阅读古书的方法，提高理解、贯通的能力。自学阅读则重在了解认识古代书籍的文字现象，在较短的时间内掌握对应的繁体字，认识异体字，辨析通假字，真正培养起阅读古书的习惯。此外，还可采用多媒体及参观科技、考古、文物、文化、博物、书画等展览的形式，形象生动地组织教学，使学生对古代文化有较直观的了解，从而提高阅读古书和学习古代文化的兴趣。总之，使教材活起来，要让《医古文》不仅成为学习医学古籍的样本，更要成为学习古代文化、提高人文素养的指南。

本教材主要供高等医药院校中医、中药、针灸、骨伤、中西医结合等各专业学生使用，也适用于中医科技学院、高职学院、成人教育等各类学生，同时也可作为中医药临床和科研人员参考用书。

本教材的参考教学时数为108～120，各校可按实际教学时数，安排教学内容。

本教材初版于2007年，5年来，在全国20多所中医药院校广为使用。由于编者水平，难免存在疏漏缺陷。这次再版，根据各校使用发现的问题，对错误之处进行了修订，对一些有分歧争议的问题，则斟酌处理。如有不妥之处，希望各校继续提出意见，以便今后全面修订提高。

《医古文》编委会

2012年6月

目 录

下编 基础知识

上　编

文　选

一
秦医缓和

导学

本文节选自《左传》"成公十年"、"昭公元年"，据1980年中华书局影印清·阮元校刻《十三经注疏》本排印。相传作者为春秋末鲁国人左丘明。《左传》亦称《春秋左氏传》、《春秋内传》，为记载春秋历史的编年体史学名著，记载了自鲁隐公元年(公元前722年)至鲁悼公四年(公元前464年)共二百六十年的史事，也保存了一些古代传说。

这两则文献，是我国古代医史的重要资料。前一则反映了医缓诊断的正确及治疗方法的多样，文中提到的"膏肓"、"二竖"等语，为后世广为传诵和引用；后一则描写了医和对"蛊"病的见解，其中的"六气"和"情志"致病说，对中医理论的形成有一定影响。

学习本篇文章，要求掌握重点词语、语法现象及修辞手法，掌握文中典故；熟悉春秋时期对病因的认识和早期六气致病理论；了解《左传》作者、作品及其地位。

(成公十年①)晉侯夢大厲②，被髮及地③，搏膺而踊④，曰："殺余孫，不義。余得請於帝矣！"壞大門及寢門而入⑤。公懼，入于室。又壞戶。公覺⑥，召桑田巫⑦。巫言如夢。公曰："何如？"曰："不食新矣⑧。"

① 成公十年：即公元前581年。
② 晋侯：即晋景公姬獳，公元前599～前581年在位。　厉：恶鬼。
③ 被：同"披"。
④ 搏：击，捶。　膺：胸。　踊：跳跃。
⑤ 寝门：最内之门，后泛指内室之门。
⑥ 觉：睡中醒来。此指惊醒。
⑦ 桑田巫：桑田地方的巫者。桑田，地名，在今河南灵宝附近。
⑧ 新：指新收获的麦子。

公疾病①，求醫于秦。秦伯使醫緩爲之②。未至，公夢疾爲二豎子③，曰："彼良醫也。懼傷我，焉逃之？"其一曰："居肓之上，膏之下④，若我何？"醫至，曰："疾不可爲也。在肓之上，膏之下；攻之不可⑤，達之不及⑥，藥不至焉，不可爲也。"公曰："良醫也!”厚爲之禮而歸之。

① 疾病：患重病。
② 秦伯：指秦桓公嬴荣,公元前603～前577年在位。
③ 二豎子：两个儿童。后人称疾病为“二豎”本此。　豎：“竪(竖)”的异体字。
④ 膏肓：我国古代医学指心下膈上部位。膏,心尖脂肪。肓,心脏和膈膜之间。成语“病入膏肓”本此。
⑤ 攻：指用灸法治疗。
⑥ 达：贯通,穿透。此指用针刺治疗。

六月丙午[①],晉侯欲麥[②],使甸人獻麥[③],饋人爲之[④]。召桑田巫,示而殺之。將食,張[⑤],如廁[⑥],陷而卒。小臣有晨夢負公以登天[⑦],及日中,負晉侯出諸廁。遂以爲殉[⑧]。

① 六月：此指周历六月。　丙午：丙午日。
② 麦：吃新麦。活用作动词。
③ 甸人：亦称“甸师”,为天子诸侯管理籍田的官员。
④ 馈人：主管宫中饮食的厨师,即王之庖厨。
⑤ 张：同“胀”,腹满。
⑥ 如：往,到……去。
⑦ 小臣：即内小臣,宫中的太监。
⑧ 殉：殉葬,陪葬。此指陪葬的人。

(昭公元年[①])晉侯求醫於秦[②]。秦伯使醫和視之[③],曰:“疾不可爲也,是謂近女室[④],疾如蠱[⑤]。非鬼非食,惑以喪志。良臣將死[⑥],天命不祐。”公曰:“女不可近乎?”對曰:“節之[⑦]。先王之樂,所以節百事也,故有五節[⑧]。遲速本末以相及,中聲以降[⑨]。五降之後[⑩],不容彈矣。於是有煩手淫聲[⑪],慆堙心耳[⑫],乃忘平和[⑬],君子弗聽也。物亦如之。至於煩,乃舍也已,無以生疾。君子之近琴瑟[⑭],以儀節也,非以慆心也。天有六氣,降生五味,發爲五色[⑮],徵爲五聲[⑯],淫生六疾[⑰]。六氣曰陰、陽、風、雨、晦、明也。分爲四時,序爲五節[⑱],過則爲菑[⑲]:陰淫寒疾,陽淫熱疾,風淫末疾[⑳],雨淫腹疾,晦淫惑疾[㉑],明淫心疾[㉒]。女,陽物而晦時[㉓],淫則生內熱惑蠱之疾。今君不節不時[㉔],能無及此乎?”

① 昭公元年：即公元前541年。
② 晋侯：即晋平公姬彪,公元前557～前532年在位。
③ 秦伯：即秦景公,桓公之子,名后伯车。公元前576～前537年在位。
④ 女室：女色。
⑤ 蛊：蛊疾,心志沉迷惑乱的疾病。

⑥ 良臣：此指晋国大夫赵孟。
⑦ 节：节制。
⑧ 五节：指宫、商、角、徵、羽五声之节奏。
⑨ 中声以降：五声调和而得中和之声，一曲终了，降于无声。中声，指中正和谐之声。
⑩ 五降：指五声都减弱。
⑪ 烦手：亦作“繁手”。指手法繁杂混乱。 淫声：淫靡不正之声。
⑫ 慆堙（tāo yīn 滔因）心耳：使心志惑乱，使耳际充塞。慆，惑乱。堙，填塞。均为使动用法。
⑬ 平和：平正和谐之声，即“中声”。
⑭ 琴瑟：古代弦乐器名。原喻夫妇和合，此借指女色。
⑮ 发：现，表现。
⑯ 征：验证。
⑰ 淫：过度，过分。
⑱ 五节：五行之节。古代以五行配四时的五个季节。即春、夏、长夏、秋、冬。
⑲ 菑：“灾”的异体字。此指疾病。
⑳ 末：指四肢。
㉑ 晦淫惑疾：夜晚寝息失宜，易患心神惑乱的疾病。晦，夜晚。
㉒ 明淫心疾：白天思虑过度，易患心劳疲惫的疾病。明，白昼。
㉓ 阳物：意为男性的附属物。阳，此指男性。
㉔ 时：按时。

出，告趙孟。趙孟曰：“誰當良臣？”對曰：“主是謂矣[①]。主相晉國[②]，於今八年，晉國無亂，諸侯無闕[③]，可謂良矣。和聞之，國之大臣，榮其寵祿，任其大節[④]。有菑禍興而無改焉，必受其咎。今君至於淫以生疾，將不能圖恤社稷[⑤]，禍孰大焉？主不能禦[⑥]，吾是以云也。”趙孟曰：“何謂蠱？”對曰：“淫溺惑亂之所生也。於文，皿蟲爲蠱。穀之飛亦爲蠱[⑦]。在《周易》，女惑男、風落山謂之蠱[⑧]。皆同物也[⑨]。”趙孟曰：“良醫也。”厚其禮而歸之。

① 主：大夫的敬称。此指赵孟。一说，医和来晋国为客，赵孟为主，故称。
② 相：辅佐。
③ 阙：疏失，缺误。
④ 大节：指关系国家安危存亡的大事。大，原作“宠”，据《十三经注疏》原校勘记改。
⑤ 图恤：谋虑，体恤。 社稷：本指土神和谷神，后借指国家。
⑥ 御：阻止，制止。
⑦ “谷之飞”句：谷物储藏过久或受湿而生的飞虫也叫蛊。
⑧ “在《周易》”两句：意为在《周易》中，蛊卦的含义是长女迷惑少男，不是恰当的配偶，如同大风吹落山上的草木。 蛊：此处为卦名，卦象为巽下艮上。巽卦为长女，为风；艮卦为少男，为山。

⑨ 同物：同类。

重点词语

1. (大)厲　2. 被(髮)　3. (公)覺　4. 疾病　5. 豎子　6. 若我何　7. (厚爲之禮而)歸之　8. 饋人　9. 示(而殺之)　10. 如(廁)　11. 慆堙(心耳)　12. 發(爲)　13. 徵(爲)　14. 序(爲五節)　15. 淫(生六疾)　16. (爲)菑　17. (不)時　18. (無)闕　19. 圖恤

二
扁 鹊 传

导学

本文节选自《史记·扁鹊仓公列传》，据1959年中华书局点校本排印。作者司马迁（公元前154～前90年?），字子长，西汉夏阳（今陕西韩城）人，杰出的历史学家和文学家。《史记》是我国第一部纪传体通史，记载了上自黄帝、下至汉武帝长达三千多年的历史。全书共一百三十篇，分十二本纪、十表、八书、三十世家、七十列传。书中以简练生动的语言塑造人物形象，刻画人物性格。鲁迅高度评价它为"史家之绝唱，无韵之离骚"。

本文综合历代传闻，选取典型事迹，塑造了在历史上享有盛誉，深受人民爱戴的古代名医扁鹊的形象。扁鹊有丰富的医疗经验，擅长各科，精于脉学和望诊，随俗为医。本文反映了两千多年前我国的医学成就。

学习本篇文章，要求掌握重点词语、语法现象及修辞手法；熟悉春秋战国时期对疾病的认识及其相应治疗方法，熟悉扁鹊救治虢太子的三步治疗方法；了解司马迁的生平及在文学、史学方面的贡献。

扁鵲者，勃海郡鄭人也①，姓秦氏②，名越人。少時爲人舍長③。舍客長桑君過，扁鵲獨奇之，常謹遇之④。長桑君亦知扁鵲非常人也。出入十餘年，乃呼扁鵲私坐⑤，閒與語曰⑥："我有禁方⑦，年老，欲傳與公，公毋泄。"扁鵲曰：敬諾⑧。乃出其懷中藥予扁鵲："飲是以上池之水三十日⑨，當知物矣⑩。"乃悉取其禁方書盡與扁鵲。忽然不見，殆非人也⑪。扁鵲以其言飲藥三十日，視見垣一方人。以此視病，盡見五藏癥結⑫，特以診脈爲名耳。爲醫或在齊，或在趙。在趙者名扁鵲。

① 勃海郡：汉代郡名。今河北省东南部和山东省西北部地区。 郑：当作"鄚"，勃海郡无郑县。鄚县，在今河北任丘北。一说，郑即今河南郑州一带。
② 姓秦氏：姓秦。上古"姓"、"氏"有别。姓是族号，氏是姓的支系。秦汉以后，姓、氏不分，或言姓，或言氏，或兼言姓氏，所以有"姓秦氏"之称。
③ 舍长：客馆的主管人。舍，客馆。
④ 谨：恭敬。 遇：接待。
⑤ 私坐：避开众人而坐，谓私下见面。
⑥ 閒：亦作"間"，悄悄地。

⑦ 禁方：秘方。
⑧ 敬诺：犹言“遵命”。诺，答应的声音，表示同意。
⑨ 上池之水：未曾沾及地面的水，如草木上的露水等。
⑩ 物：谓神奇的事物。
⑪ 殆：大概。
⑫ 藏：同“臟(脏)”。

當晉昭公時[1]，諸大夫彊而公族弱[2]，趙簡子爲大夫[3]，專國事[4]。簡子疾，五日不知人，大夫皆懼，於是召扁鵲。扁鵲入，視病，出，董安于問扁鵲[5]，扁鵲曰：“血脈治也[6]，而何怪[7]！昔秦穆公嘗如此[8]，七日而寤。今主君之病與之同，不出三日必閒[9]。”居二日半[10]，簡子寤。

① 晋昭公：春秋时晋国国君姬夷，公元前531～前526年在位。
② 彊：“强”的异体字。　公族：又称公姓，诸侯国国君的家族。
③ 赵简子：即赵鞅，又名孟。本姓嬴，因先人封于赵，故以赵为姓，数世为晋国正卿。简子是其谥号。
④ 专：独揽。
⑤ 董安于：也作“董安阏”，赵简子的家臣。
⑥ 治：正常。
⑦ 而：你。　何怪：惊怪什么。
⑧ 秦穆公：春秋时秦国国君，姓嬴，名任好，公元前659～前621年在位，是春秋时的五霸之一。
⑨ 閒：病愈。
⑩ 居：过。

其後扁鵲過虢[1]。虢太子死，扁鵲至虢宮門下，問中庶子喜方者曰[2]：“太子何病，國中治穰過於衆事[3]？”中庶子曰：“太子病血氣不時[4]，交錯而不得泄，暴發於外，則爲中害[5]。精神不能止邪氣，邪氣畜積而不得泄，是以陽緩而陰急[6]，故暴蹷而死[7]。”扁鵲曰：“其死何如時？”曰：“雞鳴至今[8]。”曰：“收乎[9]？”曰：“未也，其死未能半日也[10]。”“言臣齊勃海秦越人也，家在於鄭，未嘗得望精光[11]，侍謁於前也。聞太子不幸而死，臣能生之。”中庶子曰：“先生得無誕之乎[12]？何以言太子可生也？臣聞上古之時，醫有俞跗[13]，治病不以湯液醴灑[14]、鑱石撟引[15]、案扤毒熨[16]，一撥見病之應[17]，因五藏之輸[18]，乃割皮解肌，訣脈結筋[19]，搦髓腦[20]，揲荒爪幕[21]，湔浣腸胃[22]，漱滌五藏，練精易形[23]。先生之方能若是，則太子可生也；不能若是，而欲生之，曾不可以告咳嬰之兒[24]！”終日，扁鵲仰天歎曰[25]：“夫子之爲方也，若以管窺天[26]，以郄視文[27]。越人之爲方也，不待切脈、望色、聽聲、寫形[28]，言病之所在。聞病之陽，論得其陰[29]；聞病之陰，論得其陽。病應見於大表[30]，不出千里，決者至衆[31]，不可曲止也[32]。子以吾言爲不誠，試入診太子，當聞其耳鳴而鼻張，循其兩股，以至於陰，當尚溫也。”中庶子聞扁鵲言，目眩然而不瞚[33]，舌撟然而不下，乃以扁鵲言入報虢君。

① 虢（guó 国）：古国名。姬姓。

② 中庶子：古代官名，负责诸侯卿大夫庶子的教育管理。汉以后为太子的属官。

③ 国：指国都、都城。 治：举行。 穰：通“禳”，祛邪求福的祭祀。

④ 时：按时（运行）。

⑤ 中害：内脏受害。中，中脏。古人谓内脏为中脏。

⑥ 阳缓而阴急：阳气衰微而阴邪炽盛。缓、急，指虚、实而言。

⑦ 暴蹷：突然昏倒不省人事的病证。蹷，通“厥”。

⑧ 鸡鸣：古代时段名，即丑时，相当于凌晨 1～3 时。

⑨ 收：收殓。

⑩ 能：及，到。

⑪ 精光：精神光泽，指面部神采。

⑫ 得无：莫非是，该不是。表示推测语气。 诞：欺骗。

⑬ 俞跗：相传为黄帝时名医。又作踰跗、俞附、榆柎、臾附等。

⑭ 醴洒：药酒。

⑮ 镵（chán 缠）：古代有镵针，为九针之一。 挢（jiǎo 矫）引：导引。类似气功的体育疗法。挢，举起。引，伸展。

⑯ 案扤：指推拿、按摩。案，通“按”。扤，当作“抏”（wán 玩）。《索隐》：“抏，音玩，亦谓按摩而玩弄身体使调也。” 毒熨（wèi 畏）：用药物加热熨贴。毒，指药物。

⑰ 拨：诊察。

⑱ 因：依循。 输：通“腧”，腧穴。

⑲ 诀脉：疏通脉络。诀，通“决”，疏导。 结筋：连结筋脉。

⑳ 搦（nuò 诺）：按治，按摩。

㉑ 揲（shé 舌）荒：抓取膏肓。揲，取。荒，通“肓”，膏肓。 爪幕：疏理膈膜。爪，同“抓”，谓以指按治。幕，通“膜”，横膈膜。

㉒ 湔（jiān 煎）浣：洗涤。下句“漱涤”义同此。

㉓ 练精易形：修炼精气，改变形体。

㉔ 曾（zēng 增）：简直。 咳（hái 孩）婴：刚会笑的婴儿。咳，婴儿笑。

㉕ 歎：“嘆（叹）”的异体字。

㉖ 以管窥天：比喻见识狭窄。语出《庄子·秋水》。

㉗ 郄（xì 隙）：通“隙”，缝隙。 文：同“纹”，线条交错的图纹。

㉘ 写形：审察病人的体态。写，描摹，这里指审察。

㉙ 闻病之阳，论得其阴：了解疾病的外表症状，就能论断疾病的内在病机。阳，指外表症状；阴，指内在病机。

㉚ 见：同“现”，呈现。 大表：体表。

㉛ 决者：谓决断疾病的方法。决，“決”的异体字。

㉜ 不可曲止：意思是不能一一尽述其中的原委。曲，委曲，详尽。《索隐》："止，语助也，不可委曲具言。"

㉝ 瞚：同"瞬"，眨眼。

虢君聞之大驚，出見扁鵲於中闕[1]，曰："竊聞高義之日久矣，然未嘗得拜謁於前也。先生過小國，幸而舉之[2]，偏國寡臣幸甚，有先生則活，無先生則棄捐塡溝壑[3]，長終而不得反[4]。"言未卒，因噓唏服臆[5]，魂精泄横，流涕長潸[6]，忽忽承睞[7]，悲不能自止，容貌變更。扁鵲曰："若太子病，所謂尸蹷者也[8]。太子未死也。"扁鵲乃使弟子子陽厲鍼砥石[9]，以取外三陽五會[10]。有閒[11]，太子蘇。乃使子豹爲五分之熨[12]，以八減之齊和煑之[13]，以更熨兩脅下[14]。太子起坐。更適陰陽，但服湯二旬而復故。故天下盡以扁鵲爲能生死人。扁鵲曰："越人非能生死人也，此自當生者，越人能使之起耳。"

① 中闕（què 确）：宫廷的中门。阙，宫廷前两侧对称的门楼，又为宫门的代称。

② 举：救助。

③ 弃捐填沟壑（hè 贺）："死"的婉辞。壑，山沟。《释名・释丧制》："不得埋曰弃，谓弃之于野也。不得其尸曰捐，捐于他境也。"

④ 反：同"返"，这里指复生。

⑤ 嘘唏：悲咽抽泣声。　服（bì 必）臆：亦作"愊臆"、"腷臆"、"愊抑"，因哀愤忧伤而气满郁结。

⑥ 潸（shān 山）：泪流的样子。

⑦ 忽忽：泪珠滚动的样子。　承睞：谓泪珠挂在睫毛上。睞，同"睫"。

⑧ 尸蹷：古病名。突然昏仆，其状如尸。

⑨ 厉鍼砥（dǐ 底）石：研磨针石。厉，同"砺"。鍼，"針（针）"的异体字。

⑩ 三阳五会：即百会穴。在头顶中央凹陷处。

⑪ 有閒：不久。

⑫ 五分之熨：使药力深入体内五分的熨法。

⑬ 八减之齐：古方剂名，今不传。齐，同"剂"。　煑："煮"的异体字。

⑭ 更（gēng 耕）：交替，轮流。

扁鵲過齊，齊桓侯客之[1]。入朝見，曰："君有疾在腠理[2]，不治將深。"桓侯曰："寡人無疾。"扁鵲出，桓侯謂左右曰："醫之好利也，欲以不疾者爲功。"後五日，扁鵲復見，曰："君有疾在血脈，不治恐深。"桓侯曰："寡人無疾。"扁鵲出，桓侯不悦。後五日，扁鵲復見，曰："君有疾在腸胃閒，不治將深。"桓侯不應。扁鵲出，桓侯不悦。後五日，扁鵲復見，望見桓侯而退走。桓侯使人問其故。扁鵲曰："疾之居腠理也，湯熨之所及也；在血脈，鍼石之所及也；其在腸胃，酒醪之所及也[3]；其在骨髓，雖司命無奈之何[4]！今在骨髓，臣是以無請也。"後五日，桓侯體病，使人召扁鵲，扁鵲已逃去。桓侯遂死。

① 齐桓侯：春秋战国时先后有两个齐桓公。一是春秋五霸之一齐桓公小白，公元前685～前643年在位；一是战国时齐桓公田午，公元前374～前357年在位。另《韩非子·喻老》作“蔡桓公”。

② 腠理：指人体皮肤、肌肉的纹理。

③ 酒醪(láo 劳)：酒剂。

④ 司命：古代传说中掌管人的生命之神。 无奈之何：不能对它怎么样。

使聖人預知微，能使良醫得蚤從事[①]，則疾可已，身可活也。人之所病，病疾多；而醫之所病，病道少。故病有六不治：驕恣不論於理，一不治也；輕身重財，二不治也；衣食不能適，三不治也；陰陽并[②]，藏氣不定，四不治也；形羸不能服藥[③]，五不治也；信巫不信醫，六不治也。有此一者，則重難治也[④]。

扁鵲名聞天下。過邯鄲，聞貴婦人，即爲帶下醫[⑤]；過雒陽[⑥]，聞周人愛老人，即爲耳目痹醫；來入咸陽，聞秦人愛小兒，即爲小兒醫，隨俗爲變。秦太醫令李醯自知伎不如扁鵲也[⑦]，使人刺殺之。至今天下言脈者，由扁鵲也[⑧]。

① 蚤：通“早”。

② 阴阳并：指阴阳偏胜，血气错乱。《素问·调经论》：“阴与阳并，血气以并，病形以成。”张景岳注：“并，偏聚也。”

③ 形羸：形体瘦弱不堪。羸，瘦弱。

④ 重(zhòng 众)：甚，非常。

⑤ 带下医：妇科医生的古称。

⑥ 雒阳：即洛阳，东周王都所在地。在今河南省洛阳市。雒，同“洛”。

⑦ 太医令：秦制，主管医药的官员叫太医令、丞。 李醯(xī 西)：人名。 伎：技能。

⑧ 由：从，遵从。

重点词语

1. 少時 2. 謹(遇) 3. 遇(之) 4. 閒(與語) 5. 殆(非人) 6. 或(在齊) 7. (血脈)治 8. (必)閒 9. 治(穰) 10. 收(乎) 11. (未)能 12. 咳嬰 13. 終日 14. 以管窺天 15. 以郄視文 16. (不可)曲 17. (兩)股 18. 舉(之) 19. 棄捐填溝壑 20. 服臆 21. 厲鍼砥石 22. 有閒 23. 奈之何 24. (形)羸 25. 由(扁鵲)

三

华佗传

导学

本文节选自《三国志·魏书·方技传》，据1959年中华书局点校本排印。作者陈寿（公元233～297年），字承祚，巴西安汉（今四川南充）人，少年好学，师事当时著名史学家谯周，擅长文学和史学，曾任蜀国观阁令史，入晋后相继任著作郎、平阳侯相、御史官等职。撰魏蜀吴《三国志》，凡六十五篇，“时人称其善叙事，有良史之才”。《三国志》叙事简约，引文精练，史实准确，取材严谨。后世将其与《史记》、《汉书》和《后汉书》合称为前四史。南朝刘宋时裴松之兼采众书，补注其阙，成《三国志注》，弥补了《三国志》史料简略的不足。

华佗是东汉末年的杰出医学家，因不愿长期侍奉曹操而遭杀害。他技术全面，精通各科：能断肠湔洗，缝腹膏摩，被称为外科之祖；发明“麻沸散”，用于腹部手术，比欧洲人使用麻醉剂早一千六百多年；擅长针灸，身怀绝技，取效常常出人意料；善于养生，创编体操“五禽戏”，自立服食方，年将百岁，貌有壮容。本文首先概要介绍华佗的行医特色，接着援引多则案例以证明华佗医技的精湛，读来形象生动，精彩感人，令人既为华佗的医学成就而赞叹，又为华佗的不幸遭遇而惋惜。

学习本篇文章，要求掌握重点词语、语法现象及修辞手法；熟悉华佗的医学成就及其高超的医疗技术；了解《三国志》与《后汉书·方术传》中都有华佗传之文，可互参。

華佗，字元化，沛國譙人也[①]，一名旉[②]。游學徐土[③]，兼通數經[④]。沛相陳珪舉孝廉[⑤]，太尉黃琬辟[⑥]，皆不就。曉養性之術，時人以爲年且百歲，而貌有壯容。又精方藥，其療疾，合湯不過數種，心解分劑[⑦]，不復稱量，煑熟便飲，語其節度[⑧]，舍去輒愈。若當灸，不過一兩處，每處不過七八壯[⑨]，病亦應除。若當針，亦不過一兩處，下針言“當引某許，若至，語人”，病者言“已到”，應便拔針，病亦行差[⑩]。若病結積在內，針藥所不能及，當須刳割者[⑪]，便飲其麻沸散，須臾便如醉死，無所知，因破取。病若在腸中，便斷腸湔洗，縫腹膏摩，四五日差，不痛，人亦不自寤，一月之間，即平復矣。

① 沛国：汉代分封的一个王国，在今安徽、江苏、河南三省交界处，治所在宿县。 谯（qiáo 憔）：沛国县名，今安徽省亳（bó 博）州市。

② 旉：同“敷”。

③ 游学：离开本土到外地求学。 徐土：徐州一带地区。

④ 经：指儒家经典，如《诗》、《书》、《易》、《礼》、《春秋》等。

⑤ 沛相：沛国的相。汉制，王国设相，由中央直接委派，掌握王国政事。 陈珪：字汉瑜，下邳（今江苏邳县）人。 孝廉：汉代选举人材的科目。孝指孝子，廉指廉洁之士，后合称孝廉。

⑥ 太尉：官名。汉代掌握军权的最高长官。 黄琬：字子琰，江夏安陆（今湖北安陆）人。辟（bì 必）：征召。

⑦ 分剂：指合汤的药物分量和几种药物配伍的比例。

⑧ 节度：指服药的注意事项。

⑨ 壮：量词。艾灸时，一灼为一壮。

⑩ 行：立即。 差：同“瘥”，病愈。

⑪ 刳（kū 枯）：剖开。

府吏兒尋、李延共止[1]，俱頭痛身熱，所苦正同。佗曰：“尋當下之，延當發汗。”或難其異，佗曰：“尋外實[2]，延內實，故治之宜殊。”即各與藥，明旦並起。

佗行道，見一人病咽塞，嗜食而不得下，家人車載欲往就醫。佗聞其呻吟，駐車往視，語之曰：“向來道邊有賣餅家，蒜齏大酢[3]，從取三升飲之，病自當去。”即如佗言，立吐虵一枚[4]，縣車邊[5]，欲造佗[6]。佗尚未還，小兒戲門前，逆見，自相謂曰：“似逢我公，車邊病是也。”疾者前入坐，見佗北壁縣此虵輩約以十數。

又有一郡守病，佗以爲其人盛怒則差，乃多受其貨而不加治，無何棄去，留書罵之。郡守果大怒，令人追捉殺佗。郡守子知之，屬使勿逐[7]。守瞋恚既甚[8]，吐黑血數升而愈。

又有一士大夫不快，佗云：“君病深，當破腹取。然君壽亦不過十年，病不能殺君，忍病十歲，壽俱當盡，不足故自刳裂[9]。”士大夫不耐痛癢，必欲除之。佗遂下手，所患尋差[10]，十年竟死。

廣陵太守陳登得病[11]，胸中煩懣[12]，面赤不食。佗脈之曰：“府君胃中有蟲數升，欲成內疽[13]，食腥物所爲也[14]。”即作湯二升，先服一升，斯須盡服之。食頃，吐出三升許蟲，赤頭皆動，半身是生魚膾也[15]，所苦便愈。佗曰：“此病後三期當發[16]，遇良醫乃可濟救。”依期果發動，時佗不在，如言而死。

① 兒：同“倪”，姓氏。 止：至，到。

② 寻外实：当作“寻内实，延外实”。据北宋庞安时《伤寒总病论》卷六《解华佗内外实》中称：“某疑陈寿误用内、外字，非华佗本意也。”元刻本《类证普济本事方》卷九《伤寒时疫》下引此作“寻内实，延外实”。

③ 蒜齑：蒜泥。齑，剁碎的菜末。 酢：同“醋”。

④ 虵：“蛇”的异体字，此指寄生虫。

⑤ 县：同“悬”。

⑥ 造：前往，到。
⑦ 属（zhǔ 主）：同“嘱”，嘱托。
⑧ 瞋恚（huì 惠）：愤怒。瞋，发怒时瞪大眼睛。恚，愤怒。
⑨ 不足：不值得。 故：特地。 刳裂：指开刀剖腹。
⑩ 寻：立刻，不久。
⑪ 广陵：汉代郡名。郡治在今江苏省扬州市。 陈登：字符龙，陈珪之子。建安二年，任广陵太守。
⑫ 烦懑：烦闷。
⑬ 内疽：病名。腹内肿疡。
⑭ 腥物：指生鱼肉。腥，生肉。
⑮ 脍（kuài 块）：细切的肉。
⑯ 期（jī 基）：周年。

太祖聞而召佗[①]，佗常在左右。太祖苦頭風[②]，每發，心亂目眩，佗針鬲[③]，隨手而差。

李將軍妻病甚，呼佗視脈，曰：“傷娠而胎不去。”將軍言：“聞實傷娠，胎已去矣。”佗曰：“案脈[④]，胎未去也。”將軍以爲不然。佗舍去，婦稍小差[⑤]。百餘日復動，更呼佗，佗曰：“此脈故事有胎[⑥]。前當生兩兒，一兒先出，血出甚多，後兒不及生；母不自覺，旁人亦不寤，不復迎[⑦]，遂不得生。胎死，血脈不復歸，必燥著母脊[⑧]，故使多脊痛。今當與湯，并針一處，此死胎必出。”湯針既加，婦痛急如欲生者。佗曰：“此死胎久枯，不能自出，宜使人探之。”果得一死男，手足完具，色黑，長可尺所[⑨]。

① 太祖：指曹操。曹丕称帝后，追尊曹操为武皇帝，其孙曹睿又定曹操的庙号为太祖。
② 头风：即头风痛。
③ 鬲：同“膈”，指膈俞穴。
④ 案：考察，诊察。
⑤ 稍：渐渐。 小：稍微。
⑥ 故事：本来的情况。故，原本，本来。
⑦ 迎：接产，助产。
⑧ 著（zhuó 灼）：附着。
⑨ 可：大约。 所：左右，约数词。

佗之絕技，凡此類也。然本作士人，以醫見業[①]，意常自悔。後太祖親理，得病篤重，使佗專視。佗曰：“此近難濟，恆事攻治，可延歲月。”佗久遠家思歸[②]，因曰：“當得家書[③]，方欲暫還耳[④]。”到家，辭以妻病，數乞期不反。太祖累書呼，又敕郡縣發遣[⑤]。佗恃能厭食事[⑥]，猶不上道。太祖大怒，使人往檢：若妻信病，賜小豆四十斛[⑦]，寬假限日；若其虛詐，便收送之[⑧]。於是傳付許獄[⑨]，考驗首服[⑩]。荀彧請曰[11]:“佗術實工,人命所縣,宜含宥之[12]。”太祖曰:“不憂,天下當無此鼠輩耶[13]?”遂考竟佗[14]。佗臨死,出一卷書與獄吏,曰:“此可以活人。”吏畏法不受,佗亦不彊,索火燒之。佗死後,太祖頭風未除。太祖曰:“佗能愈此。小人養吾病,欲以自重,然吾不殺此子,亦終當不爲我斷此根原耳。”及後愛子倉舒病困[15],太祖歎曰:“吾悔殺華佗,令此兒彊死也。”

初,軍吏李成苦欬嗽[16],晝夜不寤[17],時吐膿血,以問佗。佗言:“君病腸臃[18],欬之所吐,非從肺來也。與君散兩錢,當吐二升餘膿血訖,快,自養,一月可小起,好自將愛[19],一年便健。十八歲當一小發,服此散,亦行復差[20]。若不得此藥,故當死[21]。”復與兩錢散,成得藥去[22]。五六歲,親中人有病如成者,謂成曰:“卿今彊健,我欲死,何忍無急去藥,以待不祥?先持貸我,我差,爲卿從華佗更索。”成與之。已故到譙[23],適值佗見收,怱怱不忍從求[24]。后十八歲,成病竟發,無藥可服,以至於死。

① 见业:犹立业。见,显现。《史记·万石张叔列传》:“郎中令周文者……以医见。”
② 远:离。
③ 当:刚刚。
④ 方:正。 暂:短时间。
⑤ 敕(chì 斥):命令。
⑥ 食事:谓食俸禄侍奉人。
⑦ 斛(hú 胡):量器名,也是容量单位。古代以十斗为一斛,南宋末年改为五斗。
⑧ 收:逮捕。
⑨ 传:递解。 许狱:许昌的监狱。建安元年(公元 196 年),曹操将东汉都城从洛阳迁至许昌(今属河南)。
⑩ 考验:拷问审讯。 首服:招供服罪。
⑪ 荀彧(yù 育):字文若,颍川颍阴(今河南许昌)人,曹操的谋士。曾任尚书令,后因反对曹操晋爵国公,为操所忌,被迫自杀。
⑫ 含宥(yòu 又):宽恕。
⑬ 鼠辈:鄙视他人之词,犹言小子。
⑭ 考竟:在狱中刑讯致死。
⑮ 仓舒:即曹冲,曹操的幼子,字仓舒,病死于建安十三年。
⑯ 欬:“咳”的异体字。
⑰ 寤:当作“寐”。《后汉书·方术列传》作“寐”。
⑱ 臃:同“癰(痈)”。
⑲ 将爱:将养保重。
⑳ 复:恢复。
㉑ 故:通“固”,一定。
㉒ 去(jǔ 举):同“弆”,收藏。
㉓ 已:接着,随即。
㉔ 怱怱:惶恐貌。怱,“匆”的异体字。

廣陵吳普、彭城樊阿皆從佗學①。普依準佗治，多所全濟。佗語普曰："人體欲得勞動②，但不當使極爾。動搖則穀氣得消③，血脈流通，病不得生，譬猶戶樞不朽是也。是以古之仙者爲導引之事，熊頸鴟顧④，引輓腰體⑤，動諸關節，以求難老。吾有一術，名五禽之戲⑥：一曰虎，二曰鹿，三曰熊，四曰猨⑦，五曰鳥；亦以除疾，並利蹄足，以當導引。體中不快，起作一禽之戲，沾濡汗出⑧，因上著粉，身體輕便，腹中欲食。"普施行之，年九十餘，耳目聰明，齒牙完堅。阿善針術。凡醫咸言背及胸藏之間不可妄針，針之不過四分，而阿針背入一二寸，巨闕胸藏針下五六寸⑨，而病輒皆瘳⑩。阿從佗求可服食益於人者，佗授以漆葉青黏散⑪。漆葉屑一升，青黏屑十四兩，以是爲率⑫。言久服去三蟲⑬，利五藏，輕體，使人頭不白。阿從其言，壽百餘歲。漆葉處所而有⑭，青黏生於豐、沛、彭城及朝歌云⑮。

① 彭城：汉代郡国名，治所在今江苏徐州市。
② 劳动：活动。
③ 动摇：犹言活动。
④ 熊颈：《后汉书·方术列传》作"熊经"。像熊那样攀挂。经，悬挂。　鸱(chī 痴)顾：像鹞鹰那样左右顾盼。鸱，即鹞鹰。
⑤ 引辀：牵引，屈伸。辀，"挽"的异体字，牵挽。
⑥ 五禽之戏：华佗模仿五种动物姿态而创造的体操。禽，鸟兽等动物的通称。
⑦ 猨："猿"的异体字。
⑧ 沾濡：沾湿，湿润。
⑨ 巨阙：穴位名。在脐上六寸。
⑩ 瘳(chōu 抽)：病愈。
⑪ 漆叶青黏散：古代药剂名。漆叶，即漆树的叶。青黏，即黄精。
⑫ 率(lǜ 律)：比例，标准。
⑬ 三虫：疑指道家"三尸虫"。道家认为停留于人体脑宫、明堂和肠胃等部位而引起人体疾病的上尸虫、中尸虫、下尸虫，合称"三尸虫"，或"三虫"。
⑭ 处所：处处。
⑮ 丰：今江苏丰县。　沛：今江苏沛县东。　朝(zhāo 昭)歌：今河南淇县。　云：句末语气词。

重点词语

1. (黃琬)辟　2. (不)就　3. (七八)壯　4. 應(除)　5. (某)許　6. 行(差)　7. 刳(割)　8. 須臾　9. 難(其异)　10. 縣(車邊)　11. 逆(見)　12. (其)貨　13. 屬(使)　14. 瞋恚　15. 不快　16. 尋(差)　17. 斯須　18. 食頃　19. (生魚)膾　20. (三)期　21. 案(脈)　22. 稍(小差)　23. 可(尺所)　24. 當(得)　25. 暫(還)　26. 敕(郡縣)　27. 信(病)　28. 收(送之)　29. 考驗　30. 首服　31. 含宥　32. 考竟　33. 去(藥)　34. (使)極　35. 引輓　36. 沾濡　37. (皆)瘳　38. (爲)率

四

皇甫谧传

导学

本文节选自《晋书·皇甫谧传》，据1974年中华书局点校本排印，文字有删节。《晋书》为唐代房玄龄等二十一人编撰。房玄龄（公元578～648年），临淄（今山东淄博）人。唐初名相，居相位十五年，举贤兴教，佐理朝政，后封梁国公。《晋书》一百三十卷，记载两晋封建王朝的兴衰史。

本文记述了魏晋时期医学家和文史学家皇甫谧的生平事迹。皇甫谧（公元215～282年）为汉太尉皇甫嵩之曾孙，幼年过继给叔父，迁居新安。家贫，躬耕稼穑，带经而农，遂博综典籍，通百家之言，淡于仕途，不慕名利，而以著述为务。中年患风痹，故而潜心医学，博览经方，尤长针灸，虽婴沉疾三十年，仍手不释卷，笃守著述。他汇集《素问》、《针经》、《明堂孔穴针灸治要》诸书，辑成《针灸甲乙经》十二卷，刊行于世，为历代医家推重，对我国针灸学的发展做出了杰出贡献。

学习本篇文章，要求掌握重点词语、语法现象；熟悉皇甫谧的不务名利、以著述为务的思想品格；了解魏晋时期老庄思想占上风，隐逸、服食之风盛行的文化背景，学习皇甫谧勤奋学习的精神，增强学习知识的自觉性。

皇甫謐，字士安，幼名静，安定朝那人①，漢太尉嵩之曾孫也②。出後叔父③，徙居新安④。年二十，不好學，游蕩無度，或以爲癡⑤。嘗得瓜果，輒進所後叔母任氏。任氏曰："《孝經》云：'三牲之養⑥，猶爲不孝。'汝今年餘二十，目不存教，心不入道，無以慰我。"因歎曰："昔孟母三徙以成仁⑦，曾父烹豕以存教⑧，豈我居不卜鄰⑨，教有所闕？何爾魯鈍之甚也！修身篤學，自汝得之，於我何有？"因對之流涕。謐乃感激⑩，就鄉人席坦受書，勤力不怠。居貧，躬自稼穡，帶經而農，遂博綜典籍百家之言。沈静寡欲⑪，始有高尚之志⑫，以著述爲務，自號玄晏先生。著《禮樂》、《聖眞》之論⑬。後得風痹疾，猶手不輟卷。

① 安定：郡名。汉置，治所在今宁夏固原县。　朝（zhū 朱）那：县名。今宁夏固原县东南。

② 汉太尉嵩：即皇甫嵩。东汉灵帝时为北地太守，以破黄巾功，领冀州牧，拜太尉。

③ 出后：过继。

④ 新安：郡名。今河南渑池县附近。

⑤ 癡："痴"的异体字。
⑥ 三牲：牛、羊、猪。
⑦ 孟母三徙：相传孟轲幼年时，所居环境不好，孟母为教育孟轲，三次迁居，使孟轲有较好的学习环境。后喻母教之德。事见《列女传·邹孟轲母》和赵岐《孟子题辞》。
⑧ 曾父烹豕(shǐ 史)：曾参妻携子到市场，其子啼哭，母亲说回家后为子杀猪。回家后，曾参将杀猪，其妻说与儿戏言，曾参认为不能失信于子，终杀猪以取信。事见《韩非子·外储说左上》。
⑨ 卜：选择。
⑩ 感激：感奋激励。
⑪ 沈：同"沉"。
⑫ 高尚之志：高洁自守，不愿卑屈求仕的志向。此指著述之志。
⑬ 礼乐、圣真：皇甫谧早年著作，已佚。清·吴士鉴《补晋书经籍志》载录。

或勸謐修名廣交[1]。謐以爲非聖人孰能兼存出處[2]，居田里之中亦可以樂堯舜之道，何必崇接世利，事官鞅掌[3]，然後爲名乎？作《玄守論》以答之，曰："或謂謐曰：'富貴，人之所欲；貧賤，人之所惡，何故委形待於窮而不變乎[4]？且道之所貴者，理世也；人之所美者，及時也。先生年邁齒變，饑寒不贍，轉死溝壑，其誰知乎？'謐曰：'人之所至惜者，命也；道之所必全者，形也；性形所不可犯者，疾病也。若擾全道以損性命[5]，安得去貧賤存所欲哉？吾聞食人之祿者懷人之憂，形強猶不堪，况吾之弱疾乎！且貧者，士之常，賤者，道之實[6]，處常得實，沒齒不憂，孰與富貴擾神耗精者乎[7]？又生爲人所不知，死爲人所不惜，至矣！喑聾之徒[8]，天下之有道者也。夫一人死而天下號者，以爲損也；一人生而四海笑者，以爲益也。然則，號笑非益死損生也。是以至道不損，至德不益。何哉？體足也[9]。如迴天下之念[10]，以追損生之禍，運四海之心，以廣非益之病，豈道德之至乎！夫唯無損，則至堅矣；夫唯無益，則至厚矣。堅，故終不損；厚，故終不薄。苟能體堅厚之實[11]，居不薄之眞[12]，立乎損益之外，游乎形骸之表，則我道全矣。'"遂不仕。耽翫典籍[13]，忘寢與食，時人謂之"書淫"。或有箴其過篤[14]，將損耗精神，謐曰："朝聞道，夕死可矣[15]，况命之修短分定懸天乎！"

叔父有子既冠[16]，謐年四十喪所生後母，遂還本宗。

① 修名：端正名分。《国语·周语上》："有不贡则修名。"韦昭注："名，谓尊卑职贡之名号也。"此谓出仕任职。
② 出处(chǔ 楚)：出世为官和处家为民。处，退隐。
③ 鞅(yāng 央)掌：烦劳。语出《诗经·小雅·北山》。
④ 委形：委屈自身。
⑤ 扰全道：扰乱保全身体之道。
⑥ "贱者"句：低贱是道的本质。语出《庄子·知北游》。

⑦ 秏："耗"的异体字。

⑧ 喑聋之徒：哑口不言和耳聋不闻之人，喻对事物不闻不问，闭目塞听。语出《墨子·尚贤下》。喑，哑。

⑨ 体足：道德完备。体，道之体，即道德。

⑩ 回：与下句"运"义同，运转。

⑪ 体：体察，领悟。

⑫ 真：天性禀赋。

⑬ 耽（dān 丹）翫：专心研习。翫，"玩"的异体字。

⑭ 箴（zhēn 针）：规劝，劝告。

⑮ "朝闻"二句：早晨得知真理，就是晚间死去也满足了。语出《论语·里仁》。

⑯ 既冠：已经成人。古代男子二十岁举行冠礼，标志已成人。

城陽太守梁柳[①]，謐從姑子也[②]，當之官，人勸謐餞之。謐曰："柳爲布衣時過吾[③]，吾送迎不出門，食不過鹽菜，貧者不以酒肉爲禮。今作郡而送之，是貴城陽太守而賤梁柳，豈中古人之道？是非吾心所安也。"

其後武帝頻下詔敦逼不已[④]。謐上疏自稱草莽臣，曰："臣以尫弊[⑤]，迷於道趣[⑥]，因疾抽簪[⑦]，散髮林皐，人綱不閑，鳥獸爲羣[⑧]。陛下披榛採蘭[⑨]，并收蒿艾[⑩]。是以臯陶振褐[⑪]，不仁者遠。臣惟頑蒙[⑫]，備食晉粟，猶識唐人擊壤之樂[⑬]，宜赴京城，稱壽闕外。而小人無良，致災速禍[⑭]，久嬰篤疾，軀半不仁，右脚偏小，十有九載。又服寒食藥，違錯節度，辛苦荼毒[⑮]，于今七年。隆冬裸袒食冰，當暑煩悶，加以咳逆，或若溫瘧，或類傷寒，浮氣流腫，四肢酸重。於今困劣，救命呼噏[⑯]，父兄見出[⑰]，妻息長訣[⑱]。仰迫天威[⑲]，扶輿就道，所苦加焉，不任進路，委身待罪，伏枕歎息。臣聞韶衛不並奏，雅鄭不兼御[⑳]，故郤子入周，禍延王叔[㉑]，虞丘稱賢，樊姬掩口[㉒]。君子小人，禮不同器[㉓]，况臣穅䴬[㉔]，糅之彫胡[㉕]！庸夫錦衣，不稱其服也。竊聞同命之士，咸以畢到[㉖]，唯臣疾疢，抱釁牀蓐[㉗]，雖貪明時，懼斃命路隅。設臣不疾，已遭堯舜之世，執志箕山[㉘]，猶當容之。臣聞上有明聖之主，下有輸實之臣[㉙]；上有在寬之政，下有委情之人[㉚]。唯陛下留神垂恕，更旌瓌俊[㉛]，索隱於傅巖[㉜]，收釣於渭濱[㉝]，無令泥滓久濁清流。"謐辭切言至，遂見聽許。

太康三年卒[㉞]，時年六十八。謐所著詩賦誄頌論難甚多，又撰《帝王世紀》、《年曆》、《高士》、《逸士》、《列女》等傳、《玄晏春秋》，並重於世。門人摯虞、張軌、牛綜、席純，皆爲晉名臣。

① 城阳：郡名。故址在今山东莒县。

② 从姑：父亲的堂姊妹。

③ 过：拜访。

④ 武帝：晋武帝司马炎，公元 265～290 年在位。

⑤ 尫（wāng 汪）弊：衰病疲困。尫，"尪"的异体字，羸弱。

⑥ 道趣：学术旨趣。
⑦ 抽簪：弃官引退。此谓屡荐不仕。簪，连冠于发的簪子，仕宦所用。
⑧ 散发：喻指弃官不仕，隐居自适。　闲：同“娴”，熟悉。　羣：“群”的异体字。
⑨ 披榛采兰：拨开灌木丛采摘兰花，喻选拔人才。
⑩ 蒿艾：野草。自喻不才。
⑪ 皐陶(gāo yáo 高姚)：传说虞舜时从民间选拔的大臣，掌刑狱之事。皐，“皋”的异体字。　振褐：抖掉布衣上的尘土，喻由百姓被选拔到朝廷任官。褐，粗布衣服。
⑫ 惟：虽然。
⑬ “犹识”句：还记得唐尧时老人击壤时所唱的歌曲。传说唐尧时，有老人歌曰：“日出而作，日入而息，凿井而饮，耕田而食，帝力于我何有哉?”后成为歌颂太平盛世的典故。
⑭ 速：招致。
⑮ 辛苦荼毒：由于寒食药的火邪毒害而痛苦。辛苦，指身体痛苦。荼毒，毒害。
⑯ 呼噏：即“呼吸”。喻时间短促，此谓急迫。噏，“吸”的异体字。
⑰ 见出：犹“见弃”。此谓嫌弃我。见，指代性副词，指代我。
⑱ 息：儿女。
⑲ 仰迫天威：敬仰于皇帝的威严。
⑳ “臣闻”二句：我听说高雅的韶乐和低俗的卫乐不能同时演奏，雅乐和郑声不能一并吹奏。韶，韶乐，相传舜所作乐曲名，喻高雅之乐。卫，卫乐，喻低俗之乐。卫献公好淫乐，曾鞭笞强迫歌者为其演唱淫乐。事见《史记·卫康叔世家》。雅郑，雅乐和郑声，意同“韶卫”。
㉑ “郤子”二句：郤子入周报功，灾祸牵涉到王叔。鲁成公十六年(前 575)晋师在鄢陵大败楚军。晋厉公委派郤至入周报功。郤至归功于己，并重贿周大夫王叔简公。王叔因而受牵累。事见《国语·周语中》。
㉒ “虞丘”二句：春秋时虞丘子任楚相十馀年，从未举贤良，斥不肖，楚庄王却称其为贤相，遂招致夫人樊姬嘲笑。事见汉·刘向《列女传·楚庄樊姬》。
㉓ “君子”二句：君子和小人，按照礼制是不能同等使用的。
㉔ 穅䵃(kuàng 矿)：指粗劣的食粮。此为自谦之词，比喻才智低下。穅，“糠”的异体字。䵃，麦麸。
㉕ 糅：混杂。　彫胡：菰(gū 孤)米。古代六米之一，比喻高明之士。彫，“雕”的异体字。
㉖ 以：通“已”。
㉗ 抱衅：犹“负罪”。衅，罪过。　牀：“床”的异体字。
㉘ 箕(jī 机)山：古代传说许由避世，隐于箕山，后以箕山为退隐的典故。事见《吕氏春秋·求人》。
㉙ 输实：竭尽忠诚。
㉚ 委情：倾注全心。
㉛ 更旌瓌(jīng guī 经瑰)俊：再选拔怀才俊杰之士。旌，识别。瓌，“瑰”的异体字。
㉜ “索隐”句：到傅岩去求贤。傅岩，古地名。传说傅说版筑于傅岩之野，殷高宗求贤举傅说为相。巖，“岩”的异体字。事见《书·说命上》及《汉书·孔安国传》。
㉝ “收钓”句：到渭水之滨访求隐士。传说隐士姜子牙垂钓于渭滨，周文王访贤得之，后

佐武王灭殷。事见《韩非子·喻老》。

㉞ 太康：晋武帝司马炎的年号(公元 280～289 年)。

重点词语

1. 出後 2. 卜(鄰) 3. 修名 4. 出處 5. 鞅掌 6. 委形 7. 體(足) 8. 迴(天下) 9. 耽翫 10. 餞(之) 11. 過(吾) 12. 抽簪 13. (不)閑 14. 振褐 15. 惟(頑蒙) 16. 速(禍) 17. 辛苦 18. 荼毒 19. 呼噏 20. 見(出) 21. (妻)息 22. 穅麧 23. 鞣(之) 24. 抱釁 25. 輸實 26. 委情 27. (更)旌 28. 瓌

五

孙思邈传

导学

本文选自《旧唐书·孙思邈传》卷一百九十一。据1975年中华书局点校本排印。《旧唐书》是一部纪传体唐代史。原名《唐书》，因与《新唐书》区别，故称。由刘昫监修，作者为张昭远、贾纬等。全书共二百卷。

本文记叙了唐代名医孙思邈颇具神奇色彩的一生。文中着重所述的某些观点，如阐述“阴阳失常即易致疾”的理论，提出“心小胆大行方智圆”的原则，皆为孙氏医学思想的精髓，对后世影响很大。

学习本篇文章，要求掌握重点词语、语法现象及修辞手法，熟悉孙氏提出的“心小胆大行方智圆”的行医原则，了解孙氏富有传奇色彩的人生经历。

孫思邈，京兆華原人也①。七歲就學，日誦千餘言。弱冠②，善談莊、老及百家之說，兼好釋典。洛州總管獨孤信見而歎曰③：“此聖童也，但恨其器大適小難爲用也④。”周宣帝時⑤，思邈以王室多故，乃隱居太白山⑥。隋文帝輔政⑦，徵爲國子博士⑧，稱疾不起。嘗謂所親曰：“過五十年，當有聖人出，吾方助之以濟人。”及太宗即位⑨，召詣京師，嗟其容色甚少，謂曰：“故知有道者誠可尊重，羨門、廣成⑩，豈虛言哉！”將授以爵位，固辭不受。顯慶四年⑪，高宗召見⑫，拜諫議大夫⑬，又固辭不受。

① 京兆华原：京兆，隋为郡，唐改为府。其辖县华原，即今陕西省耀县。孙思邈的故居，即在此县的孙家塬。

② 弱冠：古代男子二十岁行冠礼，体犹未壮，故称弱冠。后世即用以指男子二十左右的年龄。

③ 洛州：即洛阳。　总管：地方高级军政长官，原称督军、都督。　独孤信：本名如愿，原为北魏将领，后仕北周，赐名信，封卫国公，不久即为大司马宇文护所逼而自杀。

④ “但恨”句：谓只憾其才器过于宏大，处于低下地位难以发挥作用。恨，遗憾。器，才能。

⑤ 周宣帝：即北周宣帝宇文赟，公元578～579年在位。

⑥ 太白山：秦岭山脉中的太乙山，在陕西省郿县南。一说为终南山，因终年积雪，故名。

⑦ 隋文帝：即隋朝开国之君杨坚。未称帝时，曾辅佐北周，于周宣帝宣政元年（公元578年）任上柱国大司马。
⑧ 征：征聘。　国子博士：为当时最高学府国子学中的教授之官。
⑨ 太宗：即唐太宗李世民，公元627～650年在位。
⑩ 羡门：神话人物。《史记·秦始皇本纪》："始皇之碣石，使燕人卢生求羡门、高誓。"　广成：即广成子。神话人物。《庄子·在宥》谓其隐于崆峒山石室，黄帝曾问以养生之要。
⑪ 显庆：唐高宗年号（公元656～660年）。
⑫ 高宗：即唐太宗之子李治。公元649～683年在位。
⑬ 拜：授官。　谏议大夫：掌侍从规谏之官。

上元元年①，辭疾請歸，特賜良馬，及鄱陽公主邑司以居焉②。當時知名之士宋令文、孟詵、盧照鄰等③，執師資之禮以事焉④。思邈嘗從幸九成宫⑤，照鄰留在其宅。時庭前有病梨樹，照鄰爲之賦⑥，其序曰："癸酉之歲，余卧疾長安光德坊之官舍⑦。父老云：'是鄱陽公主邑司。昔公主未嫁而卒，故其邑廢。'時有孫思邈處士居之⑧。邈道合古今，學殫數術⑨。高談正一⑩，則古之蒙莊子⑪；深入不二⑫，則今之維摩詰耳⑬；其推步甲乙⑭，度量乾坤，則洛下閎、安期先生之儔也⑮。"

① 上元：唐高宗年号（公元674～676年）。
② 鄱阳公主邑司：指已故鄱阳公主的府第。
③ 宋令文：唐高宗时任东台详正学士。　孟诜：初唐医药学家，著有《食疗本草》等。　卢照邻：初唐文学家，与王勃、杨炯、骆宾王合称"初唐四杰"。
④ 师资：犹言师。《穀梁传·僖公三十二年》杨士勋疏："师者教人以不及，故谓师为师资也。"
⑤ 幸：临幸。指帝王驾临。　九成宫：为唐朝皇帝避暑之宫，在陕西省麟游县西。
⑥ 赋：指卢照邻《病梨树赋》，载于《卢照邻集》。
⑦ 光德坊：位于朱雀街西第三街，为唐长安城五十四坊之一。可参见清代徐松《唐两京城坊考》。
⑧ 处士：古时称有才德而隐居不仕的人。
⑨ 殚：竭尽。此谓全面通晓。　数术：一称"术数"。后世一般专指星相、占卜等技艺。
⑩ 正一：亦称"真一"，即纯真之一。道家认为"一"为万物之本，永恒不变。
⑪ 蒙庄子：庄子，战国时宋国蒙（今河南商丘县东北）人，故称。此处是赞誉孙思邈精晓道学，如同庄子。
⑫ 不二：佛家语。佛家讲真如平等，彼此无别，故言"不二"。凡悟达此等境界，称为"入不二法门"。
⑬ 维摩诘：佛教菩萨名。与释迦牟尼同时。为佛典中现身说法、辩才无碍的代表人物。此处是称誉孙思邈通晓佛学，有如维摩诘一样。
⑭ 推步：古称推算历法之学，意谓日月星辰转运于天，犹如人之行步，可推算而知。甲

乙：十天干之名。此处用以指代岁月。

⑮ 洛下闳(hóng 宏)：字长公，汉代巴人，通晓天文，隐于洛下，曾为汉武帝改颛顼历为太初历。 安期先生：即安期生，古代高士。 俦(chóu 仇)：同辈，同一类的人物。此处是称赞孙思邈精通天文地理之学，类似古代高士。

照鄰有惡疾，醫所不能愈，乃問思邈："名醫愈疾，其道何如?"思邈曰："吾聞善言天者，必質之於人；善言人者，亦本之於天[①]。天有四時五行，寒暑迭代，其轉運也，和而爲雨，怒而爲風，凝而爲霜雪，張而爲虹蜺[②]，此天地之常數也[③]。人有四支五藏[④]，一覺一寐，呼吸吐納[⑤]，精氣往來，流而爲榮衛[⑥]，彰而爲氣色，發而爲音聲，此人之常數也。陽用其形，陰用其精[⑦]，天人之所同也。及其失也，蒸則生熱[⑧]，否則生寒[⑨]，結而爲瘤贅，陷而爲癰疽，奔而爲喘乏[⑩]，竭而爲燋枯[⑪]，診發乎面，變動乎形[⑫]。推此以及天地亦如之。故五緯盈縮[⑬]，星辰錯行，日月薄蝕[⑭]，孛彗飛流[⑮]，此天地之危診也。寒暑不時，天地之蒸否也；石立土踴，天地之瘤贅也；山崩土陷，天地之癰疽也；奔風暴雨，天地之喘乏也；川瀆竭涸[⑯]，天地之燋枯也。良醫導之以藥石，救之以鍼劑，聖人和之以至德，輔之以人事，故形體有可愈之疾，天地有可消之災。"又曰："膽欲大而心欲小[⑰]，智欲圓而行欲方[⑱]。《詩》曰：'如臨深淵，如履薄冰'[⑲]，謂小心也；'赳赳武夫，公侯干城'[⑳]，謂大膽也。'不爲利迴，不爲義疚'[㉑]，行之方也；'見機而作，不俟終日'[㉒]，智之圓也。"

① "善言天者"四句：意谓善谈天地之变者，必须参证于人事；善谈人身之病者，也必须根据于天道。

② 虹蜺：即虹霓。虹有主虹、副虹。主虹称为虹，位于光弧内侧；副虹称为霓，位于光弧外侧。蜺，"霓"的异体字。

③ 常数：犹言常度，意为一定的规律。

④ 支：同"肢"。

⑤ 呼吸吐纳：古代气息养生之术。出息为呼，入息为吸；呼出浊气为吐，吸入清气为纳。

⑥ 流：流注。 荣：通"营"。

⑦ "阳用其形"两句：意谓阳之气表现于外，即为事物之体态形貌；阴之气蕴聚于内，即为事物之性质功能。

⑧ 蒸：火气上行。

⑨ 否(pǐ 匹)：闭塞不通。

⑩ 奔：指气行狂越。

⑪ 竭：指气血虚竭。 燋枯：形容枯槁。燋，同"焦"。

⑫ 诊发乎面：征候呈现于外表。 变动乎形：变化显露于形貌。

⑬ 纬：即金、木、水、火、土五个行星。 盈缩：亦作"赢缩"。盈为进，缩为退。这里指五星运行迟速失常。

⑭ 日月薄蚀：指日蚀和月蚀。薄蚀，亦作"薄食"，日月相掩食。薄，迫，逼近。

⑮ 孛(bèi 倍)彗：彗星，俗名"扫帚星"。孛，彗星的一种。 飞流：飞扫流逝。

⑯ 渎(dú 读)：小沟渠。

⑰ 胆欲大而心欲小：犹“胆大心细”，意谓任事果决而又思虑周密。

⑱ 智欲圆而行欲方：亦作“智圆行方”，意谓智虑要圆通灵活，行为要方正不苟。

⑲ “如临深渊”两句：喻小心。语见《诗·小雅·小旻》。

⑳ “赳赳武夫”两句：喻大胆。意为勇敢的武将，是公侯的捍卫者。赳赳，武貌。干城，捍卫。干谓盾牌，城谓城郭。语见《诗·周南·兔罝》。

㉑ “不为利回”两句：喻行为方正，意谓仁者不做图利而违礼的事，也不做不合于义而内疚的事。回，乖违。语见《左传·昭公三十一年》。

㉒ “见机而作”两句：喻智虑圆融，意谓智者能洞察事物的征兆而迅速采取行动，不会坐等终日。机，隐微的迹象。俟(sì 四)，等待。语见《易·系辞下》。

思邈自云開皇辛酉歲生①，至今年九十三矣②。詢之鄉里，咸云數百歲人，話周、齊間事，歷歷如眼見，以此參之，不啻百歲人矣③。然猶視聽不衰，神采甚茂，可謂古之聰明博達不死者也。初，魏徵等受詔脩齊、梁、陳、周、隋五代史④，恐有遺漏，屢訪之，思邈口以傳授，有如目覩⑤。東臺侍郎孫處約將其五子侹、儆、俊、佑、佺以謁思邈⑥。思邈曰：“俊當先貴；佑當晚達；佺最名重，禍在執兵⑦。”後皆如其言。太子詹事盧齊卿童幼時⑧，請問人倫之事。思邈曰：“汝後五十年位登方伯⑨，吾孫當爲屬吏，可自保也。”後齊卿爲徐州刺史，思邈孫溥果爲徐州蕭縣丞⑩。思邈初謂齊卿之時，溥猶未生，而預知其事。凡諸異迹⑪，多此類也。

永淳元年卒⑫。遺令薄葬，不藏冥器⑬，祭祀無牲牢⑭。經月餘，顏貌不改，舉屍就木⑮，猶若空衣，時人異之。自注《老子》、《莊子》，撰《千金方》三十卷，行於代，又撰《福祿論》三卷，《攝生眞錄》及《枕中素書》、《會三教論》各一卷⑯。

① 開皇：隋文帝年号(公元 581～600 年)　辛酉：疑为“辛丑”之误。辛丑即开皇元年。按：从“自云”以下十一句，引自《病梨树赋序》。

② 九十三：《病梨树赋序》作“九十二”。

③ 啻(chì 翅)：仅，止。

④ 魏征：字玄成，馆陶(今属河北)人，唐初政治家。唐太宗贞观三年(公元 629 年)任秘书监，参预朝政，受命对诸史总加修定。　脩：“修”的异体字。

⑤ 覩：“睹”的异体字。

⑥ 东台侍郎：官名。唐高宗龙朔二年改黄门侍郎为此名。　将：挈领。

⑦ 祸在执兵：据《新唐书》载，孙佺在唐睿宗延和元年(公元 712 年)任左羽林大将军，征契丹战殁。

⑧ 太子詹事：官名。为太子官属之长，职掌东宫事务。

⑨ 方伯：旧谓一方之长。汉唐时用作对刺史的称呼。

⑩ 萧县：今属安徽。　丞：县令的辅佐之官。

⑪ 異：“异”的异体字。

⑫ 永淳：唐高宗李治的年号(公元 682～683 年)。

⑬ 冥器：同“明器”。古代殉葬的器物，一般用陶或木、石制成。

⑭ 牲牢：指被宰杀后供祭祀用的家畜，即牛、羊、豕三牲。

⑮ 就木：入棺。

⑯ “自注”以下：所载诸书，除《千金方》行于世，其馀皆佚。代，“世”的避讳字。

重点词语

1. 恨(其器) 2. 嗟(其) 3. 拜 4. 師資 5. 幸 6. 殫 7. (立)儔 8. 轉運 9. 常數 10. (四)支 11. 蒸(則) 12. 否(則) 13. (爲利)迴 14. (見)機 15. (不)俟 16. (不)啻

六

东垣老人传

导学

本文选自《医史》卷五，据上海图书馆藏明刻本排印。作者砚坚，即砚弥坚，一名贤，字伯固，应城(今属湖北)人。元初名士，被招致北上，定居真定，授徒为业。

本文着重记述了李杲为人严谨，尚仁乐施，重视医道，品学兼优的品质。出身富豪，而忠信笃敬；深研医道，而非为觅钱；重视传授，而不谋名利。行文简洁而生动，突出了李杲作为医家的优秀品质。

学习本篇文章，要求掌握重点词语、语法现象及修辞手法，了解东垣老人学医的原因与经过，学习他作为医家的优秀品质。

東垣老人李君，諱杲，字明之。其先世居眞定①，富於金財。大定初②，校籍眞定河間③，戶冠兩路④。君之幼也，異於群兒；及長，忠信篤敬，愼交游，與人相接，無戲言。衢間衆人以爲懽洽歋，足跡未嘗到⑤，蓋天性然也。朋儕頗疾之⑥，密議一席，使妓戲狎⑦，或引其衣，即怒駡，解衣焚之。由鄉豪接待國使⑧，府尹聞其妙齡有守也⑨，諷妓強之酒⑩，不得辭，稍飲，遂大吐而出。其自愛如此。受《論語》、《孟子》於王內翰從之⑪，受《春秋》于馮內翰叔獻。宅有隙地，建書院，延待儒士。或不給者⑫，盡周之⑬。泰和中⑭，歲饑，民多流亡，君極力賑捄⑮，全活者甚衆。

① 真定：今河北正定。
② 大定：金世宗完颜雍的年号(公元 1161～1189 年)。
③ 校籍：查核户籍。　河间：今属河北。
④ 户冠两路：指李家(财富)居真定、河间两个地区之首。冠，活用作动词，义为“居……之首”。路，宋元时代的地方行政区划名。
⑤ “衢间”二句：意谓街坊邻居认为欢乐惬意的地方，从不涉足。懽，“歡(欢)”的异体字。歋，“處(处)”的异体字。跡，“迹”的异体字。
⑥ 疾：同“嫉”。妒忌。
⑦ 戏狎(xiá 霞)：轻浮地开玩笑。狎，亲昵而不庄重。
⑧ 国使：国家派出的使节。这里指南宋派去的使者。
⑨ 守：操守，品行。

⑩ 讽：用委婉语言暗示、劝谏。　强之酒：勉强他（李杲）饮酒。酒，活用作动词。
⑪ 内翰：翰林的别称。
⑫ 不给（jǐ 己）：生活不丰足。给，丰足，充裕。
⑬ 周：同"赒"，周济，救济。
⑭ 泰和：金章宗完颜璟的年号（公元 1201～1208 年）。
⑮ 捄："救"的异体字。

母王氏寢疾①，命里中數醫拯之，溫涼寒熱，其說異同②，百藥備嘗，以水濟水③，竟莫知爲何證而斃。君痛悼不知醫而失其親，有願曰④："若遇良醫，當力學以志吾過⑤。"聞易水潔古老人張君元素，醫名天下⑥，捐金帛詣之⑦。學數年，盡得其法。進納得官⑧，監濟源税⑨。彼中民感時行疫厲，俗呼爲大頭天行⑩。醫工徧閲方書⑪，無與對證者；出己見，妄下之，不効⑫；復下之，比比至死⑬。醫不以爲過，病家不以爲非。君獨惻然于心，廢寢食，循流討源，察標求本，製一方，與服之，乃効。特壽之于木⑭，刻揭於耳目藂集之地⑮，用之者無不効；時以爲僊人所傳⑯，而鏨之于石碣⑰。

① 寝疾：卧病不起，染重病在床。
② 异同：不同。偏义复词，义偏在"异"。
③ 以水济水：犹言以寒治寒。指误诊误治。
④ 愿：心愿，志愿。
⑤ 志：记住，牢记。
⑥ 名：闻名。
⑦ 捐：舍弃。　诣：前往。
⑧ 纳：指"纳粟"。古代富者可向官府捐献谷物等，以取得官爵或减免刑罚。
⑨ 监：监察，主管。　济源：地名。今属河南。在黄河以北，接近山西。
⑩ 大头天行：病名。又称大头瘟、大头风、大头伤寒。天行，亦称时行、时气，即流行病。
⑪ 徧："遍"的异体字。
⑫ 効："效"的异体字。
⑬ 比比：一个挨着一个，连续不断地。
⑭ 寿：长久。指永久保存，活用作动词。
⑮ 刻揭：刻印公布。　藂集：聚集。藂，同"叢（丛）"。
⑯ 僊："仙"的异体字。
⑰ 鏨（zàn 赞）：雕刻，镌刻。　石碣（jié 竭）：石碑。圆顶的石碑叫碣。

君初不以醫爲名，人亦不知君之深於醫也。君避兵汴梁①，遂以醫游公卿間②，其明效大驗，具載別書③。壬辰北渡④，寓東平⑤；至甲辰還鄉里⑥。一日，謂友人周都運德父曰："吾老，欲道傳後世⑦，艱其人柰何⑧？"德父曰："廉臺羅天益謙父⑨，性行敦樸，嘗恨所業未精，有志於學，君欲傳道，斯人其可也。"他日，偕往拜之。君一見曰："汝來學覓錢醫人乎？學傳道醫人乎？"謙父曰："亦傳道耳[10]。"遂就學，日用飲食，仰給於君[11]。學三年，嘉其久而不倦也，予之白金二十兩[12]，曰："吾知汝活計甚難[13]，恐汝動心，半途而止，可以此給妻子。"謙父力辭不受。君曰："吾大者不惜，何吝乎細？汝勿復辭。"君所期者可知矣。臨終，平日所著書檢勘卷帙[14]，以類相從，列于几前，囑謙父曰："此書付汝，非爲李明之、羅謙父，盖爲天下後世，慎勿湮沒，推而行之。"得年七十有二[15]，實辛亥二月二十五日也[16]。君歿，迨今十有七年，謙父言猶在耳，念之益新。噫嘻！君之學，知所託矣[17]。

① 汴梁：今河南开封。金宣宗完颜珣为避元军，自燕京迁都于汴梁。
② 游：交往，交际。
③ 别书：指《元史・李杲传》等。其中载李杲的病案五则。
④ 壬辰：金哀宗开兴元年（公元 1232 年）。这年元兵南下，大举攻金，围困汴梁，李杲从汴梁逃出，北渡黄河。
⑤ 东平：今属山东。
⑥ 甲辰：公元 1244 年。
⑦ 道传：即传道。
⑧ 艰：难寻，活用作动词。 柰："奈"的异体字。
⑨ 廉台：廉州。今河北藁城。罗天益：字谦父，或作谦甫，元代医家。尽得李杲之传，后任太医。
⑩ 亦：只是。
⑪ 仰给（jǐ 己）：依赖，依靠。
⑫ 白金：即白银。
⑬ 活计：生计，谋生的手段。这里指家庭的生活。
⑭ 检勘卷帙（zhì 志）：清检校勘后，整理成一函函的书。帙，书套。
⑮ 得年：享年。
⑯ 辛亥：公元 1251 年。
⑰ 託："托"的异体字。

重点词语

1. 疾（之） 2.（戲）狎 3.（妙齡有）守 4. 諷（妓） 5.（或不）給 6. 周（之） 7. 志（吾過） 8. 名（天下） 9. 捐（金帛） 10. 監（濟源稅） 11. 壽（之于木） 12. 耳目（蘂集）

七

丹溪翁传

导学

本文节选自《九灵山房集》卷十，据《四部丛刊》本排印。作者戴良（公元 1317～1383 年），字叔能，号九灵山人，浦江（今属浙江）人，与朱丹溪邻县，元代学者。著有《九灵山房集》三十卷、《春秋经传考》三十二卷、《和陶诗》一卷等。

此传较全面地反映了朱丹溪的一生。详细记叙他的学医经历，说明他不自满于已取得的成就，能深入研究刘、张、李三家之学，"去其短而用其长"，并进而提出"相火易动"、"阳常有馀，阴常不足"等新的学术观点。强调治病"不拘于古方"，对弟子诲而不倦，为人耿直诚正，不慕荣利。

学习本篇文章，要求掌握重点词语、语法现象；熟悉朱丹溪学医动机、学术渊源、学术观点及其成就；了解朱丹溪的学习经历、师承关系及其为人处世的高尚品德。

丹溪翁者[①]，婺之義烏人也[②]，姓朱氏，諱震亨，字彦脩，學者尊之曰丹溪翁。翁自幼好學，日記千言。稍長，從鄉先生治經，爲舉子業。後聞許文懿公得朱子四傳之學[③]，講道八華山，復往拜焉。益聞道德性命之説[④]，宏深粹密，遂爲專門。一日，文懿謂曰："吾卧病久，非精於毉者[⑤]，不能以起之。子聦明異常人[⑥]，其肯游藝於醫乎[⑦]？"翁以母病脾，於醫亦粗習，及聞文懿之言，即慨然曰："士苟精一藝，以推及物之仁[⑧]，雖不仕於時[⑨]，猶仕也。"乃悉焚棄向所習舉子業[⑩]，一於醫致力焉[⑪]。

① 丹溪翁：宋濂《故丹溪先生朱公石表辞》："先生所居曰丹溪，学者尊之而不敢字，故因其地称之曰丹溪先生云。"

② 婺（wù 务）：婺州，今浙江金华地区。　义乌：婺州所辖的属县。

③ 许文懿：元代理学家许谦，自号白云山人，金华人。　朱子四传之学：朱子即南宋著名理学家朱熹，徽州婺源人。其学传于女婿黄榦，再传于何基，三传于王柏，四传于金履祥。许是金的弟子，但亦曾师事王柏，故云"得朱子四传之学"。

④ 道德性命之说：指朱熹的"性理学说"。朱氏认为性即是理，人与物的性都是天理的体现，仁义礼智等是永恒的天理，是人性所固有的，应绝对遵奉。

⑤ 毉："醫（医）"的异体字。

⑥ 聦："聪"的异体字。

⑦ 其：或许，大概。 游艺：指从事于某项技艺的学习。
⑧ 及物：即“推己及物”的省称，谓将心比心，设身处地为别人着想。
⑨ 仕：做官。
⑩ 向：从前。
⑪ 一：专一。

時方盛行陳師文、裴宗元所定大觀二百九十七方①，翁窮晝夜是習。既而悟曰：“操古方以治今病，其勢不能以盡合。苟將起度量，立規矩，稱權衡②，必也《素》、《難》諸經乎！然吾鄉諸醫鮮克知之者③。”遂治裝出游④，求他師而叩之。乃渡浙河，走吳中，出宛陵，抵南徐，達建業⑤，皆無所遇。及還武林⑥，忽有以其郡羅氏告者。羅名知悌，字子敬，世稱太無先生，宋理宗朝寺人⑦，學精於醫，得金劉完素之再傳⑧，而旁通張從正、李杲二家之說⑨。然性褊甚⑩，恃能厭事，難得意，翁往謁焉，凡數往返，不與接。已而求見愈篤，羅乃進之，曰：“子非朱彥脩乎？”時翁已有醫名，羅故知之。翁既得見，遂北面再拜以謁⑪，受其所教。羅遇翁亦甚懽，即授以劉、張、李諸書，爲之敷揚三家之旨⑫，而一斷於經⑬，且曰：“盡去而舊學，非是也。”翁聞其言，渙焉無少凝滯於胸臆⑭。居無何，盡得其學以歸。

① 大观二百九十七方：指《校正太平惠民和剂局方》。北宋徽宗大观（公元1107～1110年）年间，由库部郎中陈师文、裴宗元等将当时太医局熟药所的处方校正补充而成，共六卷，凡一十一门，二百九十七方，流传甚广。
② “起度量”三句：谓确立诊治疾病的法度、原则、标准。语出《史记·扁鹊仓公列传》。度量、规矩、权衡，均为法度、准则之义。权，秤锤。衡，秤杆。
③ 鲜：少。 克：能。
④ 治装：整理行装。
⑤ “渡浙河”五句：浙河，即钱塘江。吴中，今江苏吴县。宛陵，今安徽宣城。南徐，今江苏镇江。建业，今南京。
⑥ 武林：旧时杭州的别称，以武林山得名。
⑦ 宋理宗：即南宋皇帝赵昀，公元1224～1264年在位。 寺人：宫中近侍。
⑧ 再传：罗氏曾学医于荆山浮屠，浮屠为刘完素的门人，故罗氏是刘的再传弟子。
⑨ 旁：广。
⑩ 褊（biǎn扁）：狭隘。
⑪ 再拜：古代的一种礼节，先后拜两次，表示礼节隆重。
⑫ 敷扬：陈述阐发。
⑬ 一：一概。
⑭ 涣焉：消散貌。

鄉之諸醫泥陳、裴之學者，聞翁言，即大驚而笑且排，獨文懿喜曰：“吾疾其遂瘳矣乎！”文懿得末疾①，醫不能療者餘十年，翁以其法治之，良驗。於是諸醫之笑且排者，始皆心服口譽。數年之間，聲聞頓著[②]。翁不自滿足，益以三家之説推廣之。謂劉、張之學，其論臟腑氣化有六，而於濕熱相火三氣致病爲最多[③]，遂以推陳致新瀉火之法療之，此固高出前代矣。然有陰虚火動，或陰陽兩虚濕熱自盛者，又當消息而用之[④]。謂李之論飲食勞倦，内傷脾胃，則胃脘之陽不能以升舉[⑤]，并及心肺之氣，陷入中焦，而用補中益氣之劑治之，此亦前人之所無也。然天不足於西北，地不滿於東南[⑥]。天，陽也；地，陰也。西北之人，陽氣易於降；東南之人，陰火易於升[⑦]。苟不知此，而徒守其法，則氣之降者固可愈，而於其升者亦從而用之，吾恐反增其病矣。乃以三家之論，去其短而用其長。又復參之以太極之理[⑧]，《易》、《禮記》、《通書》、《正蒙》諸書之義[⑨]，貫穿《内經》之言，以尋其指歸[⑩]。而謂《内經》之言火，蓋與太極動而生陽，五性感動之説有合[⑪]；其言陰道虚，則又與《禮記》之養陰意同[⑫]。因作相火及陽有餘陰不足二論，以發揮之。

① 末疾：四肢的疾病。据《续名医类案》卷十六载，许氏的末疾因积痰兼冒寒湿而成，以至气血不畅，行动不便，缠绵十馀年，后由朱氏调治而愈。

② 声闻（wèn 问）：声誉，名望。

③ “其论”两句：刘完素、张从正论述脏腑感受致病之气，有风寒暑湿燥火六种，其中尤以湿、热和相火三气致病为最多。语见《素问玄机原病式·六气为病》。张氏亦宗其说。

④ 消息：意为斟酌。消，消减。息，增加。

⑤ 胃脘之阳：指胃气。李氏认为胃气是诸阳升发之本，故云。

⑥ “天不足”两句：指自然气候因地域不同，阴阳盛衰有异。西北地区气候寒冷则属阴，阴盛而阳不足；东南地区温热而属阳，阳盛而阴不足。气候环境如此，故人身的阴阳也与之相应。说见《素问·阴阳应象大论》。

⑦ 阴火：指肝肾虚火。

⑧ 太极之理：古人以“太极”为派生万物的本原，最早见于《易·系辞上》。北宋哲学家周敦颐据此绘太极图，并撰《太极图说》，以为“太极动而生阳，静而生阴”。朱氏采其说，而以相火立论，提出“阳有馀阴不足”的论点。

⑨ 通书：即周敦颐的《周子通书》，其内容主要是进一步发挥《太极图说》中的思想。　正蒙：北宋张载所著。以为宇宙万物皆源于气。

⑩ 指归：意旨所在。

⑪ 五性感动：语出《太极图说》。原谓五行各有属性，动而化生万物。

⑫ 阴道虚：指人身的精血阴气最易损耗。语见《素问·太阴阳明论》。

於是，翁之醫益聞。四方以病來迎者，遂輻湊於道[①]，翁咸往赴之。其所治病凡幾，病之狀何如，施何良方，飲何藥而愈，自前至今，驗者何人，何縣里、主名[②]，得諸見聞，班班可紀[③]。

浦江鄭義士病滯下[④]，一夕忽昏仆，目上視，溲注而汗瀉[⑤]。翁診之，脉大無倫[⑥]，即告曰：“此陰虚陽暴絶也，蓋得之病後酒且内[⑦]，然吾能愈之。”急命治人參膏，而且促灸其氣海[⑧]。頃之手動[⑨]，又頃而脣動[⑩]。及參膏成，三飲之甦矣[⑪]。其後服參膏盡數斤，病已。

天台周進士病惡寒[⑫]，雖暑亦必以綿蒙其首，服附子數百，增劇。翁診之，脉滑而數，即告曰："此熱甚而反寒也。"乃以辛涼之劑，吐痰一升許，而蒙首之綿減半；仍用防風通聖飲之[⑬]，愈。周固喜甚，翁曰："病愈後須淡食以養胃，內觀以養神[⑭]，則水可生，火可降；否則，附毒必發，殆不可救。"彼不能然，後告疽發背死。

一男子病小便不通，醫治以利藥，益甚。翁診之，右寸頗弦滑，曰："此積痰病也，積痰在肺。肺爲上焦，而膀胱爲下焦，上焦閉則下焦塞，辟如滴水之器[⑮]，必上竅通而後下竅之水出焉。"乃以法大吐之，吐已，病如失。

一婦人產後有物不上如衣裾[⑯]，醫不能喩。翁曰："此子宫也，氣血虛故隨子而下。"即與黄芪當歸之劑，而加升麻舉之，仍用皮工之法[⑰]，以五倍子作湯洗濯，皴其皮[⑱]。少選[⑲]，子宫上。翁慰之曰："三年後可再生兒，無憂也。"如之。

一貧婦寡居病癩，翁見之惻然，乃曰："是疾世號難治者，不守禁忌耳。是婦貧而無厚味，寡而無欲，庶幾可療也。"即自具藥療之，病愈。後復投四物湯數百[⑳]，遂不發動。

① 辐凑：谓车辐凑集于毂上。喻聚集。湊，"凑"的异体字。
② 里：旧时县以下的基层行政单位。
③ 班班：亦作"斑斑"。明显貌。　纪：记录。
④ 浦江：今属浙江。
⑤ 溲注：谓大小便失禁，如灌注一般。溲，大小便。
⑥ 伦：次序。
⑦ 酒且内：谓饮酒后又行房事。
⑧ 气海：穴位名。属任脉，位于腹正中线脐下一寸五分处。
⑨ 顷：不久。
⑩ 脣："唇"的异体字。
⑪ 甦："苏"的异体字，苏醒。
⑫ 天台：今属浙江。
⑬ 仍：乃。　防风通圣：即防风通圣散。刘完素所制，能清热解毒，解表通里。
⑭ 内观：犹"内视"。谓排除杂念。
⑮ 辟：同"譬"。　滴水之器：古代文具名，储水以供磨墨用。又名水滴。
⑯ 衣裾（jū 居）：衣服的大襟。
⑰ 皮工之法：皮工以五倍子浸水鞣制生皮，使其性柔。五倍子又有收敛作用。朱氏仿皮工以五倍子煎汤浸洗脱垂的子宫，使之收缩。
⑱ 濯（zhuó 浊）：洗涤。　皴（cūn 村）：使……皱缩。
⑲ 少选：不久，一会儿。
⑳ 四物汤：方剂名。由熟地、白芍、当归、川芎四味药组成，能补血和气调经。

翁之爲醫，皆此類也。蓋其遇病施治，不膠於古方[①]，而所療皆中；然於諸家方論，則靡所不通。他人斳斳守古[②]，翁則操縱取舍[③]，而卒與古合。一時學者咸聲隨影附，翁教之亹亹忘疲[④]。

翁春秋既高[⑤]，乃詢張翼等所請[⑥]，而著《格致餘論》、《局方發揮》、《傷寒辨疑》、《本草衍義補遺》、《外科精要新論》諸書，學者多誦習而取則焉。

翁簡慤貞良[⑦]，剛嚴介特[⑧]；執心以正，立身以誠；而孝友之行[⑨]，實本乎天質。奉時祀也[⑩]，訂其禮文而敬泣之[⑪]。事母夫人也，時其節宣以忠養之[⑫]。寧歉於己，而必致豐於兄弟；寧薄於己子，而必施厚於兄弟之子。非其友不友，非其道不道。好論古今得失，慨然有天下之憂。世之名公卿多折節下之[⑬]，翁爲直陳治道，無所顧忌。然但語及榮利事，則拂衣而起[⑭]。與人交，一以三綱五紀爲去就[⑮]。嘗曰：天下有道，則行有枝葉；天下無道，則辞有枝葉[⑯]。夫行，本也；辞，從而生者也。苟見枝葉之辞，去本而末是務，輒怒溢顏面，若將浼焉[⑰]。翁之卓卓如是[⑱]，則醫又特一事而已。然翁講學行事之大方[⑲]，已具吾友宋太史濂所爲翁墓誌[⑳]，兹故不錄，而竊錄其醫之可傳者爲翁傳，庶使後之君子得以互考焉。

① 胶：粘住。引申为拘泥。

② 斳(jìn 近)斳：固执拘泥貌。

③ 操纵取舍：比喻治疗灵活多变，运用自如。

④ 亹亹(wěi 伟)：勤勉不倦貌。

⑤ 春秋：指年龄。

⑥ 詢：通"徇"。依从，顺从。

⑦ 简慤(què 确)贞良：简朴诚挚，坚贞善良。

⑧ 介特：介立特行，谓行为耿直清高，不随波逐流。

⑨ 孝友：孝顺父母，友爱兄弟。《诗・小雅・六月》毛传："善父母为孝，善兄弟为友。"

⑩ 时祀：每年四季对祖先的常规祭祀。

⑪ 礼文：指举行祭祀的礼节规定。　敬泣：谓祭祀时对祖先表示敬意和哀泣。

⑫ 时其节宣：谓按时调节生活起居，使劳逸有常，气血宣通。后常以节宣指养生之道。

⑬ 折节：屈己下人。这里指降低自己的身份。　下：下问。

⑭ 拂衣：犹"拂袖"，表示愤怒。

⑮ 三纲五纪：即三纲五常，封建社会的道德标准。三纲，指君臣、父子、夫妇；五常，即仁、义、礼、智、信。　去就：谓离开或亲近。

⑯ "天下有道"四句：语见《礼记・表记》。郑玄注："行有枝叶，所以益德也；言有枝叶，是众虚华也。枝叶依干而生，言行亦由礼出。"

⑰ 浼(měi 每)：玷污。

⑱ 卓卓：超群独立貌。

⑲ 大方：大略，大概，主要方面。

⑳ 宋太史濂：即宋濂，明初著名文学家，因其曾主修《元史》，故称"太史"。　墓誌：放在

墓中刻有死者传记的石刻。这里指宋濂所撰《故丹溪先生朱公石表辞》。誌,“志”的异体字。

論曰[①]:昔漢嚴君平[②],博學無不通,賣卜成都。人有邪惡非正之問,則依蓍龜爲陳其利害[③]。與人子言,依於孝;與人弟言,依於順;與人臣言,依於忠。史稱其風聲氣節[④],足以激貪而厲俗[⑤]。翁在婺得道學之源委[⑥],而混迹於醫[⑦]。或以醫來見者,未嘗不以葆精毓神開其心[⑧]。至於一語一默[⑨],一出一處,凡有關於倫理者,尤諄諄訓誨,使人奮迅感慨激厲之不暇[⑩]。左丘明有云:“仁人之言,其利博哉[⑪]!”信矣。若翁者,殆古所謂直諒多聞之益友[⑫],又可以醫師少之哉[⑬]?

① 论:亦称“赞”、“评”、“诠”等,附在史传后面的评语,总称为“论赞”。

② 严君平:姓庄,名遵,字君平,避汉明帝讳改庄为严。西汉蜀郡(今四川)人。在成都街头卖卜,日得百钱即闭门读《老子》,一生不出仕,世称逸民。著有《道德真经指归》。

③ 蓍(shī 诗)龟:蓍草和龟甲。古代用以占卜。 利害:偏义复词,危害。

④ 风声:风采声望。 气节:志气节操。

⑤ 激贪而厉俗:谓抑制贪婪之风,劝勉良好的世俗。激,抑制。厉,同“励”,劝勉。

⑥ 道学:即理学。 源委:同“原委”,本指水的发源和聚集之处,引申为事情的本末。

⑦ 混迹:犹言“置身”。

⑧ 葆精毓(yù 育)神:保全精气,养育精神。葆,通“保”。毓,养育。 开:开导,启发。

⑨ 一:或。

⑩ 激厉:同“激励”。受到激发而振作。 不暇:此形容心情迫切而等待不及。

⑪ “仁人之言”两句:仁德之人的话,它的益处真大啊!语见《左传·昭公三年》。 博:广大。

⑫ 直谅多闻之益友:语出《论语·季氏》:“友直,友谅,友多闻,益矣。”谅,诚信。

⑬ 少:轻视。

重点词语

1. 其(肯) 2. (猶)仕 3. 向(所習) 4. 一(於醫) 5. 鮮(克) 6. 克(知之) 7. 治(裝) 8. 叩(之) 9. 寺人 10. 旁(通) 11. 徧(甚) 12. 一(斷) 13. 渙焉 14. 良(驗) 15. 聲聞 16. 消息 17. 尋(其) 18. 指歸 19. 輻湊 20. 班班 21. (無)倫 22. 少選 23. 靳靳 24. 聲隨影附 25. 亹亹 26. 春秋 27. 詢 28. 下(之) 29. (將)浼 30. 卓卓 31. 源委 32. 毓(神) 33. 一(語) 34. 博(哉) 35. (直)諒 36. 少(之)

八

徐灵胎先生传

导学

本文节选自《小仓山房诗文集》卷三十四，据《四部备要》本排印。作者袁枚（公元1716～1797年），字子才，号简斋，晚又号随园老人，世称随园先生。钱塘（今浙江杭州）人，清代文学家。袁枚天资聪慧，七岁能诗文，二十三岁中进士，即选翰林院庶吉士。曾任江苏溧水、江浦、沭阳、江宁等地知县，颇有政绩。购江宁（今南京）小仓山"隋园"，修葺后更名"随园"，辞官后，优游园中，以诗赋自娱，直至去世。著有《小仓山房诗文集》、《随园诗话》等。

本文叙述了清代名医徐灵胎的家世、生平，及其才德风度和医学上的成就。文中选录医案数则，以体现其医学上的"奇方异治"；记载对水利工程兴建的两项建议，以反映其经世济民的才识卓见；最后追忆作者曾求治于徐，初次会面的情景，从而展现了其不同凡俗的君子风貌。在写作方法上不落俗套，内容生动，情真意切，委婉动人。

学习本篇文章，要求掌握重点词语；熟悉古代人物传记的一般写作特点和传文涉及的大量古代文化常识；了解徐灵胎"奇方异治"的医学特色。

乾隆二十五年①，文華殿大學士蔣文恪公患病②，天子訪海内名醫，大司寇秦公首薦吴江徐靈胎③。天子召入都，命視蔣公疾，先生奏疾不可治。上嘉其朴誠，欲留在京師效力。先生乞歸田里，上許之。後二十年，上以中貴人有疾④，再召入都。先生已七十九歲，自知衰矣，未必生還，乃率其子爔載楄柎以行⑤，果至都三日而卒。天子惋惜之，賜帑金⑥，命爔扶櫬以歸⑦。嗚呼！先生以吴下一諸生⑧，兩蒙聖天子蒲輪之徵⑨，巡撫司道到門速駕⑩，聞者皆驚且羡，以爲希世之榮。余，舊史官也，與先生有撫麈之好⑪，急思采其奇方異術，奮筆書之，以垂醫鑑而活蒼生⑫，倉猝不可得。今秋訪爔於吴江，得其自述紀略，又訪諸吴人之能道先生者，爲之立傳。

① 乾隆二十五年：公元1760年。
② 文华殿大学士：官名，相当于宰相。明、清官制，大学士统率百官，赞理国事。在大学士之职称前，加上宫中殿、阁的官衔，以加重其地位名望。　蒋文恪公：指蒋溥。文恪是其死后所加的谥号。
③ 大司寇：即刑部尚书。主管刑狱。　秦公：指秦蕙田，无锡人。　吴江：今属江苏。

④ 中贵人：指皇帝所宠信的太监。

⑤ 楄柎(pián fù 骈负)：古代棺木中垫尸体的木板。这里指棺材。

⑥ 帑(tǎng 傥)金：库藏的金银。帑，藏金帛的府库。

⑦ 榇(chèn 衬)：古指内棺，后泛指棺材。

⑧ 吴下：指苏南地区。　诸生：明清两代称已考取府、州、县学的秀才或生员。此指儒者、书生。

⑨ 蒲轮：用蒲叶包住车轮的车子，可使车子减少震动。古代常用以封禅和迎载贤士。征：征聘。

⑩ 司道：指巡抚以下的藩司、臬司和道台等官员。　速驾：本指赶快套上车子，迅速动身出发。此指迎接并催请登车。速，催请。

⑪ 抚尘之好：比喻儿时起即互为好友。抚尘，指儿童堆积泥沙的游戏。此指旧交。

⑫ 鑑："鑒(鉴)"的异体字。

傳曰：先生名大椿，字靈胎，晚自號洄溪老人。家本望族[①]。祖釚，康熙十八年鴻詞科翰林[②]，纂修《明史》。先生生有異稟[③]，聰強過人。凡星經、地志、九宫、音律[④]，以至舞刀奪槊、勾卒、嬴越之法[⑤]，靡不宣究[⑥]，而尤長於醫。每視人疾，穿穴膏肓[⑦]，能呼肺腑與之作語。其用藥也，神施鬼設，斬關奪隘，如周亞夫之軍從天而下。諸岐黄家目瞠心駭[⑧]，帖帖讋服[⑨]，而卒莫測其所以然。

① 望族：有声望的世族。

② 康熙十八年：公元1679年。　鸿词科：即博学鸿词科。封建时代科举的一种，考期不固定，科目由皇帝临时决定。

③ 异禀：特殊的禀赋。

④ 星经：古代记载天文星象的书籍。　九宫：古代算法名。亦指九宫八卦之学。

⑤ 槊(shuò 烁)：长矛。　勾卒：古代作战阵法名。　嬴越之法：指秦国、越国教习战阵之法。见韩愈《曹成王碑》。

⑥ 宣究：广泛研究。宣，广，广泛。

⑦ 穿穴膏肓：指其察病能力可洞察膏肓。

⑧ 瞠(chēng 称)：同"瞠"，瞪眼直视的样子。

⑨ 帖帖：安顺的样子。　讋(zhé 折)服：即"慑服"，这里指敬服。

蘆墟迮耕石卧病[①]，六日不食不言，目炯炯直視。先生曰："此陰陽相搏證也。"先投一劑，須臾目瞑能言；再飲以湯，竟躍然起。嗐曰[②]："余病危時，有紅黑二人纏繞作祟，忽見黑人爲雷震死，頃之[③]，紅人又爲白虎銜去，是何祥也[④]？"先生笑曰："雷震者，余所投附子霹靂散也[⑤]；白虎者，余所投天生白虎湯也[⑥]。"迮驚，以爲神。

張雨村兒生無皮，見者欲嘔，將棄之。先生命以糯米作粉，糝其體[⑦]，裹以絹，埋之土中，出其頭，飲以乳，兩晝夜而皮生。

任氏婦患風痹，兩股如針刺。先生命作厚褥，遣強有力老嫗抱持之，戒曰："任其顛撲叫號，不許放鬆，以汗出爲度。”如其言，勿藥而愈。

有拳師某，與人角伎[⑧]，當胸受傷，氣絕口閉。先生命覆卧之，奮拳擊其尻三下[⑨]，遂吐黑血數升而愈。

① 芦墟：地名。在吴江县境，靠近浙江嘉善。
② 唶(jiè 戒)：赞叹声。
③ 顷：一会儿。
④ 祥：吉凶的兆验。
⑤ 附子霹雳散：附子根古又称霹雳散，能回阳祛寒。
⑥ 天生白虎汤：《本草求真》中称西瓜内瓤为天生白虎汤。
⑦ 糁(sǎn 伞)：撒敷。
⑧ 角(jué 决)伎：角力，比武。角，较量。
⑨ 尻(kāo)：尾骶骨。此指臀部。

先生長身廣顙[①]，音聲如鐘，白鬚偉然，一望而知爲奇男子。少時留心經濟之學[②]，於東南水利尤所洞悉。雍正二年[③]，當事大開塘河[④]，估深六尺，傍塘岸起土。先生爭之曰：“誤矣！開太深則費重，淤泥易積，傍岸泥崩，則塘易倒。”大府是之[⑤]。改縮淺短，離塘岸一丈八尺起土，工省費而塘以保全。乾隆二十七年，江浙大水，蘇撫莊公欲開震澤七十二港[⑥]，以洩太湖下流[⑦]。先生又爭之曰：“誤矣！震澤七十二港，非太湖之下流也。惟近城十餘港，乃入江故道，此眞下流所當開濬者[⑧]。其餘五十餘港，長二百餘里，兩岸室廬墳墓以萬計，如欲大開，費既重而傷民實多；且恐湖泥倒灌，旋開旋塞[⑨]。此乃民間自濬之河，非當官應辦之河也。”莊公以其言入奏，天子是之。遂賦工屬役[⑩]，民不擾而工已竣。

① 颡(sǎng 嗓)：额。
② 经济：经世济民，即治理国家，济助人民。
③ 雍正二年：公元1724年。
④ 当事：居官在位的当权人。　塘河：堤边的河道。塘，堤防，堤坝。
⑤ 大府：明、清时称总督、巡抚为大府。
⑥ 苏抚庄公：指江苏巡抚庄有恭。　震泽七十二港：指与太湖相通的众多河道。震泽，即太湖。
⑦ 洩：“泄”的异体字。　下流：下游。
⑧ 濬(jùn 俊)：“浚”的异体字，疏通，疏浚。
⑨ 旋：立即，随即。
⑩ 赋工属役：将开河的工程交下属办理。赋，交付。属役，指交付所属的役吏。

先生隱於洄溪，矮屋百椽。有畫眉泉，小橋流水，松竹鋪紛[①]。登樓則太湖奇峰鱗羅布列，如兒孫拱侍狀。先生嘯傲其間[②]，人望之疑眞人之在天際也[③]。所著有《難經經釋》、《醫學原流》等書，凡六種。其中釽剳利弊[④]，剖析經絡，將古今醫書存其是，指其非，久行於世。

子爔，字榆村，儻蕩有父風[⑤]，能活人濟物，以世其家[⑥]。孫垣，乙卯舉人[⑦]，以詩受業隨園門下。

① 铺纷：纷然舒展。
② 啸傲：自在地呼啸歌吟，形容旷达不拘的样子。
③ 真人：道家指修养本性而得道的人。此指掌握养生之道而长寿的人。
④ 釽(pī 披)：剖开。《说文》："釽，裂也。" 剳(luò 落)：剔除。
⑤ 傥荡(dàng 荡)：即"傥荡"，放任不拘的样子。
⑥ 世：父子相承为世。这里活用作动词，继承父业。
⑦ 乙卯：公元 1795 年。

贊曰：記稱德成而先，藝成而後[①]，似乎德重而藝輕。不知藝也者，德之精華也。德之不存，藝於何有[②]？人但見先生藝精伎絕，而不知其平素之事親孝，與人忠，葬枯粟乏[③]，造修輿梁[④]。見義必爲，是據於德而後游於藝者也[⑤]。宜其得心應手，驅遣鬼神。嗚呼！豈偶然哉？

猶記丙戌秋[⑥]，余左臂忽短縮不能伸，諸醫莫效。乃拕舟直詣洄溪[⑦]，旁無介紹，惴惴然疑先生之未必我見也。不料名紙一投[⑧]，蒙奓門延請[⑨]，握手如舊相識，具鷄黍爲懽[⑩]，清談竟日，贈丹藥一丸而別。故人李蓴溪迎而笑曰："有是哉！子之幸也。使他人來此一見，費黃金十笏矣[⑪]。"其爲世所欽重如此。先生好古，不喜時文[⑫]，與余平素意合，故采其嘲學究俳歌一曲[⑬]，載《詩話》中以警世云。

① 德成而先，艺成而后：意为道德修养的成就居先，技艺的成就居后。《礼记·乐记》作"德成而上，艺成而下。行成而先，事成而后。"
② 艺于何有：即"于艺有何"，在技术方面，又有什么呢？
③ 葬枯：埋葬(无人收敛的)枯骨。 粟乏：捐谷救济穷人。粟，指施舍谷物，名词用作动词。
④ 舆梁：桥梁。桥上横架木板如车舆，故称。
⑤ 据于德而后游于艺：意为以道德修养为依据，而后置身于技艺活动。语出《论语·述而》。
⑥ 丙戌：公元 1766 年。
⑦ 拕："拖"的异体字，牵引。这里意为摇船。
⑧ 名纸：名片，又称"名刺"。
⑨ 奓(zhà 诈)：张开，开启。
⑩ 黍：好的黏黄米。这里指精米做成的饭。

⑪ 笏(hù 户)：古代臣下朝见君主时所执的用以记事的狭长板子，用玉、象牙或竹木制成。笏也用作量词，指条状金银、墨等。十笏，称其多。

⑫ 时文：指应付科举考试的八股文。

⑬ 嘲学究俳(pái 排)歌：嘲讽学究的道情歌词。指《刺时文》道情，见《随园诗话》卷十二。学究，迂腐不通的儒生。俳歌，即散乐，古代的民间舞乐，这里指道情，民间说唱之一。

重点词语

1. 訪(海內名醫) 2. (蒲輪之)徵 3. 速(駕) 4. 望(族) 5. (異)稟 6. 宣(究) 7. 喈 8. 祥 9. 糁(其體) 10. 角(伎) 11. 經濟(之學) 12. 賦(工) 13. 世(其家) 14. 粟(乏) 15. 豢(門) 16. 笏

练习一

标点短文并解释加点的词语

（一）郭玉者廣漢雒人也初有老父不知何出常漁釣於涪水因號涪翁乞食人間見有疾者時下鍼石輒應時而效乃著鍼經診脈法傳於世弟子程高尋求積年翁乃授之高亦隱跡不仕玉少師事高學方診六微之技陰陽隱側之術和帝時爲太醫丞多有效應帝奇之仍試令嬖臣美手腕者與女子雜處帷中使玉各診一手問所疾苦玉曰左陽右陰脈有男女狀若異人臣疑其故帝歎息稱善玉仁愛不矜雖貧賤廝養必盡其心力而醫療貴人時或不愈帝乃令貴人羸服變處一鍼即差召玉詰問其狀對曰醫之爲言意也腠理至微隨氣用巧鍼石之間毫芒即乖神存於心手之際可得解而不可得言也夫貴者處尊高以臨臣臣懷怖懾以承之其爲療也有四難焉自用意而不任臣一難也將身不謹二難也骨節不彊不能使藥三難也好逸惡勞四難也鍼有分寸時有破漏重以恐懼之心加以裁慎之志臣意且猶不盡何有於病哉此其所爲不愈也帝善其對年老卒官（選自《後漢書·方術列傳·郭玉傳》）

（二）許智藏高陽人也祖道幼嘗以母疾遂覽醫方因而究極世號名醫誡其諸子曰爲人子者嘗膳視藥不知方術豈謂孝乎由是世相傳授仕梁官至員外散騎侍郎父景武陵王諮議參軍智藏少以醫術自達仕陳爲散騎侍郎及陳滅高祖以爲員外散騎侍郎使詣揚州會秦孝王俊有疾上馳召之俊夜中夢其亡妃崔氏泣曰本來相迎比聞許智藏將至其人若到當必相苦爲之奈何明夜俊又夢崔氏曰妾得計矣當入靈府中以避之及智藏至爲俊診脈曰疾已入心即當發癇不可救也果如言俊數日而薨上奇其妙賚物百段煬帝即位智藏時致仕於家帝每有所苦輒令中使就詢訪或以輿迎入殿扶登御牀智藏爲方奏之用無不效年八十卒於家宗人許澄亦以醫術顯父奭仕梁太常丞中軍長史隨柳仲禮入長安與姚僧垣齊名拜上儀同三司澄有學識傳父業尤盡其妙歷尚藥典御諫議大夫封賀川縣伯父子俱以藝術名重於周隋二代史失事故附見云（選自《隋書·許智藏傳》）

（三）許胤宗常州義興人也初事陳爲新蔡王外兵參軍時柳太后病風不言名醫治皆不愈脈益沉而噤胤宗曰口不可下藥宜以湯氣熏之令藥入腠理周理即差乃造黃蓍防風湯數十斛置於牀下氣如烟霧其夜便得語由是超拜義興太守陳亡入隋歷尚藥奉御武德初累授散騎侍郎時關中多骨蒸病得之必死遞相連染諸醫無能療者胤宗每療無不愈或謂曰公醫術若神何不著書以貽將來胤宗曰醫者意也在人思慮又脈候幽微苦其難別意之所解口莫能宣且古之名手唯是別脈脈既精別然後識病夫病之於藥有正相當者唯須單用一味直攻彼病藥力既純病即立愈今人不能別脈莫識病源以情臆度多安藥味譬之於獵未知兔所多發人馬空地遮圍或冀一人偶然逢也如此療疾不亦疏乎假令一藥偶然當病復共他味相和君臣相制氣勢不行所以難差諒由於此脈之深趣既不可言虛設經方豈加於舊吾思之久矣故不能著述耳年九十餘卒（選自《舊唐書·許胤宗傳》）

（四）張文仲洛州洛陽人也少與鄉人李虔縱京兆人韋慈藏並以醫術知名文仲則天初爲侍御醫時特進蘇良嗣於殿庭因拜跪便絕倒則天令文仲慈藏隨至宅候之文仲曰此因憂憤邪氣激也若痛衝脅則劇難救自朝候之未及食時即苦衝脅絞痛文仲曰若入心即不可療俄頃心痛不復下藥

日旰而卒文仲尤善療風疾其後則天令文仲集當時名醫共撰療風氣諸方仍令麟臺監王方慶監其修撰文仲奏曰風有一百二十四種氣有八十種大抵醫藥雖同人性各異庸醫不達藥之性使冬夏失節因此殺人唯腳氣頭風上氣嘗須服藥不絕自餘則隨其發動臨時消息之但有風氣之人春末夏初及秋暮要得通洩即不困劇於是撰四時常服及輕重大小諸方十八首表上之文仲久視年終於尚藥奉御撰隨身備急方三卷行於代虔縱官至侍御醫慈藏景龍中光祿卿自則天中宗已後諸醫咸推文仲等三人爲首(選自《舊唐書·張文仲傳》)

(五) 狄梁公性閑醫藥尤妙鍼術顯慶中應制入關路由華州闤闠之北稠人廣衆聚觀如堵狄梁公引轡遙望有巨牌大字云能療此兒酬絹千匹即就觀之有富室兒年可十四五卧碑下鼻端生贅大如拳石根蔕綴鼻纔如食筯或觸之酸痛刻骨於是兩眼爲贅所縋目睛翻白痛楚危極頃刻將絕惻然久之乃曰吾能爲也其父母洎親屬叩顙祈請即輦千絹寘於坐側公因令扶起即於腦後下鍼寸許仍詢病者曰鍼氣已達病處乎病人頷之公遽抽鍼而疣贅應手而落雙目登亦如初曾無病痛其父母親眷且泣且拜則以縑物奉焉公笑曰吾哀爾命之危逼吾蓋急病行志耳吾非鬻伎者也不顧而去焉(選自隋·薛用弱《集異記·狄仁傑》)

(六) 錢乙字仲陽本吳越王俶支屬祖從北遷遂爲鄆州人父穎善醫然嗜酒喜游一旦東之海上不反乙方三歲母前(先於父)死姑嫁呂氏哀而收養之長誨之醫乃告以家世即泣請往跡尋凡八九反積數歲遂迎父以歸時已三十年矣鄉人感慨賦詩詠之其事呂如事父呂沒無嗣爲收葬行服。乙始以顱顖方著名至京師視長公主女疾授翰林醫學皇子病瘛瘲乙進黃土湯而愈神宗召問黃土所以愈疾狀對曰以土勝水水得其平則風自止帝悅擢太醫丞賜金紫由是公卿宗戚家延致無虛日廣親宗子病診之曰此可毋藥而愈其幼在傍指之曰是且暴疾驚人後三日過午可無恙其家恚不答明日幼果發癇甚急召乙治之三日愈問其故曰火色直視心與肝俱受邪過午者所用時當更也王子病嘔泄他醫與剛劑加喘焉乙曰是本中熱脾且傷奈何復燥之將不得前後溲與之石膏湯王不信謝去信宿浸劇竟如言而效士病欬面青而光氣哽哽乙曰肝乘肺此逆候也若秋得之可治今春不可治其人祈哀強予藥明日曰吾藥再瀉肝而不少却三補肺而益虛又加脣白法當三日死今尚能粥當過期居五日而絕孕婦病醫言胎且墮乙曰娠者五藏傳養率六旬乃更誠能候其月偏補之何必墮已而母子皆得全乙爲方不名一師於書無不闚不靳靳守古法時度越縱舍卒與法會尤邃本草諸書辨正闕誤或得異藥問之必爲言生出本末物色名貌差別之詳退而考之皆合末年攣痹浸劇知不可爲召親戚訣別易衣待盡遂卒年八十二(選自《宋史·錢乙傳》)

九

医 师 章

导学

本文选自《周礼·天官·冢宰》，据中华书局1980年影印清·阮元校刻《十三经注疏》本排印。《周礼》，原名《周官》、《周官经》。关于其作者，古文经学家认为是周公姬旦，今文经学家认为是战国时人，近人则从周秦铜器铭文所载官制，并参证该书政治、经济制度和学术思想，考证确定为东周与春秋时代的作品。该书系采集当时周王室和战国时代鲁、宋等国的官制，添附编著者的政治理想，加以增减排比而成，是一部有条理的官制汇编，也是研究我国古代社会政治典章制度的重要文献之一。全书共分《天官冢宰》、《地官司徒》、《春官宗伯》、《夏官司马》、《秋官司寇》、《冬官司空》六篇。其中，《冬官司空》早佚，西汉河间献王获得此书时即缺此篇，遂以《考工记》补之。西汉末年，该书被正式列于经学，因其内容属于礼，故称《周礼》。有东汉郑玄《周礼注》、唐代贾公彦《周礼正义》、清代孙诒让《周礼正义》等注。

本文记述了医师、食医、疾医、疡医和兽医的职责及各科医生诊治疾病的方法，反映出我国早在两千多年前，医药学的实践知识已相当丰富，医疗卫生管理制度已颇为缜密完善。

学习本篇文章，要求掌握重点词语、语法现象；熟悉东周及春秋时期较完备的医疗管理机构及管理措施，了解当时的医学分科及其治病的方法。

醫師掌醫之政令①，聚毒藥以共醫事②。凡邦之有疾病者、疕瘍者造焉③，則使醫分而治之。歲終，則稽其醫事④，以制其食⑤：十全爲上⑥，十失一次之⑦，十失二次之，十失三次之，十失四爲下。

① 医师：周代主管各科医生和医药卫生行政的长官。 掌：主管。
② 毒药：泛指治病的药物。 共：同“供”，供给。
③ 疕(bǐ 匕)疡：外科和伤骨科疾病。疕，头疮，又指秃疮。疡，痈疮，又指身体受伤。 造：到……去。
④ 稽：考核。
⑤ 制其食：制定他们的俸禄。
⑥ 全：亦作“痊”，病愈。
⑦ 失：失误。此指误治。

食醫掌和王之六食、六飲、六膳、百羞、百醬、八珍之齊[①]。凡食齊眂春時[②]，羹齊眂夏時，醬齊眂秋時，飲齊眂冬時。凡和，春多酸，夏多苦，秋多辛，冬多鹹，調以滑甘。凡會膳食之宜[③]，牛宜稌，羊宜黍，豕宜稷，犬宜粱，鴈宜麥[④]，魚宜苽。凡君子之食恆放焉[⑤]。

① 食医：掌管调味和配食的医生，类似于营养师。　和（hè 贺）：调配。　六食：稌（tú 徒）、黍、稷、粱、麦、苽（gū 姑）。　六饮：水、浆、醴、凉、医、酏（yí 夷）。　六膳：马、牛、羊、豕、犬、鸡。膳，指牲畜之肉。　羞：同“馐”，富有滋味的食品。天子羞用百二十品，此举其成数。下同。　八珍：淳熬、淳母（mó 模）、炮豚、炮牂（zāng 臧）、捣珍、煎、渍、肝膋（liáo 辽）等八种珍贵食品。　齐：同“剂”，调剂，此指调配过的食物。
② “凡食齐”句：大凡六食要比照春季气温。眂，“视”的异体字，比拟，依照。按：四季气温是春温、夏热、秋凉、冬寒，而食、羹、酱、饮四类饮食也如气温一样，各有不同的温度要求，即食齐温、羹齐热、酱齐凉、饮齐冷。
③ 会：搭配。宜：“宜”的异体字。
④ 鴈：“雁”的异体字。此指鹅。
⑤ 君子：此指当时贵族阶层。　放：仿照，依照。郑玄注：“放，依也。”　焉：之，代上述饮食的调配方式。

疾醫掌養萬民之疾病[①]。四時皆有癘疾[②]：春時有痟首疾[③]，夏時有痒疥疾[④]，秋時有瘧寒疾[⑤]，冬時有漱上氣疾[⑥]。以五味、五穀、五藥養其病[⑦]。以五氣、五聲、五色眂其死生[⑧]。兩之以九竅之變[⑨]，參之以九藏之動[⑩]。凡民之有疾病者，分而治之。死終則各書其所以，而入于醫師。

① 疾医：相当于内科医生。　养：治疗，将养。
② 疠疾：疫疠。指季节性的流行病。
③ 痟（xiāo 宵）首疾：有酸削感的头痛病。
④ 痒疥疾：泛指疮疥癣等皮肤病。
⑤ 疟寒疾：疟疾以及畏寒发冷的疾病。
⑥ 漱上气疾：咳嗽及气喘病。漱，通“嗽”。
⑦ 五谷：麻、黍、稷、麦、豆。　五药：草、木、虫、石、谷等五类药物。
⑧ 眂：观察，诊断。
⑨ 两：再次诊察。活用作动词。
⑩ 参：同“叁（三）”，再三诊察。活用作动词。

瘍醫掌腫瘍、潰瘍、金瘍、折瘍之祝藥、劀殺之齊[①]。凡療瘍，以五毒攻之[②]，以五氣養之[③]，以五藥療之，以五味節之。凡藥，以酸養骨，以辛養筋，以鹹養脈，以苦養氣，以甘養肉，以滑養竅[④]。凡有瘍者，受其藥焉。

① 疡医：相当于外科、骨伤科医生。 肿疡：未溃烂无脓血的痈疮。 溃疡：已溃烂有脓血的痈疮。 金疡：被刀剑等金属利器所伤的创伤。 折疡：肢体筋骨折损受伤的疾患。 祝药：外敷用药。祝，通“注”，敷，涂。 劀杀之齐：刮除脓血和销蚀腐肉的药剂。劀，同“刮”，刮去脓血。杀，蚀去恶肉。

② 五毒：用胆矾、丹砂、雄黄、礜(yù 誉)石、磁石炼制的外用药。

③ 五气：五谷。郑玄注：“五气，当为五谷，字之误也。”

④ 以滑养窍：用具有滑润作用的药物调养气血，使它往来通利如孔窍。

獸醫掌療獸病，療獸瘍。凡療獸病，灌而行之①，以節之②，以動其氣③，觀其所發而養之④。凡療獸瘍，灌而劀之⑤，以發其惡⑥，然後藥之⑦，養之，食之⑧。凡獸之有病者、有瘍者，使療之。死則計其數以進退之⑨。

① 灌而行之：给病畜灌药并使它遛行。

② 节之：调节它遛行的速度。

③ 气：脉气。

④ 所发：表现出来的病情。

⑤ 灌：清洗创伤。

⑥ 发其恶：消除病畜的病毒。发，发散，此指除掉。恶，病毒。

⑦ 药：用药治疗。活用作动词。

⑧ 食(sì 饲)：饲养，喂养。

⑨ 进退：指兽医俸禄等级的升降。

重点词语

1. 聚(毒藥) 2. (聚)毒藥 3. 共(醫事) 4. (疕瘍者)造焉 5. 稽(其醫事) 6. (以制其)食 7. 和(王之六食) 8. (八珍之)齊 9. 眡(春時) 10. 會(膳食之宜) 11. (君子之食恆)放 12. 參(之) 13. 祝(藥) 14. 藥(之) 15. 食(之) 16. 進退(之)

十 本生与尽数

本文选自《吕氏春秋》，文题另加，据《四部丛刊》本排印。编者吕不韦（公元前？～前235年），战国末年卫国濮阳（今河南濮阳西南）人。庄襄王时任相国。秦王嬴政即位，尊为“仲父”，后被免职，忧惧自杀。《吕氏春秋》，又称《吕览》，为吕不韦召集门客共同编写而成，全书二十六卷。因是集体著述，思想很不统一，总体而言，以儒、道思想为主，兼采名、法、墨、农及阴阳诸家之说。有东汉高诱注，清代毕沅《吕氏春秋新校正》，近人许维遹《吕氏春秋集释》和陈奇猷《吕氏春秋校释》。

（一）本　生

导学

《本生》选自《吕氏春秋·孟春纪》，全文用生动易懂的事例，说明“物”与“性”的轻重关系，阐述“全生”、“保性”的养生观，以此规劝统治者，切勿骄奢淫逸，以免杀身灭国之灾。

学习本篇文章，要求掌握重点词语、语法现象及修辞手法；熟悉本文“物”与“性”的关系，以及“全生”、“保性”的养生观；了解本文写作的目的。

始生之者，天地；養成之者，人也。能養天之所生而勿攖之①，謂天子。天子之動也，以全天爲故者也②，此官之所自立也。立官者，以全生也。今世之惑主，多官而反以害生，則失所爲立之矣。譬之若修兵者③，以備寇也；今修兵而反以自攻，則亦失所爲修之矣。

夫水之性清④，土者扣之⑤，故不得清；人之性壽，物者扣之，故不得壽。物也者，所以養性也，非所以性養也⑥。今世之人惑者，多以性養物，則不知輕重也⑦。不知輕重，則重者爲輕，輕者爲重矣。若此，則每動無不敗。以此爲君，悖；以此爲臣，亂；以此爲子，狂。三者，國有一焉，無幸必亡。

① 撄(yīng 婴)：违逆，触犯。
② 全：顺从。 故：事。
③ 修兵：建立军队。
④ 夫：原作“未”，形近而误。据《四部丛刊》影印明刊本改。
⑤ 扫(gǔ 古)：同“滑”，搅乱。
⑥ 以性养：用生命去追求外物。“养”后省略宾语“物”。
⑦ 轻：喻物质。 重：喻身体。

今有聲於此[①]，耳聽之必慊[②]，已聽之則使人聾[③]，必弗聽；有色於此，目視之必慊，已視之則使人盲，必弗視；有味於此，口食之必慊，已食之則使人瘖[④]，必弗食。是故聖人之於聲色滋味也，利於性則取之，害於性則舍之，此全性之道也。世之貴富者，其於聲色滋味也多惑者，日夜求，幸而得之則遁焉[⑤]。遁焉，性惡得不傷？

① 今：假设连词，如果。
② 慊(qiè 窃)：满足，惬意。
③ 已：太，甚。副词，表示程度。
④ 瘖(yīn 阴)：“喑”的异体字，音哑。
⑤ 遁：通“循”，流逸，沉溺。

萬人操弓，共射一招[①]，招無不中。萬物章章[②]，以害一生，生無不傷；以便一生，生無不長。故聖人之制萬物也，以全其天也[③]。天全，則神和矣，目明矣，耳聰矣[④]，鼻臭矣[⑤]，口敏矣，三百六十節皆通利矣[⑥]。若此人者，不言而信，不謀而當，不慮而得；精通乎天地，神覆乎宇宙；其於物無不受也，無不裹也，若天地然。上爲天子而不驕，下爲匹夫而不惛[⑦]，此之謂全德之人。

① 招：箭靶。
② 章章：明美貌。
③ 天：身体。高诱注：“天，身也。”
④ 聰：“聪”的异体字。
⑤ 臭：同“嗅”，嗅觉灵敏。
⑥ 三百六十节：泛指人全身所有关节。
⑦ 惛：通“闷”，忧闷。高诱注：“惛，读忧闷之闷，义亦然也。”

貴富而不知道，適足以爲患，不如貧賤。貧賤之致物也難[①]，雖欲過之，奚由[②]？出則以車，入則以輦[③]，務以自佚[④]，命之曰招蹷之機；肥肉厚酒，務以相彊，命之曰爛腸之食；靡曼皓齒[⑤]，鄭、衛之音[⑥]，務以自樂，命之曰伐性之斧。三患者，貴富之所致也。故古之人有不肯貴富者矣，由重生故也；非夸以名也，爲其實也。則此論之不可不察也。

① 致物：获得财物。高诱注："贫贱无势，不能致情欲之物，故曰难也。"
② 奚由：即由奚，从哪里。介词宾语前置。
③ 辇(niǎn 捻)：古代用人推挽的车。
④ 佚：通"逸"，骄逸，逸乐。
⑤ 靡曼皓齿：谓肌肤细柔，牙齿洁白。此指美女。
⑥ 郑、卫之音：春秋战国时郑卫两国的民间音乐。此代指淫靡的音乐。

(二) 尽数

导学

《尽数》选自《吕氏春秋·季春纪》，专论养生。文中认为养生长寿之道的关键在于解决"毕其数"，即享尽天年的问题。而"毕数之务"，首先在于"去害"，其次在于摄养"精气"，第三在于运动，以免"气郁"为病，第四在于选择无害的居住环境，第五在于认识并遵行一定的饮食之道，第六在于从自身出发解决问题，而不是去依靠"卜筮祷祠"等等。这些认识和方法，无疑至今仍都具有积极而实在的价值和指导意义。

学习本文，重点在于了解并掌握古代养生学说中关于享尽天年的文献及其典范的语言文字知识。

天生陰陽、寒暑、燥濕，四時之化[①]，萬物之變，莫不爲利，莫不爲害。聖人察陰陽之宜，辨萬物之利以便生[②]，故精神安乎形，而年壽得長焉。長也者，非短而續之也，畢其數也[③]。

畢數之務[④]，在乎去害。何謂去害？大甘，大酸，大苦，大辛，大鹹，五者充形，則生害矣；大喜，大怒，大憂，大恐，大哀，五者接神[⑤]，則生害矣；大寒，大熱，大燥，大濕，大風，大霖[⑥]，大霧，七者動精[⑦]，則生害矣。故凡養生，莫若知本，知本則疾無由至矣。

① 四时之化：四时与万物之变化。
② 便生：有利于人的生存。便，有利，有益。
③ 毕其数：享尽天年。毕，尽。数，寿数，指天年，自然的寿命。
④ 务：事务，要务。
⑤ 接神：与精神交接，谓扰乱精神。
⑥ 霖：连阴雨，久雨。
⑦ 动精：扰动精气。

精氣之集也[①]，必有入也[②]。集於羽鳥與爲飛揚[③]，集於走獸與爲流行[④]，集於珠玉與爲精朗[⑤]，集於樹木與爲茂長，集於聖人與爲敻明[⑥]。精氣之來也，因輕而揚之[⑦]，因走而行之，因美而良之，因長而養之，因智而明之。

① 精气：指气中的精粹部分。
② 入：进入。此谓进入某物并与之密切结合。
③ 羽鸟：鸟类，飞禽。　与为飞扬：谓与鸟类结合而表现为飞翔。以下“与为流行”、“与为精朗”、“与为茂长”、“与为敻明”诸句，皆类此。
④ 流行：奔行。
⑤ 精朗：精良有光润。朗，光润。一说据下文“因美而良之”，当作“良”。
⑥ 敻（xiòng 胸去声）明：谓智慧高远明达。敻，远。
⑦ 因轻而扬之：对应前文“集于羽鸟与为飞扬”句，谓依着鸟羽之轻的特点而使鸟类飞翔。因，依着，顺着。扬，使动用法，使……飞翔。以下“因走而行之”、“因美而良之”、“因长而养之”、“因智而明之”诸句，皆类此，其中的“行”、“良”、“养”、“明”四字均为使动用法。

流水不腐，戶樞不螻[①]，動也。形氣亦然。形不動則精不流，精不流則氣欝[②]。欝處頭則爲腫爲風[③]，處耳則爲挶爲聾[④]，處目則爲䁾爲盲[⑤]，處鼻則爲鼽爲窒[⑥]，處腹則爲張爲府[⑦]，處足則爲痿爲蹷[⑧]。

輕水所[⑨]，多禿與癭人[⑩]；重水所，多尰與躄人[⑪]；甘水所，多好與美人[⑫]；辛水所，多疽與痤人[⑬]；苦水所，多尪與傴人[⑭]。

① 蝼：蝼蛄，吃农作物嫩茎的害虫。这里用作动词，义为蛀蚀。
② 欝：“郁”的异体字。
③ 肿：指头肿有沉重感。《素问·厥论》：“巨阳之厥，则肿首头重。”　风：指面肿。《素问·平人气象论》：“面肿曰风。”
④ 挶（jú 局）：一种耳病。
⑤ 䁾（miè 蔑）：眼屎多之病。
⑥ 鼽（qiú 求）：鼻流清涕。　窒：鼻塞不通。
⑦ 张：同“胀”，指腹满胀痛。　府：通“疛”，腹疾。
⑧ 蹷（jué 绝）：脚病。
⑨ 所：地方。
⑩ 瘿：颈部生肿瘤的疾患。
⑪ 尰（zhǒng 肿）：足肿病。　躄（bì 避）：跛脚。《史记·平原君虞卿传》：“民家有躄者。”正义：“跛也。”
⑫ 好：容貌美丽。　美：富态。
⑬ 疽：痈疮。　痤（cuó 错阳平）：痤疮，俗称“粉刺”。
⑭ 尪（wāng）：脊背骨骼弯曲之病。一说：类似鸡胸之病。　伛（yǔ 宇）：驼背。

凡食，無彊厚味[①]，無以烈味重酒，是以謂之疾首[②]。食能以時[③]，身必無災。凡食之道，無飢無飽，是之謂五藏之葆[④]。口必甘味[⑤]，和精端容[⑥]，將之以神氣[⑦]，百節虞歡[⑧]，咸進受氣[⑨]。飲必小咽，端直無戾[⑩]。

① 彊："强"的异体字，这里是过分的意思。 厚味：丰盛肥腻的食物。
② 首：开始。
③ 以时：按时。
④ 葆：通"宝"。
⑤ 甘：意动用法，以……为甘美。
⑥ 和精：精神和谐，意谓心平气和。 端容：仪容端正。
⑦ 将：辅助，帮助。 神气：精气。
⑧ 百节：指全身。 虞欢：愉悦欢畅。虞，通"娱"。
⑨ 受气：谓受纳饮食水谷之气。
⑩ 戾：暴戾，猛烈。此指暴饮暴食。

今世上卜筮禱祠[①]，故疾病愈來。譬之若射者，射而不中，反修于招[②]，何益於中？夫以湯止沸，沸愈不止，去其火則止矣。故巫醫毒藥[③]，逐除治之，故古人賤之也[④]，爲其末也[⑤]。

① 上：通"尚"，崇尚。 卜筮（shì 是）：占卜筮卦。 祷祠：向神灵祈祷、祭祀以求福避祸。
② 修：调整。
③ 故：任用。 毒药：泛指药物。
④ 古人：指古人中懂得养生保命的人。 贱：意动用法，认为……浅薄；鄙视。
⑤ 末：末节。

重点词语

1. 攖(之) 2. 全(天) 3. (全天爲)故 4. 修(兵) 5. 扫(之) 6. (不知)輕重 7. 今(有聲於此) 8. (必)慊 9. (使人)瘖 10. (則)遁 11. 章章 12. (鼻)臭 13. (不)惛 14. (自)佚 15. 靡曼皓齒 16. 畢(其)數 17. (與爲)夐明 18. (爲)挶 19. (爲)曊 20. (爲)鼽 21. (爲)張(爲)府 22. (爲)蝯 23. 尰(與)躄 24. 疽(與)痤 25. 尪(與)傴 26. 將(之以)神氣 27. 百節虞歡 28. (端直無)戾 29. (今世)上 30. (反)修(于)招

十一

宝命全形论

导学

本文选自《黄帝内经·素问》卷八，据1957年人民卫生出版社影印明代顾从德翻刻宋本排印。《素问》是《黄帝内经》的一部分，为我国现存最早的中医理论典籍，一般认为成书于西汉中叶，由多人编撰整理而成。《素问》之名，始见于张仲景《伤寒杂病论·序》。原九卷，第七卷曾亡佚，唐代王冰据"旧藏之卷"将其补足，并对全书加以整理编次，成二十四卷。《素问》集中反映了我国古代的医学成就，历来被奉为中医学经典之首。

本文重点论述了人体与自然的密切关系，指出人类欲宝命全形，必须适应天地四时的阴阳变化。此外，亦论述了针刺的具体原则及行针要求。

学习本篇文章，要求掌握重点词语、语法现象及修辞手法；熟悉人与自然相应之理；了解医生在针刺治疗时需把握的五个要点，了解行针的要求。

黄帝問曰："天覆地載，萬物悉備，莫貴於人。人以天地之氣生，四時之法成①。君王衆庶，盡欲全形。形之疾病，莫知其情，留淫日深②，著於骨髓③，心私慮之。余欲鍼除其疾病④，爲之奈何？"岐伯對曰："夫鹽之味鹹者，其氣令器津泄⑤；絃絶者⑥，其音嘶敗；木敷者⑦，其葉發⑧。病深者，其聲噦⑨。人有此三者，是謂壞府，毒藥無治，短鍼無取⑩。此皆絶皮傷肉⑪，血氣爭黑⑫。"

① 四时之法：四季气候的变化规律。
② 留淫：停留蔓延。
③ 著(zhuó 灼)：附着。
④ 鍼：用针法。活用作状语。
⑤ 津泄：水分渗出。
⑥ 絃："弦"的异体字。　绝：断。
⑦ 敷：陈，陈旧，陈腐。
⑧ 发：通"废"，谓草木枝叶凋落。
⑨ 哕：呃逆。王冰注："谓声浊恶也。"
⑩ 短鍼：原指小针，此泛指治病的针具。
⑪ 绝：损伤。

⑫ 血气争黑：人体血气交瘁而致肤色晦暗。

帝曰："余念其痛，心爲之亂惑，反甚其病，不可更代[①]。百姓聞之，以爲殘賊[②]。爲之奈何？"岐伯曰："夫人生於地，懸命於天，天地合氣，命之曰人。人能應四時者，天地爲之父母。知萬物者，謂之天子[③]。天有陰陽，人有十二節[④]；天有寒暑，人有虚實。能經天地陰陽之化者[⑤]，不失四時；知十二節之理者，聖智不能欺也[⑥]。能存八動之變[⑦]，五勝更立[⑧]，能達虚實之數者[⑨]，獨出獨入，呿吟至微[⑩]，秋毫在目。"

① 更代：替代。
② 残贼：残暴不仁。
③ 天子：天之子，此指掌握自然规律的人。
④ 十二节：指人体左右两侧肩、肘、腕、髋、膝、踝十二处大关节。
⑤ 经：效法。
⑥ 欺：超越。
⑦ 存：察。　八动：自然界八节之风的变动。王冰注："谓八节之风变动。"
⑧ 五胜：五行之气相克制。　更：交替。　立：主时。
⑨ 数：理。
⑩ 呿(qū 驱)吟：张口舒气与呻吟。呿，口张而不合。吟，呻吟。

帝曰："人生有形，不離陰陽。天地合氣，別爲九野[①]，分爲四時，月有小大，日有短長，萬物并至，不可勝量，虚實呿吟，敢問其方[②]？"岐伯曰："木得金而伐，火得水而滅，土得木而達，金得火而缺，水得土而絶，萬物盡然，不可勝竭。故鍼有懸布天下者五，黔首共餘食，莫知之也[③]。一曰治神，二曰知養身，三曰知毒藥爲眞[④]，四曰制砭石小大，五曰知府藏血氣之診。五法俱立，各有所先。今末世之刺也[⑤]，虚者實之，滿者泄之，此皆衆工所共知也。若夫法天則地[⑥]，隨應而動，和之者若響[⑦]，隨之者若影。道無鬼神，獨來獨往[⑧]。"

① 九野：九州地域。据《尚书·禹贡》所载，古代中国设置冀、豫、雍、扬、兖、徐、梁、青、荆九个州。
② 方：道。
③ "黔首"二句：为插入语，意为老百姓饱食终日，不明白阴阳的道理、针刺的妙处。黔首，百姓。馀食，饱食。馀，饶，充足。
④ 为：通"伪"。
⑤ 末世：后世，此指近世。
⑥ 法天则地：效法天地。法、则，均活用作动词。
⑦ 响：回声。
⑧ "道无"二句：意为医道并不神秘，只要掌握规律，针法就能得心应手，运用自如。独来独往，指用针之法运用自如，出神入化。

帝曰："願聞其道。"岐伯曰："凡刺之眞[①]，必先治神，五藏已定，九候已備，後乃存鍼。衆脈不見，衆凶弗聞[②]，外內相得，無以形先，可玩往來[③]，乃施於人。人有虛實，五虛勿近[④]，五實勿遠[⑤]，至其當發[⑥]，間不容瞚。手動若務[⑦]，鍼耀而匀，靜意視義，觀適之變[⑧]，是謂冥冥，莫知其形。見其烏烏，見其稷稷[⑨]，從見其飛，不知其誰[⑩]。伏如橫弩，起如發機[⑪]。"

① 真：正，正法。
② "众脈"二句：对于众人的注视视而不见，对于众人的喧闹听而不闻。此喻医生进针全神贯注。脈，通"脈"，视。凶，通"讻"，喧闹声。
③ 往来：指气的运行。
④ 五虚：指五脏精气不足的五种虚证，即脉细、皮寒、气少、泄利前后、饮食不入。
⑤ 五实：指邪气阻闭五脏所致的五种实证，即脉盛、皮热、腹胀、二便不通、闷瞀。
⑥ 发：进针，施行针刺。
⑦ 动：捻针。　务：专一。
⑧ "静意"二句：意为静心注视进针后气至的情况，观察所调适经脉的经气变化。
⑨ "见其"二句：意为针刺得气，医生持针的手下能感觉到经气的到来。乌乌、稷稷，鸟飞貌，此喻针下经气的往来反应。
⑩ "从见"二句：意为一般医生只能感觉到经气在进针后如鸟之飞，却不知道其原因。从(從)，为"徒"字，形近而误。说见清·于鬯《香草续校书》。
⑪ "伏如"二句：意为留针候气时，当如张弓待发，屏息静候；经气到来时，当如拨机发箭，迅疾神速。横弩，张弓。横，当作"彍"，张。机，古代弓弩上的发动机关。

帝曰："何如而虛？何如而實？"岐伯曰："刺實者須其虛，刺虛者須其實[①]。經氣已至，愼守勿失，深淺在志[②]，遠近若一[③]。如臨深淵，手如握虎，神無營於衆物[④]。"

① "刺实"二句：针刺实证，要等待经气虚才出针；针刺虚证，要等待经气实才出针。须，待。说见《素问·针解篇》。
② "深浅"句：意为针刺的深浅在于医生灵活掌握。
③ "远近"句：意为取穴无论远近，得气的道理一样。
④ 营：通"荧"，惑乱。

重点词语

1. 留淫(日深)　2. 著(於)　3. 鍼(除其疾病)　4. (木)敷　5. (其葉)發　6. (其聲)噦　7. 毒藥(無治)　8. (短鍼無)取　9. 絕(皮)　10. 殘賊　11. 經(天地陰陽之化者)　12. (不能)欺　13. 存(八動之變)　14. (虛實之)數　15. 呿吟　16. (其)方　17. 餘(食)　18. 爲(眞)　19. 法天則地　20. (若)響　21. (刺之)眞　22. (衆)脈　23. (衆)凶　24. (間不容)瞚　25. (若)務　26. (發)機　27. 須(其實)　28. (無)營

十二

精神训

导学

本文节选自《淮南子·精神训》，据上海书店1986年影印世界书局《诸子集成》本排印。《淮南子》，亦称《淮南鸿烈》，由西汉淮南王刘安及其门客苏非、李尚、伍被等集体撰写而成。《汉书·艺文志》将之列入杂家，计内篇二十一，外篇三十三。今存内篇二十一。全书以道家思想为主，糅合了儒、法、阴阳等家的学说，在阐明哲理时，注意联系当时的自然科学知识，保存了不少自然科学史和神话的材料，反映了远古人民的生活和思想。注本有东汉高诱《淮南鸿烈解》等。

本文着重讨论精神的起源和作用，认为人的精神与形体各有其来源，人的形体、精神与血气互相依赖，密不可分，主张减省嗜欲，要求精神内守，并且过分强调精神对形体的支配作用，甚至认为精神可独立存在，与天地俱生，因此本文既有科学的内容，与当时的医学理论有相似之处，又有精神不灭等错误的观点。

学习本篇文章，要求掌握重点词语、语法现象及修辞手法；熟悉人的形体与精神的相互关系，熟悉气血与五脏的变化会影响精神的唯物主义认识；了解过分强调精神的作用，甚至精神不灭属于唯心主义观点。

古未有天地之時，惟像無形①。窈窈冥冥②，芒芠漠閔③，澒濛鴻洞④，莫知其門。有二神混生⑤，經天營地，孔乎莫知其所終極⑥，滔乎莫知其所止息⑦。於是乃别爲陰陽，離爲八極⑧，剛柔相成⑨，萬物乃形。煩氣爲蟲⑩，精氣爲人。是故精神，天之有也；而骨骸者，地之有也。精神入其門，而骨骸反其根，我尚何存？是故聖人法天順情，不拘於俗，不誘於人。以天爲父，以地爲母，陰陽爲綱，四時爲紀。天靜以淸，地定以寧。萬物失之者死，法之者生。

① 惟：思。

② 窈窈冥冥：深远奥秘貌。

③ 芒芠（wén 文）：古人指宇宙形成前的混沌状态。 漠闵：混沌不分貌。

④ 澒（hòng 讧）濛：亦作“鸿蒙”，指宇宙形成之前的混沌状态。 鸿洞（tóng 同）：亦作“澒洞”，弥漫无际，云气相连貌。

⑤ 二神：指阴阳二气。 混：俱。

⑥ 孔乎：深远的样子。指时间。

⑦ 滔乎：广大的样子。指区域。
⑧ 八极：八方之极，此指四方与四隅。
⑨ 刚柔：指阴阳。
⑩ 烦气：混杂之气。烦，乱。　虫：泛指动物。

夫靜漠者，神明之定也；虛無者，道之所居也。是故或求之於外者，失之於內；有守之於內者，失之於外。譬猶本與末也，從本引之，千枝萬葉，莫不隨也。夫精神者，所受於天也；而形體者，所稟於地也。故曰："一生二，二生三，三生萬物。萬物背陰而抱陽，冲氣以爲和[①]。"

① 冲：交流。　和：和气。以上引文见《老子》第四十二章，略有改动。

故曰一月而膏，二月而胅[①]，三月而胎，四月而肌，五月而筋，六月而骨，七月而成，八月而動，九月而躁，十月而生。形體以成，五藏乃形。是故肺主目，腎主鼻，膽主口，肝主耳。外爲表而內爲裏，開閉張歙[②]，各有經紀[③]。故頭之圓也象天，足之方也象地。天有四時五行九解三百六十六日[④]，人亦有四支五藏九竅三百六十六節。天有風雨寒暑，人亦有取與喜怒。故膽爲雲，肺爲氣，肝爲風，腎爲雨，脾爲雷，以與天地相參也，而心爲之主。是故耳目者，日月也；血氣者，風雨也。日中有踆烏[⑤]，而月中有蟾蜍。日月失其行，薄蝕無光；風雨非其時，毀折生災；五星失其行，州國受殃。

① 胅(dié 迭)：骨肉突出。
② 歙(xī 西)：合。
③ 经纪：纲常，法度。
④ 九解：说法不一，一般认为指八方中央。
⑤ 踆(cūn 村)乌：古代传说中太阳里的三足乌。高诱注："踆，犹蹲也。谓三足乌。"

夫天地之道，至紘以大[①]，尚猶節其章光[②]，愛其神明；人之耳目曷能久熏勞而不息乎？精神何能久馳騁而不既乎[③]？是故血氣者，人之華也；而五藏者，人之精也。夫血氣能專於五藏而不外越，則胷腹充而嗜欲省矣[④]。胷腹充而嗜欲省，則耳目清聽視達矣。耳目清聽視達，謂之明。五藏能屬於心而無乖，則敦志勝而行不僻矣[⑤]。敦志勝而行之不僻，則精神盛而氣不散矣。精神盛而氣不散則理，理則均[⑥]，均則通，通則神，神則以視無不見，以聽無不聞也，以爲無不成也。是故憂患不能入也，而邪氣不能襲。故事有求之於四海之外而不能遇，或守之於形骸之內而不見也。故所求多者所得少，所見大者所知小。

① 紘(hóng 洪)：通"宏"，宏大。

② 章光：明光。章，明。
③ 既：尽。
④ 胷："胸"的异体字。
⑤ 教：通"悖"，悖逆。　胜：克。　僻：邪，邪僻。
⑥ 均：调匀，不偏颇。

夫孔竅者，精神之戶牖也；而氣志者[①]，五藏之使候也[②]。耳目淫於聲色之樂，則五藏搖動而不定矣。五藏搖動而不定，則血氣滔蕩而不休矣[③]。血氣滔蕩而不休，則精神馳騁於外而不守矣。精神馳騁於外而不守，則禍福之至雖如邱山[④]，無由識之矣。使耳目精明玄達而無誘慕，氣志虛靜恬愉而省嗜欲，五藏定寧充盈而不泄，精神內守形骸而不外越，則望於往世之前，而視於來事之後，猶未足爲也，豈直禍福之閒哉[⑤]！故曰：其出彌遠者，其知彌少。以言夫精神之不可使外淫也。是故五色亂目，使目不明；五聲譁耳，使耳不聰；五味亂口，使口爽傷[⑥]；趣舍滑心[⑦]，使行飛揚。此四者，天下之所養性也，然皆人累也。

故曰：嗜欲者，使人之氣越；而好憎者，使人之心勞。弗疾去，則志氣日秏。夫人之所以不能終其壽命而中道夭於刑戮者，何也？以其生生之厚[⑧]。夫惟能無以生爲者，則所以脩得生也。

① 气志：此指血气。
② 使候：守卫。
③ 滔荡：激荡。
④ 邱山：比喻大。
⑤ 直：仅，只是。
⑥ 爽伤：当作"厉爽"，指伤害。《庄子・天地》："五味浊口，使口厉爽。"（从王念孙说）
⑦ 趣舍：亦作"取舍"、"趋舍"，进取或退止。　滑（gǔ 古）：乱，扰乱。
⑧ 生生：使生命获得生存。前"生"，使动用法。

夫癩者趨不變[①]，狂者形不虧，神將有所遠徙。孰暇知其所爲？故形有摩[②]，而神未嘗化者。以不化應化，千變萬抮[③]，而未始有極。化者，復歸於無形也；不化者，與天地俱生也。夫木之死也，青青去之也[④]。夫使木生者，豈木也？猶充形者之非形也。故生生者未嘗死也，其所生則死矣；化物者未嘗化也，其所化則化矣。輕天下，則神無累矣；細萬物，則心不惑矣；齊死生[⑤]，則志不懾矣；同變化，則明不眩矣。

① 癩：麻风病。
② 摩：灭。此指死亡。
③ 抮（zhěn 诊）：转换变化。

④ 青青：指繁茂的枝叶。

⑤ 齐：认为……等同。意动用法。

重点词语

1. 惟(像無形) 2. 芒芠漠閔 3. 澒濛鴻洞 4. 孔乎 5. 剛柔 6. 反(其根) 7. 冲(氣) 8. (二月而)肤 9. 章(光) 10. (不)旣 11. 敦(志勝) 12. (志)勝 13. (行不)僻 14. (豈)直 15. 趣舍 16. 滑(心) 17. 生生(之厚) 18. (形有)摩 19. (千變萬)抮 20. 齊(死生)

十三

养生论

导学

本文选自《嵇中散集》卷三，据《四部丛刊》影印明嘉靖本排印，参校《昭明文选》本。作者嵇康（公元224～263年），三国魏文学家、思想家、音乐家，“竹林七贤”之一。字叔夜，谯铚（今安徽宿县西南）人。曾任魏中散大夫，世称嵇中散。崇尚老庄思想，信奉服食养生之道，蔑视封建礼教，憎恶权贵，因对当时掌权的司马氏集团不满，惨遭司马昭杀害。其文思想新颖，说理缜密深刻，风格犀利流畅，《与山巨源绝交书》、《难自然好学论》等为其代表作。其诗长于四言，风格清峻，《幽愤诗》为其名作。善鼓琴，以弹《广陵散》著名，并曾作《琴赋》。有《嵇中散集》十卷传世，鲁迅先生曾加以整理校订，名之为《嵇康集》。

本文提出“导养得理”得以长寿的论点，运用一系列具体事例，论述修性保神和服食养身这两种互相联系的养生方法，说明惟有屏除物欲，坚持不懈，方能获得功效。

学习本篇文章，要求掌握重点词语、语法现象及修辞手法；熟悉“导养得理，以尽性命”的养生观点，熟悉形神的关系及药石的作用，熟悉养生失败的原因及具体的养生方法；了解嵇康的生平，结合皇甫谧传了解魏晋时期服食养生的社会背景。

世或有謂神仙可以學得，不死可以力致者；或云上壽百二十，古今所同，過此以往，莫非妖妄者。此皆兩失其情。請試粗論之。

夫神仙雖不目見[①]，然記籍所載，前史所傳，較而論之[②]，其有必矣。似特受異氣，禀之自然，非積學所能致也。至於導養得理[③]，以盡性命，上獲千餘歲，下可數百年，可有之耳。而世皆不精，故莫能得之。

① 目：凭眼睛。活用作状语。
② 较：通“皎”，明白，明显。
③ 导养：导气养性，摄养。

何以言之？夫服藥求汗，或有弗獲；而愧情一集，渙然流離[①]。終朝未餐，則囂然思食[②]；而曾子銜哀，七日不飢[③]。夜分而坐[④]，則低迷思寢[⑤]；內懷殷憂[⑥]，則達旦不瞑[⑦]。勁刷理鬢，醇醴發顏[⑧]，僅乃得之；壯士之怒，赫然殊觀[⑨]，植髮衝冠。由此言之，精神之於形骸，猶國之有君也。神躁於中，而形喪於外，猶君昏於上，國亂於下也。

夫爲稼於湯之世[⑩]，偏有一溉之功者，雖終歸於燋爛[⑪]，必一溉者後枯。然則，一溉之益固不可誣也[⑫]。而世常謂一怒不足以侵性，一哀不足以傷身，輕而肆之，是猶不識一溉之益，而望嘉穀於旱苗者也。是以君子知形恃神以立，神須形以存[⑬]，悟生理之易失[⑭]，知一過之害生。故修性以保神，安心以全身，愛憎不棲於情[⑮]，憂喜不留於意，泊然無感[⑯]，而體氣和平[⑰]，又呼吸吐納[⑱]，服食養身，使形神相親，表裏俱濟也。

① 涣然流离：大汗淋漓。涣然，此指出汗多的样子。流离，联绵词，淋漓，流淌不止。
② 嚣然：饥饿貌。嚣，通“枵”，空。
③ “曾子”二句：曾子，名参，字子舆。孔子弟子，以孝著称。　衔哀，内心含有哀痛。典出《礼记·檀弓上》。
④ 夜分：夜半。
⑤ 低迷：模糊不清，昏昏沉沉。
⑥ 殷忧：深忧。殷，深。
⑦ 瞑：闭目，合眼。
⑧ 醇醴：厚味酒，烈性酒。　发颜：使脸色发生变化。发，使动用法。
⑨ 赫然：发怒的样子。　殊观：不同的景象，此指不同于常人的怒容。
⑩ 为：种植。　汤：商王朝的建立者。传说商汤时曾连续七年大旱。
⑪ 燋：同“焦”，此指干枯。
⑫ 诬：轻视，否定。
⑬ 须：依赖。
⑭ 生理：生机。
⑮ 棲：“栖”的异体字，留。
⑯ 泊然：恬静淡泊的样子。
⑰ 体气和平：即体平气和。身体健康，气血调和。
⑱ 吐纳：即“吐故纳新”，我国古代养生法。从口中徐徐吐出浊气，由鼻中缓缓吸入清气。

夫田種者[①]，一畝十斛，謂之良田，此天下之通稱也。不知區種可百餘斛[②]。田、種一也，至於樹養不同，則功效相懸。謂商無十倍之價[③]，農無百斛之望，此守常而不變者也。

且豆令人重[④]，榆令人瞑[⑤]，合歡蠲忿[⑥]，萱草忘憂[⑦]，愚智所共知也。薰辛害目[⑧]，豚魚不養[⑨]，常世所識也。蝨處頭而黑[⑩]，麝食柏而香，頸處險而癭[⑪]，齒居晉而黃[⑫]。推此而言，凡所食之氣，蒸性染身[⑬]，莫不相應。豈惟蒸之使重而無使輕，害之使暗而無使明，薰之使黃而無使堅，芬之使香而無使延哉[⑭]？

故神農曰“上藥養命，中藥養性”者[⑮]，誠知性命之理，因輔養以通也。而世人不察，惟五穀是見，聲色是躭[16]，目惑玄黄[17]，耳務淫哇[18]。滋味煎其府藏，醴醪鬻其腸胃[19]，香芳腐其骨髓，喜怒悖其正氣[20]，思慮銷其精神[21]，哀樂殃其平粹[22]。夫以蕞爾之軀[23]，攻之者非一塗；易竭之身，而外內受敵。身非木石，其能久乎？

① 田种：古代一种散播漫种的粗放型耕作方法。

② 区种：一种分区耕种，有利于蓄水保墒的耕作方法。相传商汤大旱时，伊尹首创区种法。

③ 价：利润，盈利。

④ 且：句首语气词。　豆令人重：《神农本草经》言黑大豆“久服令人身重”。

⑤ 榆令人瞑：《神农本草经》言榆的皮、叶皆能“疗不眠”。李善注引西晋张华《博物志》曰：“啖榆则瞑，不欲觉也。”　瞑，通“眠”。此指贪睡。

⑥ 合欢：植物名，一名马缨花。《神农本草经》言合欢能“安五藏，和心志，令人欢乐无忧”。　蠲（juān 捐）：消除。

⑦ 萱草：同“谖草”。有清热解烦、安定五脏的作用。古人认为长期食用可忘掉忧愁，故又名“忘忧草”。

⑧ 薰辛：有辛辣气味的菜，如葱、蒜、姜等。

⑨ 豚鱼：即河豚鱼。此鱼卵巢、血液和肝脏有剧毒。李时珍《本草纲目》言豚鱼“不中食”。

⑩ “蝨处”句：《抱朴子》认为，头虱着身皆稍变白，身虱处头皆渐变黑。蝨，“虱”的异体字。　黑，变黑。下文“香”、“黄”用法同此。

⑪ “颈处”句：生活在山区的人，颈部易患瘿瘤。险，山崖，此指山区。瘿，患瘿瘤。

⑫ “齿居”句：生活在晋地的人牙齿容易变黄。

⑬ 蒸性染身：熏陶情志，沾染形体。

⑭ 芬：犹“熏”，香气侵袭。　延：当为“脡”，生肉酱。此泛指腥臭味。

⑮ “上药”二句：上品药延长寿命，中品药调养身体。

⑯ 躭：“耽”的异体字，沉溺。

⑰ 玄黄：天地，此指天地间出产的有诱惑力的各种色彩的物体。《周易・坤卦・文言》有“天玄而地黄”句，后因以“玄黄”代称天地。

⑱ 淫哇：淫邪之声。

⑲ 鬻：按《昭明文选》当作“鬻”，“煮”的异体字。

⑳ 悖：违背，此指扰乱。

㉑ 销：消耗。

㉒ 殃：损害。　平粹：宁静纯和的心境。

㉓ 蕞（zuì 最）尔：小的样子。尔，词尾。

其自用甚者[1]，飲食不節，以生百病，好色不倦，以致乏絕，風寒所災[2]，百毒所傷，中道夭於衆難。世皆知笑悼，謂之不善持生也[3]。至于措身失理，亡之於微，積微成損，積損成衰，從衰得白，從白得老，從老得終，悶若無端[4]。中智以下，謂之自然。縱少覺悟，咸歎恨於所遇之初，而不知慎衆險於未兆。是由桓侯抱將死之疾[5]，而怒扁鵲之先見，以覺痛之日，爲受病之始也。害成於微，而救之於著，故有無功之治；馳騁常人之域，故有一切之壽[6]。仰觀俯察，莫不皆然。以多自證，以同自慰，謂天地之理盡此而已矣。縱聞養生之事，則斷以所見，謂之不然；其次狐疑雖少，庶幾莫知所由[7]；其次自力服藥，半年一年，勞而未驗，志以厭衰[8]，中路復廢。或益之以畎澮[9]，而泄之以尾閭[10]，欲坐望顯報者；或抑情忍欲，割棄榮願，而嗜好常在耳目之前，所希在數十年之後，又恐兩失，內懷猶豫，心戰於內，物誘於外，交賒相傾[11]，如此復敗者。

夫至物微妙，可以理知，難以目識。譬猶豫章生七年[12]，然後可覺耳。今以躁競之心，涉希靜之塗[13]，意速而事遲，望近而應遠，故莫能相終。

夫悠悠者既以未效不求[14]，而求者以不專喪業，偏恃者以不兼無功，追術者以小道自溺。凡若此類，故欲之者萬無一能成也。

① 自用：自行其是，不听劝告。
② 災："灾"的异体字。
③ 持生：养生。持，养。
④ 闷若无端：浑浑噩噩地不知道死亡的原因。闷若，愚昧貌。端，原因。
⑤ 由：通"犹"。
⑥ 一切：一般的，普通的。
⑦ "其次"二句：意为其次怀疑虽少，莫知所从。狐疑，怀疑，犹豫不决。庶几，几乎，差不多。张铣注："吾狐疑之心虽少，近不知养生之所由何如。"
⑧ 以：通"已"，已经。
⑨ 畎浍（quǎn kuài 犬快）：田间沟渠。此喻补益少。
⑩ 尾闾：古代传说中海水所归之处。此喻消耗多。
⑪ 交：近。此指眼前的物质享受。 赊：远。此指长远的养生效验。 倾：排斥。
⑫ 豫章：钓樟与樟木。二木形似，初难分别。《本草纲目·樟》："豫、章，乃二木名，一类二种也。豫，即钓樟。"
⑬ 希静：无声。此指清心寡欲的修养。
⑭ 悠悠者：众多的人。

善養生者則不然矣，清虛靜泰[1]，少私寡欲。知名位之傷德，故忽而不營，非欲而強禁也；識厚味之害性，故棄而弗顧，非貪而後抑也。外物以累心不存[2]，神氣以醇白獨著[3]。曠然無憂患，寂然無思慮。又守之以一[4]，養之以和，和理日濟，同乎大順[5]。然後蒸以靈芝，潤以醴泉[6]，晞以朝陽[7]，綏以五絃[8]，無爲自得，體妙心玄，忘歡而後樂足，遺生而後身存[9]。若此以往，庶可與羨門比壽[10]，王喬爭年[11]，何爲其無有哉！

① 清虚静泰：恬静虚无，内心平静。

② 累心：使心受累。

③ 醇白：纯洁。　著：显明，此指饱满。

④ 一：道，理。

⑤ 大顺：指人与自然和谐统一的安定境界。

⑥ 醴泉：甘甜的泉水。

⑦ 晞(xī 西)：晒。

⑧ 绥：安抚。　五絃：泛指音乐。

⑨ 遗：摆脱。

⑩庶：差不多。

⑪ 王乔：即王子乔，周灵王太子，名晋。浮丘公引其入嵩山修炼，三十馀年后成仙而去。见《列仙传》。

重点词语

1. 目(見)　2. 較(而論之)　3. 渙然流離　4. 囂(然)　5. 殷(憂)　6. 赫然　7. 燋(爛)　8. (不可)誣　9. (神)須　10. (不)棲　11. 體氣和平　12. (十倍之)價　13. 蠲(忿)　14. (頸處)險　15. (是)躭　16. 玄黃　17. 蕞爾　18. 持(生)　19. 悶若　20. (無)端　21. (是)由　22. 一切(之壽)　23. 畎澮　24. 尾閭　25. 交賒(相傾)　26. 醇(白)　27. (獨)著　28. 大順　29. 晞(以朝陽)　30. 綏(以五絃)　31. 遺(生)

练习二

标点短文并解释加点的词语

（一）天行有常不爲堯存不爲桀亡應之以治則吉應之以亂則凶彊本而節用則天不能貧養備而動時則天不能病脩道而不貳則天不能禍故水旱不能使之饑渴寒暑不能使之疾祆怪不能使之凶本荒而用侈則天不能使之富養略而動罕則天不能使之全倍道而妄行則天不能使之吉故水旱未至而饑寒暑未薄而疾祆怪未至而凶受時與治世同而殃禍與治世異不可以怨天其道然也故明於天人之分則可謂至人矣（選自《荀子·天論》）

（二）管子曰令有時無時則必視順天之所以來五漫漫六惛惛孰知之哉唯聖人知四時不知四時乃失國之基不知五穀之故國家乃路故天曰信明地曰信聖四時曰正其王信明聖其臣乃正何以知其王之信明信聖也曰愼使能而善聽信之使能之謂明聽信之謂聖信明聖者皆受天賞使不能爲惛惛而忘也者皆受天禍是故上見成事而貴功則民事接勞而不謀上見功而賤則爲人下者直爲人上者驕是故陰陽者天地之大理也四時者陰陽之大經也刑德者四時之合也刑德合於時則生福詭則生禍（選自《管子·四時》）

（三）子華子曰醫者理也理者意也藥者瀹也瀹者養也腑藏之伏也血氣之留也空竅之塞也關鬲之礙也意其所未然也意其所將然也察於四然者而謹訓於理夫是之謂醫以其所有餘也而養其所乏也以其所益多也而養其所損也反其所養則益者彌損矣反其所養則有餘者彌乏矣察於二反者而加疏瀹焉夫是之謂藥故曰醫者理也理者意也藥者瀹也瀹者養也（選自《子華子·北公意問》）

（四）人生而靜天之性也感於物而動性之欲也物至知知然後好惡形焉好惡無節於內知誘於外不能反躬天理滅矣夫物之感人無窮而人之好惡無節則是物至而人化物也人化物也者滅天理而窮人欲者也於是有悖逆詐僞之心有淫泆作亂之事是故強者脅弱衆者暴寡知者詐愚勇者苦怯疾病不養老幼孤獨不得其所此大亂之道也

天尊地卑君臣定矣卑高已陳貴賤位矣動靜有常小大殊矣方以類聚物以羣分則性命不同矣在天成象在地成形如此則禮者天地之別也地氣上齊天氣下降陰陽相摩天地相蕩鼓之以雷霆奮之以風雨動之以四時煖之以日月而百化興焉如此則樂者天地之和也（選自《禮記·樂記》）

（五）良匠能與人規矩不能使人必巧也明師能授人方書不能使人必爲也夫修道猶如播穀也成之猶收積也厥田雖沃水澤雖美而爲之失天時耕鋤又不至登稼被壟不獲不刈頃畝雖多猶無獲也凡夫不徒不知益之爲益也又不知損之爲損也夫損易知而速焉益難知而遲焉人尙不悟其易安能識其難哉夫損之者如燈火之消脂莫之見也而忽盡矣益之者如苗禾之播殖莫之覺也而忽茂矣故治身養性務謹其細不可以小益爲不平而不修不可以小損爲無傷而不防凡聚小所以就大積一所以至億也若能愛之於微成之於著則幾乎知道矣（選自《抱朴子·内篇》）

（六）奉居山不種田日爲人治病亦不取錢重病癒者使栽杏五株輕者一株如此數年得十萬餘株鬱然成林乃使山中百禽羣獸遊戲其下卒不生草常如芸治也後杏子大熟於林中作一草倉示時人曰欲買杏者不須報奉但將穀一器置倉中即自往取一器杏去常有人置穀來少而取杏去多者林中羣虎出吼逐之大怖急挈杏走路傍傾覆至家量杏一如穀多少或有人偷杏者虎逐之到家嚙至死家人知其偷杏乃送還奉叩頭謝過乃卻使活奉每年貨杏得穀旋以賑救貧乏供給行旅不逮者歲二萬餘斛（選自晉·葛洪《神仙傳》）

十四

《汉书·艺文志》序及方技略

导学

本文选自《汉书·艺文志》，据1959年中华书局点校本排印，标题另加。作者班固(公元32～92年)，字孟坚，东汉扶风(今陕西省咸阳)人，著名历史学家。继其父班彪遗愿著述《汉书》，未竟而死。所遗《天文志》及《八表》部分由其妹班昭和同郡人马续写成。《汉书》是我国历史上第一部纪传体断代史，记载汉高祖刘邦元年(公元前206年)至王莽地皇四年(公元23年)二百餘年的历史，全书分为十二帝纪、八表、十志、七十列传，共100篇，是继司马迁《史记》之后的又一部重要史籍。

《汉书》的《艺文志》部分记述前代书籍文献的流传概况，这在正史的编纂体例上为首创，是我国历史上现存最早的图书分类目录学文献，后来的正史如《隋书·经籍志》、《宋史·艺文志》等基本都沿用了这一体例。其内容主要是依据刘向、刘歆父子整理编写的《别录》、《七略》写成。《艺文志》序概括叙述自春秋时期及其以后文化思想与书籍文献的发展演变，重点介绍了汉代重视文化发展以及对古代残破、散佚书籍进行收集、整理的情况。《艺文志》的《方技略》部分记述医药、养生方面的书籍流传情况，将其分为医经、经方、房中、神仙四个小类，对每一类书籍的特点、发挥的作用及影响都给予简要的评价，最后强调了"方技"对于生民百姓和国家的重要性。

学习本篇文章，要求掌握重点词语、语法现象；熟悉汉代的图书分类法及医书的分类、内容及其作用；了解春秋战国到西汉时期图书典籍的播迁及西汉的收集整理情况，了解《汉书·艺文志》是我国现存最早的目录学文献，是据刘向、刘歆的《别录》、《七略》写成的，了解十八卷本《黄帝内经》之名首见于此序。

昔仲尼沒而微言絕①，七十子喪而大義乖。故《春秋》分爲五，《詩》分爲四，《易》有數家之傳。戰國從衡②，眞僞分爭，諸子之言紛然殽亂③。至秦患之，乃燔滅文章④，以愚黔首。漢興，改秦之敗，大收篇籍，廣開獻書之路。迄孝武世⑤，書缺簡脫，禮壞樂崩，聖上喟然而稱曰："朕甚閔焉⑥！"於是建藏書之策，置寫書之官，下及諸子傳說，皆充祕府。至成帝時⑦，以書頗散亡，使謁者陳農求遺書於天下⑧。詔光祿大夫劉向校經傳、諸子、詩賦；步兵校尉任宏校兵書；太史令尹咸校數術⑨；侍醫李柱國校方技⑩。每一書已，向輒條其篇目，撮其指意，錄而奏之。會向卒，哀帝復使向子侍中奉車都尉歆卒父業⑪。歆於是總羣書而奏其《七略》⑫，故有《輯略》，有《六藝略》，有《諸子略》，有《詩賦略》，有《兵書略》，有《術數略》，有《方技略》。今删其要[13]，以備篇籍。

① 没：同"歿"。　微言：含义精微的言论。
② 从衡：同"纵横"。指战国时期各诸侯国之间错综交织、复杂混乱的社会状况。
③ 殽乱：混乱。殽，"淆"的异体字。
④ 燔：烧毁。
⑤ 孝武：汉武帝刘彻，公元前141～前87年在位。
⑥ 闵：担心，忧虑。
⑦ 成帝：汉成帝刘骜，公元前32～前7年在位。
⑧ 谒者：官名。主管接待宾客事宜。
⑨ 数术：天文、历法、占卜等方面的书籍。
⑩ 方技：古代指医药方面的书籍。
⑪ 哀帝：汉哀帝刘欣，公元前6～前2年在位。　侍中奉车都尉：官名。主管皇帝出行车马之事。
⑫《七略》：刘歆所著，为我国最早的图书分类目录书。原书已佚，其内容大体保存在班固的《汉书·艺文志》中。
⑬ 删：选取，节取。

《黃帝内經》十八卷
《外經》三十七卷
《扁鵲内經》九卷
《外經》十二卷
《白氏内經》三十八卷
《外經》三十六卷
《旁篇》二十五卷
右醫經七家[1]，二百一十六卷[2]。

醫經者，原人血脈、經落、骨髓、陰陽、表裏[3]，以起百病之本[4]，死生之分，而用度箴石湯火所施[5]，調百藥齊和之所宜。至齊之得[6]，猶慈石取鐵[7]，以物相使[8]。拙者失理[9]，以瘉爲劇[10]，以生爲死。

《五藏六府痺十二病方》三十卷[11]
《五藏六府疝十六病方》四十卷
《五藏六府癉十二病方》四十卷[12]
《風寒熱十六病方》二十六卷
《泰始黄帝扁鵲俞拊方》二十三卷
《五藏傷中十一病方》三十一卷
《客疾五藏狂顛病方》十七卷
《金創瘲瘛方》三十卷[13]

《婦人嬰兒方》十九卷

《湯液經法》三十二卷

《神農黃帝食禁》七卷

右經方十一家,二百七十四卷。

經方者,本草石之寒溫[14],量疾病之淺深,假藥味之滋[15],因氣感之宜[16],辯五苦六辛[17],致水火之齊[18],以通閉解結,反之於平。及失其宜者,以熱益熱,以寒增寒,精氣內傷,不見於外,是所獨失也。故諺曰:“有病不治,常得中醫[19]。”

① 右:相当于方位名词“上”。

② 二百一十六卷:按此数目与上述七部书的总卷数不合,疑有脱漏。

③ 原:推求,探求。　落:通“络”。

④ 起:阐述。

⑤ 度:判定。　箴:同“针”。　火:灸法。

⑥ 至齐:最好的药剂。　得:功效。

⑦ 慈石:即磁石。

⑧ 相使:相互发挥协同作用。

⑨ 失理:违背医理。

⑩ 瘉:“愈”的异体字。

⑪ 痺:“痹”的异体字。

⑫ 癉(dān 担):热病。

⑬ 瘲瘛(zòng chì 纵赤):肢体抽搐一类的病。

⑭ 本:根据。

⑮ 滋:汁液。此指药物功用。

⑯ 气感之宜:气候的适宜情况。

⑰ 辩:通“辨”,辨别。　五苦六辛:指各种性味的药物。

⑱ 致水火之齐:得到清凉与温热的方剂。

⑲ 中医:中等水平的医生。

《容成陰道》二十六卷

《務成子陰道》三十六卷

《堯舜陰道》二十三卷

《湯盤庚陰道》二十卷

《天老雜子陰道》二十五卷

《天一陰道》二十四卷

《黃帝三王養陽方》二十卷

《三家內房有子方》十七卷

右房中八家,百八十六卷。

房中者，情性之極[①]，至道之際[②]，是以聖王制外樂以禁內情[③]，而爲之節文[④]。傳曰："先王之作樂，所以節百事也。"樂而有節，則和平壽考。及迷者弗顧，以生疾而隕性命。

《宓戲雜子道》二十篇[⑤]

《上聖雜子道》二十六卷

《道要雜子》十八卷

《黃帝雜子步引》十二卷

《黃帝岐伯按摩》十卷

《黃帝雜子芝菌》十八卷

《黃帝雜子十九家方》二十一卷

《泰壹雜子十五家方》二十二卷

《神農雜子技道》二十三卷

《泰壹雜子黃冶》三十一卷

右神僊十家，二百五卷。

神僊者，所以保性命之眞，而游求於其外者也[⑥]。聊以盪意平心[⑦]，同死生之域，而無怵惕於胸中。然而或者專以爲務，則誕欺怪迂之文彌以益多，非聖王之所以教也。孔子曰："索隱行怪，後世有述焉[⑧]，吾不爲之矣。"

凡方技三十六家，八百六十八卷。

方技者，皆生生之具[⑨]，王官之一守也[⑩]。太古有岐伯、俞拊，中世有扁鵲、秦和，蓋論病以及國，原診以知政[⑪]。漢興有倉公。今其技術晻昧[⑫]，故論其書[⑬]，以序方技爲四種[⑭]。

① 极：极限，极点。
② 际：境界。
③ 乐：礼乐制度。　禁：控制。
④ 节文：规范。
⑤ 宓戏：即伏羲。
⑥ 游求于其外：向形体之外广求养生之道。
⑦ 盪："蕩(荡)"的异体字。
⑧ 述：绍述，继承。
⑨ 生生：第一个"生"是使动用法，第二个"生"指生命。
⑩ 守：职守。
⑪ "论病"二句：指秦国名医为晋国国君诊病之事。语见《国语·晋语》、《左传·昭公元年》。
⑫ 晻昧：昏暗不明。晻，"暗"的异体字。
⑬ 论：记述。
⑭ 序：依次排列。

重点词语

1. (仲尼)沒 2. 從衡 3. 燔(滅) 4. 書(缺) 5. 閔(焉) 6. 條(其篇目) 7. 刪(其要) 8. 原(人血脈) 9. 起(百病) 10. 度(箴石) 11. (藥味之)滋 12. 因(氣感) 13. 辯(五苦) 14. (之)際 15. 壽考 16. 怵惕 17. (有)述 18. (一)守 19. 原(診) 20. 晻昧 21. 序(方技)

十五

《伤寒论》序

导学

本文选自《伤寒论》，据2004年中医古籍出版社影印明代赵开美本排印。作者张机（约公元150～219年），字仲景，东汉末年南郡涅阳（今河南南阳）人，著名医学家，被后世尊为"医圣"。相传曾任长沙太守，故又称之为"张长沙"。仲景生活的年代社会动荡，战事频繁，疾病流行，张仲景家族的人也因患病而死亡大半。他因此勤奋研究医学，参考前代医书，结合自己的临床实践经验所得，写成《伤寒杂病论》一书。此书当时并未流传开，后世演变为两本书，即《伤寒论》和《金匮要略》，分别由西晋王叔和，北宋王洙、林亿等人发现并重新整理而流传后世。

本文首先批评了作者所生活年代中的不良社会风气，责怪当时的多数读书人只是追求功名富贵，不重视医学，甚至不珍惜自身性命，以至于患病之后束手无策，浑浑噩噩地死去。然后介绍了自己写作《伤寒杂病论》一书的大致背景。最后强调了医学的深奥，难以精通，并批评了当时的医生守旧、草率、马虎等缺点，以致出现诊疗疾病的诸多失误。结尾引用孔子的话，勉励自己及医界同人要努力学好医学。

学习本篇文章，要求掌握重点词语、语法现象；从课文中分析张仲景撰写《伤寒论》的社会背景、原因、目的，学习他对社会高度的责任感、对医学事业执着追求的精神，提高学习的积极性和自觉性；了解本文是《素问》、《九卷》名称的首见处。

余每覽越人入虢之診、望齊侯之色，未嘗不慨然歎其才秀也①。怪當今居世之士，曾不留神醫藥②，精究方術，上以療君親之疾，下以救貧賤之厄③，中以保身長全，以養其生。但競逐榮勢，企踵權豪④，孜孜汲汲⑤，惟名利是務，崇飾其末⑥，忽棄其本⑦，華其外而悴其內。皮之不存，毛將安附焉？卒然遭邪風之氣，嬰非常之疾⑧，患及禍至，而方震慄。降志屈節，欽望巫祝⑨，告窮歸天，束手受敗。賫百年之壽命⑩，持至貴之重器⑪，委付凡醫，恣其所措⑫。咄嗟嗚呼！厥身已斃⑬，神明消滅，變爲異物⑭，幽潛重泉⑮，徒爲啼泣。痛夫！舉世昏迷，莫能覺悟，不惜其命，若是輕生，彼何榮勢之云哉？而進不能愛人知人⑯，退不能愛身知己⑰，遇災值禍，身居厄地，蒙蒙昧昧，惷若遊魂⑱。哀乎！趨世之士，馳競浮華，不固根本，忘軀徇物⑲，危若冰谷，至於是也！

① 才秀：才能出类拔萃。

② 曾：竟然。
③ 厄：灾难。此指疾病。
④ 企踵：原义为踮起脚跟。此处引申为攀附。
⑤ 孜孜汲汲：努力而急切的样子。
⑥ 末：此指功名利禄。
⑦ 本：此指自己的身体。
⑧ 婴：遭受。
⑨ 钦：虔敬。 巫祝：古代从事占卜祈祷等活动的人。
⑩ 赍（jī 机）：持，拿着。
⑪ 重器：此指身体。
⑫ 悉其所措：听任其随意处置。
⑬ 厥：其。作代词。
⑭ 异物：此指死后的尸体。
⑮ 重泉：犹“九泉”。
⑯ 进：进身为官。 知：主管；照管。
⑰ 退：退身为民。
⑱ 惷：“蠢”的异体字。
⑲ 徇物：谓追求权势名利等身外之物而牺牲身体。徇，通“殉”。

余宗族素多，向餘二百，建安紀年以來[①]，猶未十稔[②]，其死亡者，三分有二，傷寒十居其七。感往昔之淪喪[③]，傷横夭之莫救[④]，乃勤求古訓，博采衆方，撰用《素問》[⑤]、《九卷》、《八十一難》、《陰陽大論》、《胎臚藥録》，并平脈辨證[⑥]，爲《傷寒雜病論》，合十六卷。雖未能盡愈諸病，庶可以見病知源。若能尋余所集[⑦]，思過半矣[⑧]。

① 建安：汉献帝刘协的年号（公元 196～220 年）。
② 稔（rěn 忍）：本义为谷物成熟。因古代农作物大多一年一熟，后用来代指一年。
③ 沦丧：此处指张仲景家族的没落衰亡。
④ 横夭：意外地早亡。
⑤ 撰：同“選（选）”，选择。
⑥ 平（pián 骈）：辨治。
⑦ 寻：推寻，探求。
⑧ 思过半：谓大部分可以明了。《周易・系辞下》：“知者观其彖辞，则思过半矣”。

夫天布五行，以運萬類[①]；人禀五常[②]，以有五藏。經絡府俞，陰陽會通；玄冥幽微，變化難極。自非才高識妙[③]，豈能探其理致哉[④]？上古有神農、黄帝、岐伯、伯高、雷公、少俞、少師、仲文，中世有長桑、扁鵲，漢有公乘陽慶及倉公。下此以往，未之聞也。觀今之醫，不念思求經旨，以演其所知[⑤]，各承家技，終始順舊。省疾問病，務在口給[⑥]，相對斯須[⑦]，便處湯藥。按寸不及尺，握手不及足；人迎趺陽，三部不參[⑧];動數發息[⑨],不滿五十[⑩]。短期未知決診[⑪],九候曾無髣髴[⑫];明堂闕庭[⑬],盡不見察。所謂窺管而已。夫欲視死別生[⑭],實爲難矣!

孔子云:生而知之者上,學則亞之。多聞博識[⑮],知之次也。余宿尚方術[⑯],請事斯語。

① 运万类:推动万事万物(的产生、发展)。
② 五常:五行之常气。
③ 自非:若非,如果不是。
④ 理致:机理,原理。
⑤ 演:扩充。
⑥ 口给:口才好,言辞不穷。此处为贬义。
⑦ 相对斯须:意谓接诊时间短。相对,面对病人。相,指代性副词,指代病人。
⑧ 三部:指人迎、寸口、趺阳三处诊脉的位置。 参:参验,互相参照。
⑨ 动数:指病人脉搏的次数。 息:指医生的呼吸。
⑩ 不满五十:古人认为,医生诊脉不足五十次搏动则诊察会有遗漏。
⑪ 短期:病人将要死亡的期限。 决诊:确诊。
⑫ 九候:诊法术语。有二义:据《素问·三部九候论》,指头部两额、两颊和耳前,中部寸口、合谷和神门,下部内踝后、大趾内侧和大趾与次趾之间等九处的动脉;据《难经·十八难》,又指寸、关、尺三部以浮、中、沉取,合称九候。 髣髴:即"仿佛",联绵词,谓意向模糊。
⑬ 明堂:指鼻子。 阙:两眉之间。 庭:前额。
⑭ 视死别生:判断生死预后。视,判断。
⑮ 识(zhì 志):记住。
⑯ 宿:平素,一向。 尚:看重,崇尚。

重点词语

1. (才)秀 2. 企踵 3. 孜孜汲汲 4. 卒然 5. 嬰(非常之疾) 6. 賫(百年) 7. 進(不能) 8. 退(不能) 9. (十)稔 10. 橫夭 11. 撰(用) 12. 平(脈) 13. 自非 14. 演(其所知) 15. 口給 16. 相(對) 17. 短期 18. 視(死) 19. (博)識

十六

《新修本草》序

导学

本文选自《新修本草》,据《四部丛刊》影印金·泰和甲子刊《重修政和经史证类备用本草》卷一《序例》引"唐本序"排印。作者孔志约,唐代初期曾任礼部郎中兼弘文馆学士,参与了《新修本草》的编纂。该书于唐代显庆四年(公元659年)编成,全书54卷,收载药物850种(一说为844种),并绘有药物图谱,实用性很强,问世之后影响很大。因此不仅成为学医者的必读书,也成为当时医生和药商用药售药的法律依据,被认为是世界上最早的一部国家药典。

本文叙述了医学的源流,并强调了医药的社会功用及对人类的重要性。重点指出南梁陶弘景的《神农本草经集注》一书中存在的诸多错误,以及这些错误可能带来的危害。最后说明了《新修本草》的编纂背景,并称赞性地评价了《新修本草》的特点及贡献。

学习本篇文章,要求掌握重点词语、语法现象及修辞手法;熟悉《新修本草》的编撰原则和特点;了解本草学的起源、发展及其带给人类的巨大作用,了解陶弘景《本草经集注》的成就与不足。

蓋聞天地之大德曰生①,運陰陽以播物②;含靈之所保曰命③,資亭育以盡年④。蟄穴棲巢,感物之情蓋寡⑤;範金揉木⑥,逐欲之道方滋。而五味或爽⑦,時昧甘辛之節;六氣斯沴⑧,易愆寒燠之宜⑨。中外交侵,形神分戰。飲食伺釁⑩,成腸胃之眚⑪;風濕候隙,構手足之災⑫。機纏膚腠⑬,莫知救止;漸固膏肓⑭,期於夭折⑮。暨炎暉紀物⑯,識藥石之功;雲瑞名官⑰,窮診候之術⑱。草木咸得其性,鬼神無所遁情⑲。刳麝剸犀⑳,驅洩邪惡;飛丹煉石㉑,引納清和㉒。大庇蒼生,普濟黔首。功侔造化㉓,恩邁裁成㉔。日用不知㉕,于今是賴。岐、和、彭、緩㉖,騰絕軌於前㉗;李、華、張、吳㉘,振英聲於後㉙。昔秦政煨燔,茲經不預㉚,永嘉喪亂㉛,斯道尚存。

① 生:生化万物。
② 播:繁衍。
③ 含灵:人,人类。
④ 亭:养育。 尽年:尽享天年。
⑤ "蛰穴"两句:谓原始人类居于洞穴或栖于树上的时候,感触外物而产生的情欲很少。

⑥ 范金：熔炼金属浇铸于模具制作器皿。　揉木：弯曲木材制作农具。
⑦ 爽：差错。
⑧ 沴(lì 力)：失和，气候反常。
⑨ 愆(qiān 千)：失误。　燠(yù 玉)：热。
⑩ 伺衅(xìn 信)：乘机。后句"候隙"义同。
⑪ 眚(shěng 省)：病灾。
⑫ 构：造成。
⑬ 机：先兆，征兆。此谓疾病初起。
⑭ 固：胶着。
⑮ 期：限期，最终。
⑯ 暨：及，至于。　炎晖：炎帝神农氏。　纪物：指《神农本草经》。
⑰ 云瑞名官：相传黄帝出世，有祥云瑞兆相应，遂以云命名百官。见《左传·昭公十七年》："昔者黄帝氏以云纪，故为云师而云名。"杜注："黄帝受命有云瑞，故以云纪事，百官师长，皆以云为名号。"
⑱ 穷诊候之术：指黄帝与岐伯等人讨论医理，实指《黄帝内经》。
⑲ 鬼神：喻指病邪。
⑳ 剸(tuán 团)：截取。
㉑ 飞丹炼石：水飞丹砂，火炼金石，泛指炮制药物。
㉒ 引纳清和：指药物经炮制加工之后，除掉其悍烈之性，收摄其淳和之气。
㉓ 侔(móu 谋)：等同。　造化：创造化育万物。
㉔ 迈：超越。　裁成：裁节成就万物。语出《周易·泰卦》。
㉕ 日用不知：每天使用却并不知其所以然。语出《周易·系辞上》。
㉖ 彭：指远古名医巫彭。相传巫彭创制丸药。
㉗ 腾：腾越。引申为"首创"。
㉘ 李、华、张、吴：李助(东汉时蜀地名医)、华佗、张机、吴普。
㉙ 振：振兴。引申为继承、发扬。
㉚ 预：干预，牵连。
㉛ 永嘉：西晋怀帝司马炽的年号。永嘉五年(公元 311 年)，匈奴贵族刘聪举兵攻破晋都洛阳，俘怀帝，烧掠宫殿和图籍，史称"永嘉之乱"。

梁陶弘景雅好攝生①，研精藥術。以爲《本草經》者，神農之所作，不刊之書也②。惜其年代浸遠③，簡編殘蠹，與桐、雷衆記，頗或踳駮④。興言撰緝⑤，勒成一家⑥，亦以琱琢經方⑦，潤色醫業⑧。然而時鍾鼎峙⑨，聞見闕於殊方；事非僉議⑩，詮釋拘於獨學。至如重建平之防己⑪，棄槐里之半夏⑫。秋採榆仁，冬收雲實⑬。謬粱米之黄、白，混荆子之牡、蔓。異繁蔞於雞腸⑭，合由跋於鳶尾⑮。防葵、狼毒，妄曰同根⑯；鈎吻、黄精，引爲連類⑰。鉛錫莫辯⑱，橙柚不分。凡此比例，蓋亦多矣。自時厥後⑲，以迄于今，雖方技分鑣⑳，名醫繼軌㉑，更相祖述，罕能釐正㉒。乃復採杜衡於及己㉓，求忍冬於絡石㉔；捨陟釐而取莂藤，退飛廉而用馬薊。承疑行妄,曾無有覺;疾瘵多殆,良深慨歎。

① 雅好:一向爱好。 摄生:养生。
② 不刊:无须改动。刊,削除。古人把字写在竹、木简上,有误时用刀削除。
③ 浸:逐渐。
④ 踳(chǔn 蠢)驳:错误杂乱。
⑤ 兴言:立言。
⑥ 勒:刻,编写。
⑦ 琱:“雕”的异体字。
⑧ 润色医业:为医学事业增添光彩。
⑨ 钟:正当,正在。 鼎峙:指南北朝的割据、对峙。
⑩ 佥(qiān 千):众多人。
⑪ 重:看重,推崇。 建平:郡名。在今四川巫山。
⑫ 槐里:地名。在今陕西省兴平东南。
⑬ “秋采”二句:谓陶氏采药时间的错误。榆仁应春采,云实秋采。
⑭ “异繁蒌”句:繁蒌又名鸡肠草,即鹅儿不食草,民间通称鸡肠,文士总称繁蒌。陶氏误分为两种。
⑮ “合由跋”句:陶氏误把鸢尾科植物鸢尾根,说成是天南星科植物由跋。
⑯ “防葵”二句:陶氏误认为伞形科植物防葵与瑞香科植物狼毒属于同根。又说置水中沉者为狼毒,浮者为防葵。
⑰ “钩吻”二句:认为钩吻和黄精二药属于同类。 按马钱科植物钩吻与百合科植物黄精,初生时叶子和茎、花都不同,陶氏未加细别,因而致误。 连类:同类。
⑱ 鈆:“铅”的异体字。 辩:通“辨”。
⑲ 时:通“是”,此。
⑳ 方技分镳:医学的进一步分科。“分镳”为“分道扬镳”之省语。
㉑ 继轨:与后文“祖述”义近,谓继承前人并有所陈述。
㉒ 厘正:订正。
㉓ 采杜蘅于及己:杜蘅属马兜铃科植物,别名马蹄香。《新修本草》指出:“今俗以及己代之,谬矣。”及己是金粟兰科植物,“殊无香气,有毒,服之令人吐。惟疗疮疥,不可乱杜蘅也。”
㉔ “求忍冬”句:络石即络石藤,属夹竹桃科藤本植物。《新修本草》指出:忍冬(即金银花)“今人或以络石当之,非也”。

既而朝議郎行右監門府長史騎都尉臣蘇恭①,摭陶氏之乖違②,辯俗用之紕紊③,遂表請修定④,深副聖懷。乃詔太尉揚州都督監修國史上柱國趙國公臣無忌⑤、太中大夫行尚藥奉御臣許孝崇等二十二人⑥,與蘇恭詳撰。竊以動植形生,因方舛性;春秋節變,感氣殊功。離其本土,則質同而效異;乖於採摘,乃物是而時非。名實既爽,寒溫多謬。用之凡庶⑦,其欺已甚;施之君父,逆莫大焉。於是上稟神規[⑧]，下詢衆議，普頒天下，營求藥物。羽、毛、鱗、介，無遠不臻；根、莖、花、實，有名咸萃[⑨]。遂乃詳探秘要，博綜方術。《本經》雖闕，有驗必書；《別錄》雖存，無稽必正。考其同異，擇其去取。鉛翰昭章[⑩]，定群言之得失；丹青綺煥[⑪]，備庶物之形容。撰本草并圖經、目錄等，凡成五十四卷。庶以網羅今古[⑫]，開滌耳目[⑬]，盡醫方之妙極，拯生靈之性命，傳萬祀而無昧[⑭]，懸百王而不朽[⑮]。

① 既而：而后。　朝议郎：唐代官名，正六品上。　行：唐代官制，凡官员本身的职衔级别高于其所任职务官的品级时，则在其所任职务官的名称前面加“行”字。反之，则加“守”字。　右监门府长史：唐代官名，从七品上，协助管理宫殿门卫等事务。　骑都尉：唐代第八等军功勋号。　苏恭：即苏敬。唐代药物学家。宋代因避宋太祖赵匡胤家讳，改称“苏恭”。

② 摭（zhí 职）：检取。

③ 纰紊：错乱。

④ 表：上表。

⑤ 太尉：官名。唐代优礼大臣的最高官衔。　都督：官名。唐代掌管州内兵马的官吏。　监修国史：领衔编修国史，实际上不参加具体编写工作。　上柱国：唐代第一等军功勋号。　赵国公：唐代开国大臣长孙无忌的封爵。

⑥ 太中大夫：唐代从四品下的文官。　尚药奉御：唐代中央官署殿中省下尚药局设尚药奉御二人（正五品下），主管御医。　许孝崇：唐代医药学家，著有《箧中方》三卷，已佚。

⑦ 凡庶：黎民百姓。

⑧ 稟：秉承。　神规：敬指皇帝的旨意。

⑨ 萃：聚集。

⑩ 鉛翰：笔墨，文字。鉛，铅粉，古人用以书写。翰，毛笔。

⑪ 丹青：此指《新修本草》所附之药物图谱。　绮焕：美丽，鲜亮。

⑫ 庶：希望。

⑬ 开涤耳目：开扩见闻，涤除错误。

⑭ 祀：年。《尔雅·释天》：“夏曰岁，商曰祀，周曰年，唐虞曰载。”

⑮ 悬：流传。

重点词语

1. 含靈　2. 亭(育)　3. 範(金)　4. (或)爽　5. (斯)沴　6. 愆　7. 眚　8. 剸　9. 侔　10. 造化　11. 邁　12. (不)刊　13. 浸(遠)　14. 踳駁　15. 勒(成)　16. (時)鍾　17. 鼎峙　18. 僉(議)　19. 釐正　20. 神規　21. (咸)萃　22. 鉛翰　23. 庶(以)　24. 祀　25. 懸

十七

《外台秘要》序

导学

本文选自《外台秘要》，据 1955 年人民卫生出版社影印明崇祯十三年（公元 1604 年）新安程衍道重刊本排印。作者王焘（约公元 670～755 年），郿（今陕西郿县）人，系初唐宰相王珪之曾孙，性至孝，其母患病，亲侍汤药，夜不解带。王焘本人并不是职业医生，而是仕宦出身，但对医学有深入研究。由于长期供职于弘文馆，得以接触包括医学在内的大量书籍。他认识到医学对于人类健康乃至社会国家的重要性，而且亲属也因为自己知医而获益，因此立志整理编写了一部实用性很强的医学方书《外台秘要》。此书不仅具有丰富的临床各科疾病的治疗方药，还具有较高的医史文献学价值，书内保存了两晋至隋唐时期很多知名医家的医学文献。

本文首先记述了医学的悠久历史及其重要的社会作用，然后介绍自己在仕途上的经历以及编写《外台秘要》的缘起和经过，又含蓄地批评了道家的虚无遁世思想以及佛教的天命论思想，间接地反映了王焘以儒家经世致用为主导思想的人生观。另外还表达了自己对针刺治病的怀疑态度。

学习本篇文章，要求掌握重点词语、语法现象及修辞手法；熟悉王焘编写《外台秘要》的原因、经过及编写本书的取舍原则和目的；了解《外台秘要》书名的含义，了解王焘生平及《外台秘要》的主要内容和价值。

昔者農皇之治天下也，嘗百藥，立九候，以正陰陽之變沴[1]，以救性命之昬札[2]，俾厥土宇用能康寧[3]，廣矣哉！洎周之王[4]，亦有冢卿[5]，格于醫道[6]，掌其政令，聚毒藥以供其事焉[7]，歲終稽考而制其食，十全爲上，失四下之。我國家率由兹典[8]，動取厥中[9]，置醫學，頒良方，亦所以極元氣之和也[10]。夫聖人之德，又何以加於此乎[11]？故三代常道[12]，百王不易，又所從來者遠矣。自雷、岐、倉、緩之作，彭、扁、華、張之起，迨兹厥後[13]，仁賢間出[14]，歲且數千，方逾萬卷，專車之不受，廣廈之不容。然而載祀綿遠，簡編虧替[15]，所詳者雖廣，所略者或深。討簡則功倍力煩[16]，取捨則論甘忌苦[17]。永言筆削[18]，未暇尸之[19]。

① 变沴（lì 力）：混乱，不平和。

② 昬札：夭折。昬，“昏”的异体字。出生后未名而死为“昏”，遭疫病而死为“札”。此泛指因疫疠或其他疾病而致夭亡。

③“俾厥”句：使其国土上的人民因此能够健康安宁。俾，使。厥，其。用，因。
④ 洎(jì 记)：及，到。
⑤ 冢卿：即冢宰。周代官名，为六卿之首。医事也属其管辖。
⑥ 格：探究。
⑦ 毒药：泛指治病的药物。
⑧ 率由：遵循。
⑨ 动：常常。
⑩ 极元气之和：使元气和谐顺畅达到最佳境界。
⑪ 加：超过。
⑫ 三代：指夏、商、周三朝。
⑬ 厥：助词，之，以。
⑭ 间：陆续。
⑮ 亏替：残缺不全。替，废弃。
⑯ 讨简：探求书册。
⑰ 论甘忌苦：义偏于“忌苦”，意谓从繁杂的医书中选取自己所需的内容是一件很劳苦费力的事情。
⑱ 永言笔削：总是说修改订正。
⑲ 尸：主持。

余幼多疾病，長好醫術，遭逢有道[1]，遂躡亨衢[2]。七登南宫[3]，兩拜東掖[4]，便繁臺閣二十餘載[5]，久知弘文館圖籍方書等[6]。繇是覩奥升堂[7]，皆探其秘要。以婚姻之故[8]，貶守房陵[9]，量移大寧郡[10]，提攜江上[11]，冒犯蒸暑，自南徂北，既僻且陋，染瘴嬰痾[12]，十有六七。死生契闊[13]，不可問天，賴有經方，僅得存者。神功妙用，固難稱述，遂發憤刊削，庶幾一隅[14]。凡古方纂得五六十家，新撰者向數千百卷[15]，皆研其總領，覈其指歸[16]。近代釋僧深、崔尚書、孫處士、張文仲、孟同州、許仁則、吴昇等十數家，皆有編録，並行於代[17]。美則美矣，而未盡善。何者？各擅風流[18]，遞相矛盾。或篇目重雜，或商較繁蕪[19]。今並味精英[20]，鈐其要妙[21]，俾夜作晝，經之營之。捐衆賢之砂礫，掇群才之翠羽[22]，皆出入再三，伏念旬歲。上自炎昊[23]，迄於聖唐，括囊遺闕，稽考隱秘，不愧盡心焉。

① 有道：指政治清明的社会。
② 躡(niè 聂)：步入。 亨衢：四通八达的大道。比喻官运通达之途。
③ 南宫：尚书省的别称。
④ 东掖：门下省的别称。
⑤ 便(pián 骈)繁：屡次，多次。 台阁：通常指尚书省。根据前文，此当指尚书、门下两省。
⑥ 知：主管。 弘文馆：唐代门下省所属职官，又称修文馆。掌管校正图书，教授生徒等事务。

⑦ 繇：通“由”。 覩奥升堂：即升堂睹奥，比喻逐步深入研究医籍的深奥内容。
⑧ 婚：“婚”的异体字。
⑨ 贬守房陵：被贬出任房陵太守。房陵，今属湖北省。
⑩ 量移：唐宋制度，被贬远方的官吏遇赦而酌情就近安置称为量移。 大宁：郡名，今属山西省。
⑪ 攜：“携”的异体字。
⑫ 痾：“疴”的异体字。
⑬ 契阔：聚散，离合。
⑭ 庶几：希望，或许可以。 一隅：一隅之见。
⑮ 向：接近，将近。
⑯ 覈：“核”的异体字。
⑰ 代：世。
⑱ 风流：风格，流派。
⑲ 商较：研究比较。
⑳ 并味精英：汇总一起，探求其精华。味，品味，研讨。
㉑ 钤（qián 前）：原指锁。这里用作动词，把握、抓住之意。 玅：“妙”的异体字。
㉒ 掇（duō 多）：拾取。
㉓ 炎昊：炎帝神农和太昊伏羲。

客有見余此方曰：“嘻，博哉！學乃至於此邪[①]！”余答之曰：“吾所好者，壽也，豈進於學哉[②]？至於遁天倍情[③]，懸解先覺[④]，吾常聞之矣[⑤]。投藥治疾，庶幾有瘳乎[⑥]！”又謂余曰：“禀生受形，咸有定分[⑦]，藥石其如命何？”吾甚非之。請論其目[⑧]：“夫喜怒不節，飢飽失常，嗜慾攻中，寒温傷外，如此之患，豈由天乎[⑨]？夫爲人臣，爲人子，自家刑國[⑩]，由近兼遠，何談之容易哉[⑪]？則聖人不合啓金縢[⑫]，賢者曷爲條玉版[⑬]？斯言之玷[⑭]，竊爲吾子羞之。”客曰：“唯唯。”

① 学：治学，做学问。 乃：竟然。
② 岂进于学哉：在学问上哪有进步呢？
③ 遁天倍情：逃离天道，背弃人情，意谓完全脱离自然界与人世的各种烦恼痛苦。语出《庄子·养生主》。倍，通“背”，违背。
④ 悬解先觉：解除人世间的各种苦恼而彻悟人生。语出《庄子·大宗师》。鲜，“解”的异体字。
⑤ 常：通“尝”，曾经。
⑥ “投药”二句：用药给病人治病，大概还是可以治愈的吧。按此处王焘有含蓄地批评道家的意思，认为用药治病比道家空谈哲理更有实际意义。
⑦ 定分：定数。此指寿命的固定期限。
⑧ 目：细节。
⑨ 天：天命。

⑩ 自家刑国：从治家到治国。刑：治理。
⑪ 何谈之容易：哪里是容易谈论的事。
⑫ 则：如果。　合：应该。　金縢（téng 藤）：金属缄封的匣子。典出《尚书·金縢》
⑬ 曷为：即为何。　条玉版：指将周公祝策分条刻于玉版之上，使其传世。玉版，刊刻重要文字的白石版。
⑭ 玷（diàn 店）：玉上的斑点。引申为过失、缺点。

嗚呼！齊梁之間，不明醫術者，不得爲孝子。曾閔之行，宜其用心[①]。若不能精究病源，深探方論，雖百醫守疾，衆藥聚門，適足多疑[②]，而不能一愈之也。主上尊賢重道[③]，養壽祈年，故張、王、李等數先生繼入，皆欽風請益[④]，貴而遵之。故鴻寶金匱、青囊綠帙[⑤]，往往而有，則知日月所照者遠，聖人所感者深。至於嗇神養和[⑥]、休老補病者，可得聞見也。余敢採而錄之，則古所未有，今並繕緝，而能事畢矣。若乃分天地至數[⑦]，別陰陽至候[⑧]，氣有餘則和其經渠以安之[⑨]，志不足則補其復溜以養之[⑩]，溶溶液液，調上調下[⑪]，吾聞其語矣，未遇其人也[⑫]。不誣方將[⑬]，請俟來哲。其方凡四十卷，名曰《外臺秘要方》。非敢傳之都邑[⑭]，且欲施於後賢。如或詢謀，亦所不隱。

是歲天寶十一載[⑮]，歲在執徐[⑯]，月之哉生明者也[⑰]。

① “曾闵”二句：曾参、闵损的孝行（如果他们生活在齐梁时期），也应该用心学医。
② 适：只是。　足：能够。
③ 主上：此指唐玄宗。
④ 钦：钦敬。　风：风度，仪表。　请益：请教。
⑤ 鸿宝金匮、青囊绿帙：泛指医药、卜筮、丹道之书。鸿宝，道教炼丹之书。金匮，亦作“金櫃”，古代收藏文献或文物之所，喻指重要的藏书。青囊，古代术数家存放医药占卜书的布袋，借指医药、卜筮之书。绿帙，喻指道教经书。
⑥ 啬神：爱惜精神。
⑦ 天地至数：天地之大数，指自然界的普遍规律。
⑧ 阴阳至候：证候的阴阳、寒热等准确属性。
⑨ 气有馀：肺气有馀。　经渠：手太阴肺经穴。
⑩ 志不足：肾气不足。因肾藏志，故云。　复溜：足少阴肾经穴。
⑪ “溶溶”两句：根据人体内阴阳虚实变化不定的情况，采用适当的针法进行调理。溶溶，本指水流动不定的样子，此指病邪在人身体内游走、变化不定。液液，义同“溶溶”。
⑫ “吾闻”两句：表明作者对针刺治病持怀疑态度。
⑬ 诬：欺骗。　方将：指正在和将要学医的人。
⑭ 都邑：大城市。此指京城。
⑮ 天宝十一载：公元 752 年。天宝为唐玄宗年号。
⑯ 岁在执徐：太岁在辰之年，即壬辰年。《尔雅·释天》：“（太岁）在辰曰执徐。”执徐，岁阴名。

⑰ 哉：始。

重点词语

1. (變)沴 2. 昬札 3. 格(於) 4. 率由 5. 動(取) 6. 加(於) 7. 筆削 8. 尸(之) 9. 亨衢 10. 便繁 11. (久)知 12. 繇(是) 13. 覩奧升堂 14. 徂(北) 15. 契闊 16. 僅(得) 17. 向(數千) 18. 鈐(其) 19. 捐(衆賢) 20. 掇(羣才) 21. 倍(情) 22. 刑(國) 23. 則(聖人) 24. (不)合 25. 條(玉版) 26. 請益 27. (不)誣 28. 俟 29. 執徐 30. 哉(生明)

十八

《黄帝内经素问注》序

导学

本文选自《黄帝内经素问》，据1956年人民卫生出版社影印顾从德翻刻宋本排印。作者王冰，自号启玄子，唐代中期人，生平里籍不详。据北宋林亿等引《唐人物志》谓："冰仕唐为太仆令，年八十馀，以寿终。"因此后人亦称其为"王太仆"。王冰整理注解的《素问》是现存全面整理和注解《素问》的第一家，除注解、阐释之外，对《素问》原书内容的前后次序重新作了调整，且有增补和删削，是《素问》注本在后世流传较广影响较大的一种。

序文高度评价了《内经》的学术价值，指出历代名医如扁鹊、淳于意、张仲景、华佗等都是对《内经》有深入研究，并推动了医学事业创新和发展的人。着重强调了对《素问》进行整理和注解的重要性，列举了当时流传的《素问》版本在内容上的缺漏和错误之处，介绍了整理、注解《素问》的方法。

学习本篇文章，要求掌握重点词语、语法现象及修辞手法；熟悉王冰写书的原因、具体整理注释的方法及要达到的目的，熟悉《素问》版本的流传情况、世本的纰缪和残缺情况；了解文中体现的《素问》的学术价值及其影响，了解借助前人的注释，是学习《素问》的重要方法，了解本文是《灵枢》名称的首见处。

夫釋縛脱艱，全眞導氣，拯黎元於仁壽①，濟羸劣以獲安者，非三聖道②，則不能致之矣。孔安國序《尚書》曰③："伏羲、神農、黄帝之書，謂之三墳④，言大道也。"班固《漢書・藝文志》曰："《黄帝内經》十八卷。"《素問》即其經之九卷也，兼《靈樞》九卷，迺其數焉⑤。雖復年移代革⑥，而授學猶存。懼非其人⑦，而時有所隱，故第七一卷，師氏藏之⑧，今之奉行，惟八卷爾。然而其文簡，其意博，其理奥，其趣深。天地之象分，陰陽之候列，變化之由表⑨，死生之兆彰。不謀而遐邇自同，勿約而幽明斯契⑩。稽其言有徵，驗之事不忒⑪。誠可謂至道之宗⑫，奉生之始矣⑬。

① 黎元：黎民百姓。　仁寿：长寿。
② 三圣：指伏羲、神农、黄帝。
③ 孔安国，孔子二十二代孙，西汉经学家，以研究《尚书》而为汉武帝博士。
④ 三坟：孔颖达《尚书正义》："坟，大也。以所论三皇之事，其道至大，故曰言大道也。"后人常以"三坟五典"泛指三皇五帝时期的古籍。

⑤ 迺："乃"的异体字。
⑥ 年移代革：岁月推移，朝代变革。
⑦ 其人：真正适合的继承人。
⑧ 师氏：古代主管贵族子弟教育的教官。
⑨ 由：缘由，原因。
⑩ 幽明：指无形的和有形的事物。 契：符合，切合。
⑪ 忒(tè 特)：误差。
⑫ 宗：本源。
⑬ 奉生：养生。

假若天機迅發[①]，妙識玄通，蕆謀雖屬乎生知[②]，標格亦資於詁訓[③]，未嘗有行不由逕，出不由戶者也[④]。然刻意研精[⑤]，探微索隱，或識契眞要[⑥]，則目牛無全[⑦]。故動則有成[⑧]，猶鬼神幽贊，而命世奇傑[⑨]，時時間出焉。則周有秦公，漢有淳于公，魏有張公、華公，皆得斯妙道者也。咸日新其用[⑩]，大濟蒸人[⑪]，華葉遞榮[⑫]，聲實相副。蓋教之著矣[⑬]，亦天之假也[⑭]。

① 天机迅发：天性聪慧，才思敏捷。
② 蒇(chǎn 产)谋：完善的谋划。蒇，完善的，周密的。 生知：生而知之的人。
③ 标：标准的，准确的。 格：规格，准则。
④ 行不由迳，出不由户：不遵循正确的途径。迳，"径"的异体字。
⑤ 刻意研精：专心致志地深入研究。
⑥ 或：或许。 真要：旨要。
⑦ 目牛无全：即"目无全牛"。此处比喻技术达到娴熟的地步。典出《庄子·养生主》。
⑧ 动：常常，往往。
⑨ 命世：闻名于世。
⑩ 新其用：使《内经》的效用不断创新。
⑪ 蒸人：众人。蒸，通"烝"。众，多。
⑫ 华："花"的古字。 递荣：交替繁荣，兴盛不衰。
⑬ 教之著：(医经)教化的显著作用。
⑭ 假：凭借，资助。

冰弱齡慕道，夙好養生，幸遇眞經，式爲龜鏡[①]。而世本紕繆[②]，篇目重疊，前後不倫，文義懸隔，施行不易，披會亦難[③]。歲月旣淹[④]，襲以成弊。或一篇重出，而別立二名[⑤]；或兩論倂呑，而都爲一目[⑥]；或問荅未已，別樹篇題[⑦]；或脫簡不書，而云世闕[⑧]。重《合經》而冠《鍼服》[⑨]，倂《方宜》而爲《欬篇》[⑩]；隔《虛實》而爲《逆從》[⑪]，合《經絡》而爲《論要》[⑫]；節《皮部》爲《經絡》[⑬]，退《至教》以先《鍼》[⑭]。諸如此流，不可勝數。且將升岱嶽[⑮]，非逕奚爲？欲詣扶桑[⑯]，無舟莫適[⑰]。乃精勤博訪，而并有其人[⑱]。歷十二年，方臻理要，詢謀得失[⑲]，深遂夙心。時於先生郭子齋堂，受得先師張公秘本，文字昭晰，義理環周，一以參詳，群疑冰釋。恐散於末學[20]，絕彼師資，因而撰註[21]，用傳不朽。兼舊藏之卷，合八十一篇二十四卷，勒成一部。冀乎究尾明首，尋註會經[22]，開發童蒙[23]，宣揚至理而已。

① 式：用。 龟镜：借鉴。

② 纰缪（pī miù 批谬）：错误。缪，通"谬"。

③ 披会：翻阅，领会。

④ 淹：久。

⑤ "或一篇"二句：有同一内容的篇章重复出现，却另立两个篇名。如《离合真邪论》，新校正云："全元起本在第一卷，名《经合》，第二卷重出，名《真邪论》。"

⑥ "或两论"二句：有两论合并在一起，而总括为一个篇名。据新校正，全元起本将《血气形志篇》并入《宣明五气篇》中，王冰始分为两篇。併，"并"的异体字。

⑦ "或问荅"二句：有一篇中的问答内容未毕，就将下文另设篇题。如《阴阳类论》，新校正云："全元起本从'雷公曰：请闻短期'以下别为一篇，名《四时病类》。"荅，"答"的异体字。

⑧ "或脱简"二句：有因脱简而未能写明，却说是历代都残缺不全。如《刺腰痛篇》自"腰痛上寒"至"刺足少阴"一百馀字，新校正云："按全元起本及《甲乙经》并《太素》并无，乃王氏所添也。"

⑨ "重合经"句：在重出的《合经篇》前加上《针服》的题目。按《素问》无《针服》篇名，疑指篇首有"用针之服"句的《八正神明论》。 冠：在前面加上，活用作动词。

⑩ "併方宜"句：指全元起本将《异法方宜论》与《咳论》都并列于第九卷中，统名为《咳篇》，王氏始分之。

⑪ "隔虚实"句：指全元起本将《四时刺逆从论》割裂成二段。据新校正，"厥阴有馀"至"筋急目痛"（即论述三阴三阳虚实有馀不足一段），全元起本在第六卷；"春气在经脉"至篇末，全元起本在第一卷。

⑫ "合经络"句：疑指将《诊要经终论》合并于《玉版论要》。《素问》中《玉版论要》与《诊要经终论》相连。此"经络"似为"经终"之讹。

⑬ "节皮部"句：据新校正，全元起本把《经络论》附在《皮部论》之末，王氏分之。节：分开，分解。

⑭ "退至教"句：指全元起本把记载有"夫上古圣人之教下也"等语的《上古天真论》退置于第九卷，而将论针法的《调经论》、《四时刺逆从论》前置于第一卷。

⑮ 岱嶽：泰山。嶽，"岳"的异体字。

⑯ 诣：到。 扶桑：传说中日出之处。

⑰ 适：达到。

⑱ 并有：兼有。 其人：指研究《内经》的人。

⑲ 得失：偏义复词，偏义于"得"。

⑳ 末学：后学。

㉑ 註："注"的异体字。

㉒ 寻註会经：探寻注释即可以领会经文。

㉓ 童蒙：原指蒙昧无知的孩童。此指刚开始学习《内经》，对医理还不甚明了的人。

其中簡脱文斷，義不相接者，搜求經論所有，遷移以補其處；篇目墜缺，指事不明者，量其意趣，加字以昭其義；篇論吞并[①]，義不相涉，闕漏名目者，區分事類，别目以冠篇首[②]；君臣請問，禮儀乖失者，考校尊卑，增益以光其意；錯簡碎文[③]，前後重疊者，詳其指趣，削去繁雜，以存其要；辭理秘密，難粗論述者，别撰《玄珠》，以陳其道[④]。凡所加字，皆朱書其文，使今古必分，字不雜糅。庶厥昭彰聖旨[⑤]，敷暢玄言[⑥]，有如列宿高懸，奎張不亂[⑦]；深泉净瀅，鱗介咸分。君臣無夭枉之期，夷夏有延齡之望[⑧]。俾工徒勿誤[⑨]，學者惟明[⑩]，至道流行，徽音累屬[⑪]。千載之後，方知大聖之慈惠無窮。時大唐寶應元年歲次壬寅序[⑫]。

① 吞并：合并，混在一起。
② 别目：另立篇名。
③ 碎文：文字残缺不全。
④ 陈：陈述。
⑤ 庶：希望。 昭彰：使……明显。
⑥ 敷畅：使……全面通畅。 玄言：此指《素问》的深奥理论。
⑦ 奎张：古代天文学二十八宿中奎（又写作“魁”）宿和张宿。这些星宿的相对位置都是固定的。句中用来比喻整理以后的《素问》条理清楚，井然有序。
⑧ 夷夏：泛指各族人民。夏，指中原地区的汉族人。夷，泛指少数民族。
⑨ 俾：使。 工徒：医生。
⑩ 惟：句中语气词，表肯定或强调。
⑪ 徽音：福音，佳音。此指《素问》造福于民的美德。 累属（zhǔ 主）：连续不断。
⑫ 宝应元年：公元 762 年。宝应，唐肃宗李亨的年号。

重点词语

1. 黎元 2. 仁壽 3. 三墳 4. 由(表) 5. (斯)契 6. (不)忒 7. 奉生 8. 蒇(謀) 9. 標格 10. 命世 11. 蒸人 12. 式(爲) 13. 龜鏡 14. 紕繆 15. 披會 16. 淹 17. 詣 18. 適 19. 勒(成) 20. 敷暢 21. 夷夏 22. 俾 23. 工徒 24. 徽音 25. 累屬

十九

《铜人腧穴针灸图经》序

导学

本文选自《铜人腧穴针灸图经》，据清宣统元年贵池刘氏玉海堂影刻金大定本排印。作者夏竦（公元 985～1051 年），字子乔，北宋江州德安（今江西德安）人。竦"资性明敏，好学"，"为文章典雅藻丽"，曾教宋仁宗读书。宋仁宗庆历七年（公元 1047 年）曾召命夏竦入京为宰相，因故未就职，后改任枢密使，封英国公。卒后赠太师、中书令，谥文庄公。著有《文庄集》、《策论》等。《铜人腧穴针灸图经》系宋仁宗时任尚药奉御职务的王惟一（又作王惟德）奉诏编撰，同时创铸针灸铜人模型，作为当时教授学生及考试医生之用。这在医学教育史上是为首创。

本篇序文概括地记述了针灸学的悠久历史，称赞了当时朝廷重视医学的盛举，强调了铸造针灸铜人模型一定会有良好的教学效果，认为王惟一编著此书并创铸铜人模型将会对针灸学的发展产生重大的影响。

学习本篇文章，要求掌握重点词语、语法现象及修辞手法；熟悉王惟一编著此书及铸造针灸铜人的原因与经过，熟悉铜人的构造与作用；了解针灸学的源流。

臣聞聖人之有天下也，論病以及國，原診以知政。王澤不流[①]，則姦生於下[②]，故辨淑慝以制治[③]；眞氣不榮[④]，則疢動於體[⑤]，故謹醫砭以救民[⑥]。昔我聖祖之問岐伯也[⑦]，以爲善言天者，必有驗於人。天之數十有二，人經絡以應之；周天之度，三百六十有五，人氣穴以應之。上下有紀[⑧]，左右有象[⑨]，督任有會，腧合有數。窮妙於血脉，參變乎陰陽，始命盡書其言，藏於金蘭之室。洎雷公請問其道，迺坐明堂以授之[⑩]，後世之言明堂者以此。由是閞灸鍼刺之術備焉[⑪]，神聖工巧之藝生焉[⑫]。若越人起死，華佗愈躄[⑬]，王纂驅邪[⑭]，秋夫療鬼[⑮]，非有神哉，皆此法也。

① 王泽不流：国王的恩泽不能流布（施惠）于民间。
② 姦："奸"的异体字。
③ 淑：善良。 慝（tè 特）：邪恶。 制治：制定治国的方法。
④ 不荣：不能敷布营养全身。
⑤ 疢（chèn 趁）：疾病。
⑥ 谨：注重。
⑦ 圣祖：指黄帝。

⑧ 纪：法度。
⑨ 象：物象。
⑩ 明堂：原指帝王宣明政教之处。后亦指针灸经穴图谱。
⑪ 閞（guān 关）灸：艾灸。閞，“關（关）”的异体字。
⑫ 神圣工巧：指望、闻、问、切四诊。语见《难经·六十一难》。
⑬ 躄（bì 必）：跛足。
⑭ 王纂：南朝宋医家。
⑮ 秋夫：徐秋夫。南朝刘宋时医家。

去聖寖遠[①]，其學難精。雖列在經訣，繪之圖素，而粉墨易糅，豕亥多譌[②]。丸艾而壞肝，投鍼而失胃。平民受弊而莫贖[③]，庸醫承誤而不思。非夫聖人，孰救兹患？洪惟我后[④]，勤哀兆庶[⑤]，迪帝軒之遺烈[⑥]，祗文母之慈訓[⑦]，命百工以脩政令，敕大醫以謹方技。深惟鍼艾之法[⑧]，舊列王官之守，人命所繫，日用尤急，思革其謬[⑨]，永濟於民。殿中省尚藥奉御王惟一素授禁方[⑩]，尤工厲石，竭心奉詔，精意參神。定偃側於人形[⑪]，正分寸於腧募[⑫]。增古今之救驗，刊日相之破漏[⑬]。緫會諸說[⑭]，勒成三篇。

① 寖（jìn 尽）：同“浸”。逐渐。
② 豕亥多譌：指形体相近的字常常传写错误。典出《吕氏春秋·察传》。譌为“讹”的异体字。
③ 受弊：受害。 赎：弥补。
④ 洪：句首语气词。 惟：只有。 后：帝王。此当指宋仁宗赵祯。
⑤ 勤哀：深切同情。 兆庶：百姓。
⑥ 迪：继承。 烈：功勋业绩。
⑦ 祗（zhī 之）：敬奉。 文母：文德之母。本指周文王妃太姒，后来用于对后妃的敬称。
⑧ 惟：思，念。
⑨ 革：除掉，改正。
⑩ 殿中省：官署名。下设尚食、尚药、尚衣、尚舍、尚乘、尚辇六局。 尚药奉御：官职名，掌合和御药及诊候方脉之事。
⑪ “定偃侧”句：确定人身体表正面和侧面的经络走行路线。
⑫ “正分寸”句：端正腧、募等各个穴位的分寸位置。
⑬ 刊：修改、订正。 日相：根据天干、地支等测算针刺治疗时间的一种取穴方法。 破漏：疏漏。
⑭ 緫：“總（总）”的异体字。

上又以古經訓詁至精，學者封執多失[①]，傳心豈如會目，著辭不若案形[②]，復令創鑄銅人爲式[③]。內分腑臟，旁注谿谷[④]，井滎所會，孔穴所安[⑤]，竅而達中[⑥]，刻題於側。使觀者爛然而有第[⑦]，疑者涣然而冰釋。在昔未臻，惟帝時憲[⑧]。乃命侍臣爲之序引[9]，名曰《新鑄銅人腧穴鍼灸圖經》。肇頒四方[10]，景式萬代[11]，將使多瘠咸詔[12]，巨刺靡差[13]。案說蠲痾，若對談於涪水[14]；披圖洞視，如舊飲於上池[15]。保我黎烝[16]，介乎壽考[17]。昔夏后叙六極以辨疾[18]，帝炎問百藥以惠人，固當讓德今辰[19]，歸功聖域者矣。

時天聖四年歲次析木秋八月丙申謹上[20]。

① 封执：拘泥，固执。
② 著辞：用文字表述。　案形：考察图像和模型。
③ 式：模式，模型。
④ 豀谷：此指经络、穴位。豀，"溪"的异体字。
⑤ 安：安置。
⑥ 窍：凿成孔窍。用作动词。
⑦ 烂然：清晰貌。　第：次序。
⑧ 时宪：按时确立（针灸）法令。
⑨ 侍臣：作者自称。
⑩ 肇颁：开始颁布。
⑪ 景式：最好的模式。
⑫ 多瘠：众多的病人。　咸诏：都受到教益。
⑬ 巨刺：针刺方法的一种。此处用来代指所有的针刺方法。　靡：不，无。
⑭ "案说"二句：根据书中记述的文字内容祛除疾病，就像向涪翁当面请教那样。事见《后汉书·方术列传》。
⑮ "披图"二句：翻阅书中的图形即可以透彻地了解内脏，就像曾经饮用上池之水的扁鹊。事见《史记·扁鹊传》。
⑯ 黎烝：黎民，百姓。
⑰ 介：佐助。
⑱ 夏后：夏禹。　六极：六种坏事。《尚书·洪范》："六极，一曰凶短折，二曰疾，三曰忧，四曰贫，五曰恶，六曰弱。"
⑲ 让：施予，给予。
⑳ 天圣四年：即公元 1026 年。天圣，宋仁宗年号（公元 1023～1031 年）。　岁次析木：按照岁星纪年法，这一年正值岁星运行至析木这个位次。相当于干支纪年的丙寅年。析木，十二星次之一。　丙申：指丙申日。

重点词语

1. 淑慝　2. 疢　3. 謹(醫砭)　4. (有)紀　5. 泊　6. 明堂　7. 闢灸　8. 神聖工巧　9. 寖　10. 豕亥多譌　11. (莫)隤　12. 勤哀　13. 迪　14. (遺)烈　15. 祗(文母)　16. (深)惟　17. 革(其謬)　18. 刊(日相)　19. 勒　20. 封執(多失)　21. 案形　22. 豀谷　23. 爛然(而有)第　24. 臻　25. 時憲　26. 肇頒　27. 景式　28. 靡(差)　29. 蠲　30. 披(圖)　31. 黎烝　32. 介(乎)　33. 讓(德)　34. 析木

练习三

标点下列短文并解释加点的词语

(一) 予少多病每遘疾則纏綿難愈因而酷嗜醫學潛心玩索者有年而四方求醫者日益繁四方從游者日益衆然此衷常栗栗危懼凡書理有未貫徹者則晝夜追思恍然有悟即援筆而識之歷今三十載殊覺此道精微思貴專一不容淺嘗者問津學貴沈潛不容浮躁者涉獵蓋以上奉君親中及僚友下逮卑微性命攸關其操術不可不工其處心不可不慈其讀書明理不至豁然大悟不止爰作是書以教吾徒而名之曰醫學心悟(選自清・程國彭《醫學心悟・自序》)

(二) 吾幼遭風冷屢造醫門湯藥之資罄盡家產所以青衿之歲高尚兹典白首之年未嘗釋卷至於切脈診候採藥合和服餌節度將息避慎一事長於己者不遠千里伏膺取决至於弱冠頗覺有悟是以親鄰中外有疾厄者多所濟益在身之患斷絶醫門故知方藥本草不可不學吾見諸方部帙浩博忽遇倉卒求檢至難比得方訖疾已不救矣嗚呼痛夭枉之幽厄惜墮學之昏愚乃博采羣經刪裁繁重務在簡易以爲備急千金要方一部凡三十卷雖不究盡病源但使留意於兹者亦思過半矣以爲人命至重有貴千金一方濟之德逾於此故以爲名也未可傳於士族庶以貽厥私門(選自唐・孫思邈《備急千金要方・序》)

(三) 余少嬰俗病湯熨鍼石咸罔奏功而年日益久病日益深殆由腠理肌膚以達於骨髓而爲廢人矣客有過余誦蘇長公竹詩至士俗不可醫之句瞿然驚曰余病其痼也耶何長公之詩云爾也既自解曰士俗坐無竹耳使有竹安知其俗之不可醫哉則求竹以居之而家之東偏隙地僅半畝牆角蕭然有竹數十個於是日使僮奴壅且沃之以須其盛越明年挺然百餘其密如簀而竹盛矣復自喜曰余病其起也邪因構小亭其中食飲於是坐卧於是嘯歌於是起而行於是倚而息於是傾耳注目舉手投足無不在於是其藉此以醫吾之俗何如耶(選自宋・吴寬《家藏集・醫俗亭記》)

(四) 和劑局方之成書也可以據證檢方即方用藥不必求醫不必修制尋贖見成丸散病痛便可安痊仁民之意可謂至矣自宋迄今官府守之以爲法醫門傳之以爲業病者恃之以立命世人習之以成俗然予竊有疑焉何者古人以神聖工巧言醫又曰醫者意也以其傳授雖的造詣雖深臨機應變如對敵之將操舟之工自非盡君子隨時反中之妙寧無愧於醫乎今乃集前人已效之方應今人無限之病何異刻舟求劍按圖索驥冀有偶然中病難矣(選自元・朱震亨《局方發揮》)

(五) 范文正公微時嘗詣靈祠求禱曰他時得位相乎不許復禱之曰不然願爲良醫亦不許既而嘆曰夫不能利澤生民非大丈夫平生之志他日有人謂公曰大丈夫之志于相理則當然良醫之技君何願焉無乃失之卑邪公曰嗟乎豈爲是哉古人有云常善救人故無弃人常善救物故無弃物且大丈夫之于學也固欲與神聖之君得行其道思天下匹夫匹婦有不被其澤者若己推而內之溝中能及小大生民者固惟相爲然既不可得矣夫能行救人利物之心者莫如良醫果能爲良醫也上以療君親之疾下以救貧賤之厄中以保身長全在下而能及小大生民者舍夫良醫則未之有也(選自宋・吴

曾《能改齋漫録》)

(六) 先君子淸修力學不偶於時抱痾攻醫數起人危疾未嘗以醫名家藏禁方及諸子列傳無慮百數十種披閱適窾手錄以備遺忘積二十年所遂成是書分門析類爲卷十二爲條二百有奇草創未就劇而見背應宿不肖髫齔多病趨庭問難頗契其旨弱冠奉方伯叔父之滇南尋游吳越齊楚燕趙間博采往哲奇驗之迹載還山中懼先集未梓久而散逸因取遺稿編次補遺亦越歲十九凡五易鈔更與伯兄參互考訂勒成全書傳之通都下邑俾肄業之士如遇陰陽顯晦未易辯之證水火徵兆疑似之難明者試觀前人已驗之成法準古酌今一證一方一案一論脗合相孚其應如響(選自明・江應宿《名醫類案・跋》)

二十

《良方》自序

导学

本文选自《梦溪笔谈》，据 1987 年上海古籍出版社重印《梦溪笔谈校证》本排印。作者沈括（公元 1031～1095 年），字存中，晚年自号梦溪老人，北宋钱塘（今浙江杭州）人。仁宗嘉祐进士，熙宁五年（公元 1072 年）提举司天监，博学善文，对天文、方地、律历、音乐、医药、卜算均有涉猎及研究。晚年定居京口（今江苏镇江）梦溪园，著《梦溪笔谈》，广泛记载自然科学范围内的诸多现象、知识及见解，在中国古代科技史上有重要价值。

《良方》原本十五卷，后人将苏轼的有关医药论述合并在一起印行，取名《苏沈良方》。沈括本人虽然不是专业医生，但从本篇序文所叙述的内容来看，他对传统中医学还是非常熟悉的。文章强调了医生治病的五种难处，并引据自然界的诸多事物现象作为说明的例证，从中可见其学识、阅历之广泛。

学习本篇文章，要求掌握重点词语、语法现象；熟悉科技论文的逻辑结构特点和本文写作特色；了解沈括的生平、学术思想和主要贡献。

予嘗論治病有五難：辨疾、治疾、飲藥、處方、別藥，此五也。

今之視疾者，惟候氣口六脈而已。古之人視疾，必察其聲音[1]、顔色、舉動、膚理、情性、嗜好，問其所爲，考其所行，已得其太半，而又徧診人迎、氣口、十二動脈。疾發於五藏，則五色爲之應，五聲爲之變，五味爲之偏，十二脈爲之動。求之如此其詳，然而猶懼失之。此辨疾之難，一也。

今之治疾者，以一二藥，書其服餌之節[2]，授之而已。古以治疾者，先知陰陽運歷之變故[3]，山林川澤之竅發[4]，而又視其人老少、肥瘠、貴賤、居養、性術[5]、好惡、憂喜、勞逸，順其所宜，違其所不宜。或藥，或火，或刺，或砭，或湯，或液，矯易其故常[6]，捭摩其性理[7]，擣而索之[8]，投幾順變[9]，間不容髮[10]。而又調其衣服，理其飲食，異其居處，因其情變，或治以天，或治以人。五運六氣，冬寒夏暑，暘雨電雹[11]，鬼靈厭蠱[12]，甘苦寒溫之節，後先勝復之用[13]，此天理也。盛衰強弱，五藏異稟，循其所同，察其所偏，不以此形彼[14]，亦不以一人例衆人[15]，此人事也。言不能傳之於書，亦不能喻之於口，其精過於承蜩[16]，其察甚於刻棘[17]。目不捨色，耳不捨聲，手不釋脈，猶懼其差也。授藥遂去，而希其十全，不其難哉？此治疾之難，二也。

① 詧："察"的异体字。
② 节：节度，规则。
③ 运历：历法、气候的运转交替。
④ 窍发：此指地气升发。
⑤ 性术：性情、心术。
⑥ 矫易：改变。　故常：原来的习惯。
⑦ 捭(bǎi 百)摩：分析研究。
⑧ 擣："捣"的异体字。综合。
⑨ 投几顺变：顺着病情的变化趁着恰当的时机(给予治疗)。几，同"机"。
⑩ 间不容发：间隙容不下一根头发，比喻治病的时机要恰到好处，不能有误差。
⑪ 旸(yáng 羊)：晴天。
⑫ 鬼灵厌蛊：古人对某些致病因素的迷信解释。厌，同"魇"。
⑬ 后先胜复：运气学说术语。后，指某种气候出现的时间比常规应该出现的时间晚，即"后至"。先，指某种气候出现的时间比常规应该出现的时间早，即"先至"。胜，指偏盛之气。复，指报复之气。
⑭ 形：比较。活用作动词。
⑮ 例：类比，类推。活用作动词。
⑯ 承蜩(tiáo 条)：捕蝉，喻全神贯注，技艺高超。典出《庄子·达生》。
⑰ 察：明察。　刻棘：在细木刺上雕刻猕猴，喻观察精细入微。典出《韩非子·外储说左上》。

古之飲藥者，煮煉有節，飲啜有宜[①]。藥有可以久煮，有不可以久煮者；有宜熾火[②]，有宜溫火者。此煮煉之節也。宜溫宜寒，或緩或速；或乘飲食喜怒，而飲食喜怒爲用者[③]；有違飲食喜怒，而飲食喜怒爲敵者[④]。此飲啜之宜也。而水泉有美惡，操藥之人有勤惰。如此而責藥之不效者，非藥之罪也。此服藥之難，三也。

① 啜(chuò 辍)：喝，吃。
② 炽火：猛火。
③ "乘饮食"二句：谓病人的饮食习惯及性情有利于服药治病，那么治病及调理的时候就顺应这些情况。乘，顺应。
④ "违饮食"二句：谓病人的饮食习惯及性情不利于服药治病，那么治病及调理的时候就要尽量避开这些情况。

藥之單用爲易知，復用爲難知。世之處方者，以一藥爲不足，又以衆藥益之。殊不知藥之有相使者，相反者，有相合而性易者。方書雖有使佐畏惡之性，而古人所未言，人情所不測者，庸可盡哉[①]！如酒於人，有飲之踰石而不亂者[②]，有濡吻則顛眩者[③]；漆之於人，有終日摶漉而無害者[④]，有觸之則瘡爛者。焉知藥之於人，無似此之異者？此稟賦之異也。南人食猪魚以生[⑤]，北人食猪魚以病，此風氣之異也[⑥]。水銀得硫黄而赤如丹，得礬石而白如雪。人之欲酸者，無過於醋矣；以醋爲未足，又益之以橙，二酸相濟，宜甚酸而反甘。巴豆善利也，以巴豆之利爲未足[⑦]，而又益之以大黄，則其利反折[⑧]。蟹與柿，嘗食之而無害也[⑨]，二物相遇，不旋踵而嘔。此色爲易見，味爲易知，而嘔、利爲大變，故人人知之。至於相合而之他藏[⑩]，致他疾者，庸可易知耶？如乳石之忌參、朮[⑪]，觸者多死；至於五石散則皆用參、朮，此古人處方之妙，而人或未喻也。此處方之難，四也。

① 庸：岂。
② 踰石(dàn 担)：十斗为一石。此指量大。踰，"逾"的异体字。
③ 颠眩：头目眩晕。
④ 抟(tuán 团)漉：搅拌、过滤。
⑤ 猪鱼：可能指河豚鱼。
⑥ 风气：风土，习俗。
⑦ 利：通利，通泻大便。
⑧ 折：受挫，减少。
⑨ 尝：通"常"。
⑩ 之：原作"知"，据别本改。
⑪ 乳石：即钟乳石。

醫誠藝也[①]，方誠善也，用之中節也[②]，而藥或非良，其奈何哉！橘過江而爲枳，麥得濕而爲蛾，鷄踰嶺而黑[③]；鸜鵒踰嶺而白[④]，月虧而蚌蛤消[⑤]，露下而蚊喙坼[⑥]，此形氣之易知者也。性豈獨不然乎？予觀越人藝茶畦稻[⑦]，一溝一壠之異，遠不能數步，則色味頓殊；况藥之所生，秦、越、燕、楚之相遠，而又有山澤、膏瘠、燥濕之異稟，豈能物物盡其所宜？又《素問》説：陽明在天，則花實戕氣；少陽在泉，則金石失理[⑧]。如此之論，採掇者固未嘗晰也。抑又取之有早晚[⑨]，藏之有晀焙[⑩]；風雨燥濕，動有槁暴。今之處藥[⑪]，或有惡火者[⑫]，必日之而後咀[⑬]，然安知採藏之家不常烘煜哉[⑭]？又不能必[⑮]。此辨藥之難，五也。

① 艺：(技艺)精良。活用作形容词。
② 中节：符合规则。
③ 岭：五岭，即大庾岭、骑田岭、都庞岭、萌渚岭、越城岭。　黑：变黑。
④ 鸜鹆(qú yù 渠玉)：又作"鸲鹆"，俗称"八哥"。
⑤ 蚌蛤消：指蚌蛤的肉消减。《吕氏春秋·季秋纪·精通》："月望则蚌蛤实，群阴盈。月晦则蚌蛤虚，群阴亏。"
⑥ 坼(chè 彻)：裂开。
⑦ 艺、畦：种植，栽种。均活用作动词。
⑧ "阳明在天"四句：指五运六气学说论述的两类物候现象。语见《素问·五常政大论》。

阳明燥金司天之年，金气盛而克木，则植物的开花、结实（籽）就会受到伤害。少阳相火在泉之年，金受火刑（熔炼），则金石类矿物的质地纹理就会反常。

⑨ 抑：或者。

⑩ 暭（làng 浪）：晒干。 焙（bèi 倍）：烘干。

⑪ 处（chǔ 楚）药：储藏药物。

⑫ 或：如果。

⑬ 日：晒干，活用作动词。 咀：此指切碎药物。

⑭ 烘煜：用火烘烤。

⑮ 必：肯定。

此五者，大概而已。其微至於言不能宣①，其詳至於書不能載，豈庸庸之人而可以易言醫哉？

予治方最久。有方之良者，輒爲疏之。世之爲方者，稱其治效，常喜過實。《千金》、《肘後》之類，尤多溢言，使人不復敢信。予所謂良方者，必目覩其驗，始著於篇，聞不預也②。然人之疾，如向所謂五難者，方豈能必良哉？一覩其驗，即謂之良，殆不異乎刻舟以求遺劍者！予所以詳著其狀於方尾③，疾有相似者，庶幾偶値云爾④。篇無次序，隨得隨註，隨以與人。拯道貴速，故不暇待完也⑤。沈括序。

① 微：精微，微妙。 宣：申述明白。

② 预：参与，加入。

③ 著：记述。 其状：所治疾病的症状。

④ 庶几偶值：希望碰巧能遇到（这些医方）。

⑤ 完：完善，完备。

重点词语

1. 運曆　2. 竅發　3. 矯易　4. 捭摩　5. 投幾順變　6. 間不容髮　7. 暘　8. 後先勝復　9. 形(彼)　10. 承蜩　11. 刻棘　12. 啜　13. 庸(可)　14. 藝(也)　15. 中節　16. 坼　17. 戕　18. 焙　19. 或(有)　20. (後)咀　21. (不能)必　22. (不能)宣　23. 治(方)　24. 疏(之)　25. 庶幾(偶値)

二十一

《本草纲目》原序

导学

本文选自《本草纲目》，据1993年上海科学技术出版社影印明金陵初刻本排印。作者王世贞（公元1529～1593年），字元美，号凤洲，又号弇州山人，太仓（今江苏太仓县）人，嘉靖进士，官至南京刑部尚书。才学富赡，尤好诗文，对戏曲理论也颇有研究，是明代著名的文学家、戏曲理论家。与李攀龙一起，高举“文必秦汉，诗必盛唐”的旗帜，领导了反对形式主义文风的“后七子”运动，并操柄文坛二十年。

本文是王世贞应李时珍之邀而为《本草纲目》写的序言。序文通过李时珍的介绍和王世贞自己的所见，分别介绍了《本草纲目》编写的原因、过程、方法以及体例和内容，并给予高度的评价，指出其刊行的必要。通篇用典设喻，典雅生动，语言简洁，内蕴丰富，确为医籍序文中难得的佳作。

学习本篇文章，要求掌握重点词语、语法现象及修辞手法；熟悉《本草纲目》编写的方法、体例、内容及价值；了解《本草纲目》成书的原因和过程；学习本文大量运用比喻、典故的写作特点。

紀稱：望龍光知古劍①，覘寳氣辯明珠②。故萍實商羊，非天明莫洞③；厥後博物稱華④，辯字稱康⑤，析寶玉稱倚頓⑥，亦僅僅晨星耳⑦。

① 望龙光：典出《晋书·张华传》。龙光，龙泉宝剑的光芒。劍，“劍（剑）”的异体字。

② 觇寳气：典出唐代苏鹗《杜阳杂编》卷上。寳：“寶（宝）”的异体字。 辩：通“辨”。

③ “萍实”二句：对“萍实”和“商羊”这些不一般的事物，非天资聪明者是不能洞悉的。萍实，水萍的果实。事见《艺文类聚·草部下》引《孔子家语》。商羊，传说中的鸟名。昼伏夜飞，常在大雨前昼出且屈其一足而舞。事见《孔子家语·辩政》。天明，天资聪明。洞，洞察，洞悉。

④ 博物称华：博通事物者当首称张华。张华（公元232～300年），西晋时人，著有《博物志》十卷，《晋书》本传称其“博物洽闻，世无与比”。

⑤ 辩字称康：善于辨析文字者当首推嵇康。事见《艺文类聚》卷七十八引《神仙传》。

⑥ 倚顿：又作“猗顿”。春秋时鲁国巨富，以经营盐业致富，后来经营珠宝，以能识别珠宝著称。《淮南子·汜论训》称：“玉工眩之似碧者，唯倚顿不失其情。”

⑦ 晨星：清晨的星星。比喻稀少。

楚蘄陽李君東璧[①]，一日過予弇山园謁予[②]，留飲數日。予窺其人，晬然貌也，癯然身也，津津然談議也[③]，真北斗以南一人[④]。解其裝，無長物[⑤]，有《本草綱目》數十卷。謂予曰："時珍，荆楚鄙人也。幼多羸疾，質成鈍椎[⑥]，長耽典籍，若啖蔗飴。遂漁獵群書，搜羅百氏[⑦]，凡子、史、經、傳、聲韻、農圃、醫卜、星相、樂府諸家，稍有得處，輒著數言。古有《本草》一書，自炎皇及漢、梁、唐、宋，下迨國朝，註解群氏舊矣[⑧]。第其中舛繆差譌遺漏[⑨]，不可枚數。迺敢奮編摩之志，僭纂述之權[⑩]。歲歷三十稔，書考八百餘家[⑪]，稿凡三易。複者芟之[⑫]，闕者緝之[⑬]，譌者繩之[⑭]。舊本一千五百一十八種，今增藥三百七十四種，分爲一十六部，著成五十二卷。雖非集成，亦粗大備，僭名曰《本草綱目》。願乞一言，以託不朽。"

① 楚：指湖北。湖北古时被称为荆楚之地。　蘄（qí 奇）阳：今湖北省蕲春县。
② 弇（yǎn 演）山园：为王世贞所筑，是王世贞晚年居住的名园别墅。在江苏太仓隆福寺西。
③ "晬然"三句：相貌润泽，身材清瘦，谈吐兴浓。这三句均为主谓倒装的语序。晬（suì 岁）然，润泽貌。癯（qú 渠）然，清瘦貌。津津然，兴味浓厚的样子。
④ 北斗以南：指普天之下。
⑤ 长（zhàng 丈）物：多馀的东西。
⑥ 钝椎：喻愚钝。
⑦ 渔猎：喻泛览博涉。　搜："搜"的异体字。
⑧ 旧：久远。
⑨ 譌："讹"的异体字。
⑩ 僭，"僭"的异体字，超越本分。
⑪ 考："考"的异体字。
⑫ 芟（shān 山）：删除。
⑬ 缉：增补。
⑭ 绳：纠正。

予開卷細玩[①]，每藥標正名爲綱，附釋名爲目，正始也；次以集解、辯疑、正誤，詳其土產形狀也；次以氣味、主治、附方，著其體用也[②]。上自墳典，下及傳奇[③]，凡有相關，靡不備采。如入金谷之園[④]，種色奪目[⑤]；如登龍君之宮，寶藏悉陳，如對冰壺玉鑑[⑥]，毛髮可指數也。博而不繁，詳而有要，綜核究竟，直窺淵海。兹豈僅以醫書覯哉[⑦]？寔性理之精微[⑧]，格物之通典[⑨]，帝王之秘籙[⑩]，臣民之重寶也。李君用心加惠何勤哉[⑪]！噫！碔玉莫剖[⑫]，朱紫相傾[⑬]，弊也久矣。故辯專車之骨，必竢魯儒[⑭]；博支機之石，必訪賣卜[⑮]。予方著《弇州卮言》，恚博古如《丹鉛卮言》後乏人也[⑯]，何幸覩兹集哉！兹集也，藏之深山石室無當，盍鍥之[⑰]，以共天下後世味《太玄》如子雲者[⑱]。

旹萬曆歲庚寅春上元日[⑲]，弇州山人鳳洲王世貞拜撰。

① 玩：玩味，研究。
② 体用：本体和作用。此指药物本身的性质及其在方药配伍中的功用。
③ 坟典：三坟五典，泛指古代的经典著作。 传奇：古代的小说稗记等。
④ 金谷之园：晋代富豪石崇在洛阳所筑的园名。
⑤ 种色夺目：种类繁多，目不暇接。
⑥ 冰壶玉鑑：比喻清楚明晰。冰壶，盛冰的玉壶。玉鑑，玉制的镜子。
⑦ 仅：原作“禁”，据江西本改。 覯（gòu 够）：看见。此谓看待。
⑧ 寔：“实”的异体字。 性理：性命理学。
⑨ 格物：“格物致知”的省略。
⑩ 秘箓（lù 录）：秘密珍藏的簿籍。
⑪ 加惠：此为造福人类之意。
⑫ 碔（wǔ 武）：碔砆，似玉之石。
⑬ 朱紫相倾：比喻真伪优劣难以分辨。倾，排斥。
⑭ “故辩”二句：要辨识独占一车的巨骨，就一定要等待孔子这样的圣人。事见《国语·鲁语下》。专车之骨，独占一车的巨骨。竢，“俟”的异体字。鲁儒，指孔子。
⑮ “博支机”二句：要通晓织女的支机石，就一定要请教严君平。事见《太平御览》卷八。博，通晓。支机之石，指织女垫织布机的石块。卖卜，指汉代严君平。
⑯ 恚：怨恨。此谓“可惜”。 丹鈆卮言：指明代杨慎所著《丹铅馀录》、《丹铅续录》、《丹铅摘录》等考据学著作，其门人将此三书删辑为《丹铅总录》。
⑰ 盍：何不。 锲：刻。此谓刻版印刷。
⑱ 共：同“供”，供给。 味：研究体会。 太玄：西汉学者扬雄模仿《周易》所作的《太玄经》。 子云：扬雄字子云。
⑲ 旹：“时”的异体字。 万历：明神宗朱翊钧的年号（公元 1573～1620 年）。 上元日：农历正月十五。

重点词语

1. 觇（寶氣） 2. 睟然（貌也） 3. 瘦然（身也） 4. 津津然（譚議） 5. （無）長物 6. 鈍椎 7. 漁獵（羣書） 8. 僭（纂述之權） 9. 芟（之） 10. 緝（之） 11. 繩（之） 12. （細）玩 13. 種色奪目 14. 冰壺玉鑑 15. （醫書）覯 16. 格物（之通典） 17. 朱紫相傾 18. 博（支機） 19. 恚（博古） 20. 盍（鍥） 21. 鍥（之） 22. 共（天下） 23. 味（太玄） 24. 上元日

二十二

《类经》序

导学

本文选自《类经》，据人民卫生出版社1957年影印金阊同湧泉刊本排印。作者张介宾（公元1563～1640年），字会卿，号景岳，别号通一子，山阴（今浙江绍兴）人，明代著名医学家。在理论上提出"阳非有馀，真阴不足"的观点，治病主张补益真阴元阳，是温补学派的代表人物之一。《类经》共三十二卷，将《素问》与《灵枢》两书的原文，根据内容性质，依类编排，分为十二大类，每类又分若干小节，各立标题，并分别就《内经》原文详加注释、着意阐述，是后人学习研究《内经》的重要参考书。

序文首先盛赞《内经》的价值，接着指出历代注家存在的不足，最后阐述编撰《类经》的指导思想、分类原则和编写体例，表述了"相为表里，通其义也"和"欲共掖其高深"的美好愿望。全文自始至终紧扣作者的心理轨迹，内容畅达，行文典雅，耐人寻味，足见张介宾医文并茂的内蕴。

学习本篇文章，要求掌握重点词语、语法现象及修辞手法，掌握文中用典；熟悉张景岳类编《类经》的指导思想、分类原则及编写体例；了解《内经》的学术价值及历代诸家注释《内经》的得失；了解《类经》十二类的名称内容。

《內經》者，三墳之一。蓋自軒轅帝同岐伯、鬼臾區等六臣互相討論[①]，發明至理，以遺教後世。其文義高古淵微，上極天文，下窮地紀，中悉人事。大而陰陽變化[②]，小而草木昆蟲、音律象數之肇端[③]、藏府經絡之曲折[④]，靡不縷指而臚列焉[⑤]。大哉至哉！垂不朽之仁慈，開生民之壽域。其爲德也，與天地同，與日月並，豈直規規治疾方術已哉[⑥]？

① 六臣：指岐伯、伯高、雷公、鬼臾区、少俞、少师等六人，是黄帝时期的医官。
② 而：通"如"，像，比如。下句"而"同。
③ 象数：指占卜。　肇端：起始。同义连用。
④ 曲折：本末原委，来龙去脉。
⑤ "靡不"句：无不详细地罗列出来。缕指，一一地指出。胪列，陈列。
⑥ 直：仅仅。　规规：浅陋渺小貌。

按晉皇甫士安《甲乙經》叙曰[①]："《黄帝內經》十八卷。今《鍼經》九卷，《素問》

九卷，即《内經》也。”而或者謂《素問》、《鍼經》、《明堂》三書，非黄帝書，似出於戰國。夫戰國之文能是乎？宋臣高保衡等叙業已辟之[2]。此其億度無稽[3]，固不足深辨。而又有目醫爲小道，并是書且弁髦置之者[4]，是豈巨慧明眼人歟？觀坡僊《楞伽經》跋云[5]：“經之有《難經》，句句皆理，字字皆法。”亦豈知《難經》出自《内經》，而僅得其什一。《難經》而然，《内經》可知矣。夫《内經》之生全民命，豈殺於《十三經》之啓植民心[6]？故玄晏先生曰：“人受先人之體，有八尺之軀，而不知醫事，此所謂遊魂耳[7]！雖有忠孝之心，慈惠之性，君父危困，赤子塗地[8]，無以濟之。此聖賢所以精思極論盡其理也。”繇此言之，儒其可不盡心是書乎？奈何今之業醫者，亦置《靈》《素》於罔聞，昧性命之玄要，盛盛虚虚，而遺人夭殃，致邪失正，而絶人長命[9]。所謂業擅專門者，如是哉！此其故，正以經文奥衍[10]，研閲誠難。其於至道未明[11]，而欲冀夫通神運微，仰大聖上智於千古之邈，斷乎不能矣。

① 按：查考。
② 高保衡：宋医家，宋熙宁年间为朝奉郎国子博士。他和林亿等奉诏校正《素问》。叙：指高保衡、林亿等的《重广补注黄帝内经素问・序》。该序明确指出《内经》是“三皇遗文”。 辟：驳斥。
③ 億：同“臆”。
④ 弁(biàn 变)髦：喻无用之物。弁，黑色布帽。髦，童子眉际垂发。弁髦于古代男子行冠礼后皆弃去。在此名词活用作状语。
⑤ 坡仙：指苏轼。 楞伽经：佛经名。全称《楞伽阿跋多罗宝经》。
⑥ 杀(shài 晒)：少。 十三经：指《诗经》、《尚书》、《易经》、《周礼》、《仪礼》、《礼记》、《左传》、《公羊传》、《谷梁传》、《论语》、《孟子》、《孝经》、《尔雅》十三部儒家经典。
⑦ 䰟：“魂”的异体字。
⑧ 赤子：初生的婴儿，此指百姓。 涂地：肝脑涂地，比喻悲惨地死去。
⑨ “盛盛”四句：语本《素问・五常政大论》“无盛盛，无虚虚，而遗人夭殃；无致邪，无失正，绝人长命。”夭殃，灾祸。
⑩ 奥衍：深广。衍，丰饶繁多。
⑪ 其：如果。

自唐以來，雖賴有啓玄子之註，其發明玄秘儘多[1]，而遺漏亦復不少。蓋有遇難而默者，有於義未始合者，有互見深藏而不便檢閲者[2]。凡其闡揚未盡，《靈樞》未註，皆不能無遺憾焉。及乎近代諸家，尤不過順文敷演，而難者仍未能明，精處仍不能發，其何裨之與有[3]？

初，余究心是書，嘗爲摘要，將以自資。繼而繹之久[4]，久則言言金石，字字珠璣，竟不知孰可摘而孰可遺。因奮然鼓念，冀有以發隱就明，轉難爲易，盡啓其秘而公之於人。務俾後學了然，見便得趣，由堂入室[5]，具悉本原，斯不致悮已悮人[6]，咸臻至善。於是乎詳求其法，則唯有盡易舊制，顛倒一番，從類分門，然後附意闡發,庶晰其蘊[⑦]。然懼擅動聖經,猶未敢也。

粵稽往古[⑧],則周有扁鵲之摘《難》,晉有玄晏先生之類分[⑨],唐有王太僕之補削,元有滑攖寧之撮鈔[⑩],鑒此四君子而後意決。且此非《十三經》之比,蓋彼無須類,而此欲醒瞶指迷[⑪],則不容不類,以求便也。由是徧索兩經,先求難易,反復更秋[⑫],稍得其緒。然後合兩爲一,命曰《類經》。"類"之者,以《靈樞》啓《素問》之微,《素問》發《靈樞》之秘,相爲表裏,通其義也。

① 儘:同"盡(尽)"。
② 深藏:意谓深藏不露,难以发现、查寻。
③ "其何裨"句:意谓这些注释有什么裨益呢。裨,益处。与,语气助词。
④ 绎:探求,研究。
⑤ 由堂入室:也作"升堂入室",喻学问逐步深入。
⑥ 悮:"误"的异体字。
⑦ 晰其韫(yùn 运):使其蕴藏的意义明晰。韫,藏。
⑧ 粤:句首语气助词。无义。
⑨ 类分:按类分排。指皇甫谧所撰《针灸甲乙经》。
⑩ 滑撄宁:元末明初医家滑寿,字伯仁,号撄宁生。著有《读素问钞》等。
⑪ 醒瞆(guì 贵):使不明者醒悟。瞆,眼昏不明。 指迷:为迷惑者指明方向。
⑫ 更秋:经年。秋,指代"年"。

兩經既合,迺分爲十二類:夫人之大事,莫若死生,能葆其眞[①],合乎天矣,故首曰攝生類。生成之道,兩儀主之[②],陰陽既立,三才位矣[③],故二曰陰陽類。人之有生,藏氣爲本,五內洞然[④],三垣治矣[⑤],故三曰藏象類。欲知其內,須察其外,脉色通神,吉凶判矣,故四曰脉色類。藏府治內,經絡治外,能明終始,四大安矣[⑥],故五曰經絡類。萬事萬殊,必有本末,知所先後,握其要矣,故六曰標本類。人之所賴,藥食爲天,氣味得宜,五宮強矣,故七曰氣味類。駒隙百年[⑦],誰保無恙?治之弗失,危者安矣,故八曰論治類。疾之中人,變態莫測,明能燭幽,二豎遁矣[⑧],故九曰疾病類。藥餌不及,古有鍼砭,九法搜玄,道超凡矣,故十曰鍼刺類。至若天道茫茫,運行今古,苞無窮[⑨],協惟一[⑩],推之以理,指諸掌矣,故十一曰運氣類。又若經文連屬,難以強分,或附見於別門,欲求之而不得,分條索隱,血脉貫矣,故十二曰會通類。彙分三十二卷。此外復附著《圖翼》十五卷。蓋以義有深邃,而言不能該者[⑪],不拾以圖,其精莫聚;圖象雖顯,而意有未達者,不翼以說[⑫],其奧難窺。自是而條理分,綱目舉,晦者明,隱者見,巨細通融,歧貳畢徹[⑬],一展卷而重門洞開,秋毫在目。不惟廣裨乎來學,即凡志切尊生者,欲求兹妙,無不信手可拈矣。

① 葆:通"保",保护。
② 两仪:此指阴阳(即天地)。

③ 三才：本指天、地、人。语本《易·说卦》。此指人。 位：确立。
④ 五内：五脏。 洞然：通畅的样子。
⑤ 三垣：我国古代对天体恒星的区划名。此指人体上中下三焦。治，正常。
⑥ 四大：指身体。
⑦ 驹隙：语本《庄子·知北游》。此指人的一生。
⑧ 二竖：指病魔。语见《左传·成公十年》。
⑨ 苞：通“包”，包括。
⑩ 协惟一：和谐统一。 惟：句中语气助词。
⑪ 该：概括，包括。
⑫ 翼：辅助。活用作动词。
⑬ 歧贰：分歧。

是役也[①]，余誠以前代諸賢註有未備，間多舛錯，掩質埋光，俾至道不盡明於世者，迨四千餘禩矣[②]。因敢忘陋效矉，勉圖蚊負[③]，固非敢弄斧班門，然不屑沿街持鉢[④]。故凡遇駁正之處，每多不諱，誠知非雅。第以人心積習既久，訛以傳訛，即決長波猶虞難滌[⑤]，使辨之不力，將終無救正日矣。此余之所以載思而不敢避也[⑥]。

吁！余何人斯，敢妄正先賢之訓？言之未竟，知必有闞余之謬而隨議其後者[⑦]。其是其非，此不在余，而在乎後之明哲矣。雖然，他山之石，可以攻玉[⑧]；斷流之水，可以鑑形；即壁影螢光[⑨]，能資志士；竹頭木屑，曾利兵家[⑩]。是編者倘亦有千慮之一得[⑪]，將見擇於聖人矣，何幸如之！獨以應策多門[⑫]，操觚隻手[⑬]，一言一字，偷隙毫端[⑭]。凡歷歲者三旬，易稿者數四，方就其業。所謂河海一流，泰山一壤[⑮]，盖亦欲共掖其高深耳[⑯]。後世有子雲其憫余勞而錫之斤正焉[⑰]，豈非幸中又幸？而相成之德[⑱]，謂孰非後進之吾師云。

旹大明天啓四年[⑲]，歲次甲子黃鍾之吉[⑳]，景岳子自序於通一齋。

① 役：差役，差事。此指编撰《类经》的工作。
② 禩：“祀”的异体字。
③ 效矉：喻盲目模仿。自谦之词。语见《庄子·天运》。矉，同“颦”，皱眉。 蚊负：蚊子背山，喻力所不能及。自谦之词。语见《庄子·应帝王》。
④ 沿街持钵：喻乞讨。此谓一味地依赖他人。
⑤ 虞：忧虑。
⑥ 载：通“再”，再三。
⑦ 阚(kàn 看)：看到，发现。 其：我。
⑧ “他山”二句：喻借助外力，辅助自己。语见《诗经·小雅·鹿鸣》。
⑨ 壁影：指西汉匡衡凿壁借光苦读事。事见《西京杂记》卷二。 萤光：指晋代车胤以萤光照书苦读。事见《晋书·车胤传》。
⑩ “竹头木屑”句：喻无用之物也会有价值的。事见《世说新语·政事》。
⑪ 千虑之一得：谓愚者之见也会有可取之处。语本《晏子春秋·内篇杂下》。

⑫ 独：只是。　应策：应对解答的问题。
⑬ 操觚(gū 孤)：写作。觚，古人用以书写的木简。
⑭ 偷隙：抽空。
⑮ “所谓”二句：喻不嫌弃细小，方能成就高深。语本李斯《谏逐客书》。
⑯ 掖(yè 夜)：扶持，助成。
⑰ 锡：通“赐”。　斤正：斧正，改正。
⑱ 相成：成就我。相，指代性副词。
⑲ 天启四年：公元 1624 年。天启，明熹宗朱由校的年号(公元 1621～1627 年)。
⑳ 黄钟：农历十一月。　吉：每月初一。

重点词语

1. (大)而　2. 肇端　3. 曲折　4. 臚列　5. 直(規規)　6. 業(已)辟(之)　7. 弁髦　8. 殺(於《十三經》)　9. 赤子涂地　10. 繹(之久)　11. 由堂入室　12. 晰其蘊　13. 粵(稽往古)　14. 更(秋)　15. 兩儀　16. 三才位(矣)　17. (五內)洞然　18. (三垣)治　19. 治(內)　20. 四大(安矣)　21. 駒隙百年　22. 苞(無窮)　23. (協)惟(一)　24. 指諸掌　25. (經文)連屬　26. (言不能)該　27. 翼(以說)　28. 歧貳　29. 效矉　30. 蚊負　31. 沿街持鉢　32. 虞(難滌)　33. 載(思)　34. 闕(余之謬)　35. 壁影螢光　36. 操觚　37. 掖(其高深)　38. 錫(之)斤正　39. 相(成之德)　40. 黃鍾之吉

二十三

《医方集解》序

导学

本文选自《医方集解》，据1957年上海卫生出版社本排印。作者汪昂(公元1615～?)，字訒庵，休宁(今属安徽)人。早年业儒，博览诸子经史。入清后，弃儒就医，潜心医学，著述颇多，为清代著名医家。《医方集解》是一部方剂学专著，选录常用方剂七百馀首，分二十一门，分病列方，博采各家论述，阐明方义，示人所以成方之理。

本文阐明自己编写此书的目的和方法，着重指出医方来源于察脉辨证，运用医方，须明方义。强调既要重视经方，又要灵活运用，即所谓"取是方而圆用之"。而"圆用之"的关键在于根据方解，究明方义，从而巧妙地肯定了"集解"的价值。

学习本篇文章，要求掌握重点词语、语法现象及修辞手法，熟悉汪昂编写此书的目的和方法，了解此书的价值。

孔子曰："能近取譬，可謂仁之方也已[①]。"夫仁爲心性之學，尚不可以無方，況於百家衆藝，可以無方而能善此乎？諸藝之中，醫尤爲重。以其爲生人之司命，而聖人之所必慎者也[②]。竊嘗思之，凡病必有症，症者，證也，有斯病必形斯候者也[③]。證必有脈，脈者，藏府經絡、虛實寒熱之所由分也[④]。有與證相符者，有與證不相符者，必參驗之，而後可施治者也。察脈辨證而方立焉。方者，一定不可易之名[⑤]。有是病者，必主是藥，非可移游彼此[⑥]，用之爲嘗試者也。

① "能近取譬"句：犹言能就近选择效法的事例和原则，这就是施行仁道的方法。语出《论语·雍也》。
② 圣人：指孔子。《论语·述而》："子之所慎：斋、战、疾。"
③ 形：表现。
④ 所由：依据，根据。
⑤ "一定不可"句：意谓方剂有确切的主治，不可随意变改。
⑥ 移游：亦作"游移"。犹豫不决。

方之祖始於仲景。後人觸類擴而充之[①]，不可計殫[②]，然皆不能越仲景之範圍。蓋前人作法，後人因焉[③]。創始者難爲用，後起者易爲功。取古人已驗之成規而斟酌用之，爲效不既易乎？然而執方醫病，而病不能瘳，甚或反而殺人者，又何以説焉？則以脈候未辨，藥性未明，惑於似而反失其眞，知有方而不知方之解故也。

方之有解始於成無己[4]。無己慨仲景之書後人罕識，爰取《傷寒論》而訓詁之，詮證釋方，使觀者有所循入。誠哉仲景之功臣，而後覺之先導矣。厥後名賢輩出，謂當踵事增華[5]，析微闡奥，使古方時方大明於世，寧不愉快？夫何著方者日益多，註方者不再見？豈金鍼不度歟[6]，抑工於醫者未必工於文，詞不能達意，遂置而不講歟[7]？迄明，始有吴鶴皋之集《醫方考》，文義清疏，同人膾炙[8]，是以梨棗再易[9]。豈爲空谷足音[10]，故見之而喜歟？然吴氏但一家之言，其於致遠鈎深[11]，或未徹盡。兹特博採廣搜，網羅羣書[12]，精窮奥藴，或同或異，各存所見，以備參稽。使探寶者不止一藏，嘗鼎者不僅一臠[13]。庶幾病者觀之，得以印證；用者據之，不致徑庭[14]，寧非衛生之一助歟[15]？

① 触类：犹“触类旁通”。语出《周易·系辞上》。
② 殚：穷尽。
③ 因：沿袭。
④ 成无己：宋代医学家。最早为《伤寒论》全书作注，著有《注解伤寒论》、《伤寒明理论》等。《注解伤寒论》是现存最早的《伤寒论》注本。
⑤ 踵事增华：继承前人的事业而发扬光大。踵，继承。语出《文选·序》。
⑥ 金针不度：比喻秘诀失传。度，传授。典出《桂苑丛谈·史遗》。
⑦ 讲：研究。
⑧ 同人脍炙：犹“脍炙人口”，喻人人称赞。典出《孟子·尽心下》。
⑨ 梨枣再易：指多次出版。梨枣，因古时印书多用梨、枣二木刻板，故以“梨枣”借代书版。
⑩ 空谷足音：空谷中的脚步声，比喻稀少难遇。语出《庄子·徐无鬼》。
⑪ 致远钩深：探索深奥的含义。语出《周易·系辞上》。
⑫ 羣：“群”的异体字。
⑬ 尝鼎者不仅一脔（luán 峦）：品尝鼎中美味的人不仅只尝一块肉。比喻不至于浅尝辄止。典出《吕氏春秋·察今》。
⑭ 径庭：比喻悬殊很大。
⑮ 宁：难道。　卫生：保护生命。

或曰：善師者不陳，得魚者忘筌[1]。運用之妙，在於一心，何以方爲[2]？余曰：般倕不棄規矩[3]，師曠不廢六律[4]。夫《易》之爲書，變動不居，然亦有變易不易二義，故曰“蓍之德圓而神，卦之德方以智”[5]。夫卦誠方矣，豈方、智之中遂無圓神之妙也哉？吾願讀吾書者，取是方而圓用之[6]，斯眞爲得方之解也已。

康熙壬戌歲陽月[7]，休寧訒庵汪昂題。

① “善师者”二句：意谓善于率兵作战的人并不讲究阵法，只要能捕到鱼可以不考虑捕鱼的工具。语本《穀梁传·庄公八年》和《庄子·外物》。陈，同“阵”。活用作动词。筌，捕鱼之竹器。

② “运用之妙”三句：运用的微妙，全在自己的心领神会，哪里还用得着什么方呢？语本《宋史·岳飞传》

③ 般倕：公输般（又名鲁班）和工倕，都是古代的能工巧匠。 规矩：用以画圆和方的工具。

④ 师旷：又名瞽旷。春秋时期晋国的乐师。 六律：用律管确定的六种标准音调，即黄钟、太簇、姑洗、蕤宾、夷则、无射。

⑤ “蓍之德”二句：蓍凭借自己圆的属性而通神，卦依靠自己方的属性而先知。意思是说“方”与“圆”都同等重要。德，属性。

⑥ 圆：灵活。

⑦ “康熙壬戌”句：康熙二十一年，即公元1682年。阳月，夏历十月的别称。

重点词语

1. 形(斯候) 2. 移游(彼此) 3. 觸類 4. (不可計)殫 5. 踵事增華 6. 金鍼不度 7. (置而不)講 8. 同人膾炙 9. 梨棗再易 10. 空谷足音 11. 徑庭 12. (寧非)衛生 13. (善師者不)陳 14. (得魚者忘)筌 15. 陽月

二十四

《串雅》序

导学

本文选自《串雅》，据清光绪十四年（公元1888年）榆园刊本排印。作者赵学敏（公元1719～1805年），字依吉，号恕轩，钱塘（今浙江杭州）人。清代著名医药学家。他博学多闻，尤工医药。著《本草纲目拾遗》，补正了《本草纲目》的某些内容，并增加了七百多种新药物。他还反对传统偏见，注意搜集整理走方医的治疗经验，著《串雅》内外编，收载九百多方，分截、顶、串及单方四类，是中医史上第一部较完整的民间验方汇编。

本文旨在为走方医正名。文章认为来自民间走方医术并非不登大雅之堂的末技小道，而是“颇有奥理”的“可观者”，从而给以充分的肯定，同时也指出了其中的不足。因而在编著《串雅》时，注意芟订，去芜杂而存精华。序文对蔑视走方医的卑劣言行予以辛辣的揭露和批判。

学习本篇文章，要求掌握重点词语、语法现象；熟悉古代民间医学的一般历史；了解文中涉及的古代文化、文献知识。

《周禮》分醫爲四，有食醫、疾醫、瘍醫、獸醫，後乃有十三科[①]，而未聞有走方之名也。《物原》記岐黃以來有鍼灸[②]，厥後巫彭製藥丸，伊尹創煎藥，而未聞有禁、截諸法也[③]。晉王叔和纂《脈經》，叙陰陽、内外，辨部候、經絡、臟腑之病爲最詳，金張子和以吐、汗、下三法，風、寒、暑、濕、火、燥六門，爲醫之關鍵，終未聞有頂、串諸名也。有之，自草澤醫始[④]，世所謂走方是也。人每賤薄之[⑤]，謂其游食江湖，貨藥吮舐[⑥]，跡類丐；挾技劫病，貪利恣睢[⑦]，心又類盗。剽竊醫緒，倡爲詭異[⑧]。敗草毒劑，悉曰僊遺[⑨]；刳滌魇迷，詫爲神授[⑩]。輕淺之證，或可貪天[⑪]；沉痼之疾，烏能起廢？雖然誠有是焉，亦不可概論也。爲問今之乘華軒、繁徒衛者[⑫]，胥能識證、知脈、辨藥，通其元妙者乎[⑬]？儼然峨高冠，竊虛譽矣[⑭]。今之游權門、食厚奉者[⑮]，胥能決死生、達内外、定方劑，十全無失者乎？儼然踞高座，侈功德矣[⑯]。是知笑之爲笑，而不知非笑之爲笑也。

① 十三科：《明史·职官志》：“太医院掌医疗之法。凡医术十三科……曰大方脉，曰小方脉，曰妇人，曰疮疡，曰针灸，曰眼，曰口齿，曰接骨，曰伤寒，曰咽喉，曰金镞，曰按摩，曰祝由。”

② 物原：书名。明代罗颀编著，以探求事物起源而得名。

③ 禁、截诸法：指走方医禁、截、顶、串四种方法。禁法，是用药物兼施祝祷等迷信手段的治法。截法，用单方重剂，截除病邪的治法。顶法，用涌吐药的治法。串法，用泻下药的治法。

④ 草泽医：即“走方医”。俗称“铃医”、“走方郎中”。

⑤ 贱薄：鄙视，轻视。活用作动词。

⑥ 货：卖。活用作动词。 吮（shǔn）舐（shì 世）：吮痈舐痔。吮，吸。舐，舔。语见《庄子・列御寇》。

⑦ 恣睢（suī 虽）：任意妄为。

⑧ 倡：称说。 诡异：神奇。

⑨ 遗（wèi 谓）：赠送。

⑩ 魇迷：指喷酒画符等迷信手段治病。 诧：夸耀。

⑪ 贪天：“贪天之功”的省略。语出《左传・僖公二十四年》。此指不治自愈。

⑫ “乘华轩”句：指身份高贵的宫廷医生。华轩，华丽的车子。繁，拥有众多。活用作动词。徒卫，侍从。

⑬ 胥：全，都。 元妙：即“玄妙”。“玄”，避康熙名讳而改“元”。

⑭ 俨然：庄严貌。此谓一本正经的样子。 峨：高耸。活用作动词。

⑮ 游权门：出入游走于权贵之门庭。即言专门为达官贵人治病。 奉：同“俸”。俸禄。

⑯ 侈：炫耀，夸耀。活用作动词。

予幼嗜岐黃家言，讀書自《靈》、《素》、《難經》而下，旁及《道藏》、《石室》[①]；考穴自《銅人內景圖》而下，更及《太素》、《奇經》[②]；傷寒則仲景之外，遍及《金鞞》、《木索》[③]；本草則《綱目》而外，遠及《海錄》、《丹房》[④]。有得，輒鈔撮忘倦，不自知結習至此，老而靡倦。然聞走方醫中有頂串諸術，操技最神，而奏效甚捷。其徒侶多動色相戒，秘不輕授。詰其所習，大率知其所以[⑤]，而不知其所以然，鮮有通貫者。以故欲宏覽而無由[⑥]，嘗引以爲憾[⑦]。

① 旁：广泛。 道藏：道教经书的总集。包括周秦以来的道家子书和六朝之后的道教经典。 石室：疑为《石室秘录》，明末傅山遗著，清・陈士铎整理，共六卷。

② 铜人内景图：指北宋王惟一所著的《铜人腧穴针灸图经》。 太素：指杨上善撰注的《黄帝内经太素》。 奇经：疑指李时珍所撰之《奇经八脉考》。

③ 金鞞（bǐ 比）、木索：疑指明・卢之颐所著《伤寒金鎞疏钞》及《摩索金匮》。

④ 海录：疑指宋・叶廷珪所撰《海录碎事》。 丹房：疑指唐・独孤滔所著《丹房镜源》。

⑤ 大率：大多。 所以：使用的方法。

⑥ 无由：犹“无从”，没有办法。

⑦ 尝：通“常”，常常。

有宗子柏雲者[①]，挾是術徧游南北，遠近震其名，今且老矣。戊寅航海歸，過予譚藝[②]。質其道[③]，頗有奥理，不悖於古而利於今，與尋常搖鈴求售者迥異[④]。顧其方，旁涉元禁[⑤]，瑣及游戲，不免夸新鬬異[⑥]，爲國醫所不道[⑦]。因錄其所授，重加芟訂，存其可濟於世者，部居別白[⑧]，都成一編，名之曰《串雅》，使後之習是術者，不致爲庸俗所詆毁，殆亦柏雲所心許焉。昔歐陽子暴利幾絕，乞藥於牛醫[⑨]；李防禦治嗽得官，傳方於下走[⑩]。誰謂小道不有可觀者歟？亦視其人善用斯術否也。乾隆己卯十月既望[⑪]，錢塘趙學敏恕軒譔。

① 宗子：嫡长子。此指同宗兄弟中排行最大。
② 谭艺：犹言切磋技艺。
③ 质：问。
④ 迥异：相差甚远。迥，远。
⑤ 元禁：故弄玄虚的巫术禁咒之法。
⑥ 夸新斗异：夸耀新奇，竞争神异，即标新立异。
⑦ 国医：指宫廷医生。 不道：犹言“不称道”。
⑧ 部居：按部类编排。 别白：区别明白。
⑨ “昔欧阳子”句：言欧阳修患严重泄泻，国医百治不验，后得走方医之方药而愈。事见张杲《医说》卷六《车前止暴下》条。欧阳子，欧阳修。牛医，此指走方医。
⑩ “李防御治嗽”二句：言李防御因为从走方医那里得到了秘方治愈了宋徽宗宠妃的病而得以保住了自己的官职。李防御，宋徽宗时医官。下走，供人役使的奴仆。此指走方医。事见张杲《医说》卷四《治痰嗽》。
⑪ 乾隆己卯：公元 1759 年。 既望：农历每月十五日叫望，十六为既望。

重点词语

1. (人每)賤薄 2. 貨(藥)吮舐 3. (貪利)恣睢 4. (剽竊)醫緒 5. (倡爲)詭異 6. (僊)遺 7. (刳滌)魘迷 8. 詫(爲神授) 9. (或可)貪天 10. 繄(徒衛者) 11. 胥(能識證) 12. 峨(高冠) 13. 侈(功德) 14. (過予)譚藝 15. (旁涉)元禁 16. 部居別白 17. (十月)既望

二十五

《温病条辨》叙

导学

本文选自《温病条辨》，据清嘉庆癸酉年（公元1813年）问心堂刻本排印。作者汪廷珍（公元1757～1827年），字瑟庵，山阳（今江苏省淮安县）人，清代乾隆年间进士，官至礼部尚书。著有《实事求是斋诗文集》。

《温病条辨》是温病学的名著之一。作者吴瑭（公元1758～1836年），字鞠通，淮阴（今江苏省淮阴市）人。本习儒，因其父及侄子相继患病，医治无效而死，遂弃儒习医，潜心研究温病二十年，著成此书。他对温病提出的三焦辨证原则和治疗方法，在温病学发展史上具有重要的意义。

本文分析了“病多方少”在温病中的突出表现及其原因，叙述了温病学发展的艰难历程，指出“以伤寒之法疗六气之疴”所造成的严重后果，对吴瑭的治学精神和《温病条辨》的重要价值给以高度的赞扬，并鼓励吴瑭“亟宜出而公之”以拯救生灵于水火涂炭之中。

学习本篇文章，要求掌握重点词语、语法现象及修辞手法；熟悉吴鞠通撰写《温病条辨》的社会背景、原因，熟悉历史上对温病的认识与治疗概况；了解刘完素、叶天士对温病诊治所做的贡献。

昔淳于公有言[①]：人之所病，病病多；醫之所病，病方少。夫病多而方少，未有甚於溫病者矣。何也？六氣之中，君相兩火無論已，風濕與燥無不兼溫，惟寒水與溫相反，然傷寒者必病熱。天下之病孰有多於溫病者乎？方書始於仲景。仲景之書專論傷寒，此六氣中之一氣耳。其中有兼言風者，亦有兼言溫者，然所謂風者，寒中之風，所謂溫者，寒中之溫，以其書本論傷寒也。其餘五氣，概未之及，是以後世無傳焉。雖然，作者謂聖，述者謂明[②]。學者誠能究其文，通其義，化而裁之，推而行之[③]，以治六氣可也，以治內傷可也。亡如世鮮知十之才士[④]，以闕如爲耻[⑤]，不能舉一反三，惟務按圖索驥[⑥]。

① 淳于公：即西汉名医淳于意。以下引言见《史记·扁鹊仓公列传》，并非淳于意所言。
② “作者谓圣”二句：首创者叫做圣，传述者叫做明。语见《礼记·乐记》。
③ “化而裁之”二句：意谓“变通”。语出《周易·系辞上》：“化而裁之谓之变，推而行之谓之通。”

④ 亡如：无奈。亡，通“无”。　鲜：少。　知十：“闻一以知十”的省略。
⑤ 阙如：指缺而不言，存疑。语见《论语・子路》：“君子于其所不知，盖阙如也。”如，词尾。
⑥ 按图索骥：按照文字的描述去寻找骏马，喻拘泥成法，不知变通。语本《汉书・梅福传》。

蓋自叔和而下，大約皆以傷寒之法療六氣之疴，禦風以絺[1]，指鹿爲馬，迨試而輒困，亦知其術之疏也。因而沿習故方，略變藥味，冲和、解肌諸湯紛然著録[2]。至陶氏之書出[3]，遂居然以杜撰之傷寒，治天下之六氣。不獨仲景之書所未言者不能發明，並仲景已定之書盡遭竄易。世俗樂其淺近，相與宗之[4]，而生民之禍亟矣[5]。又有吴又可者[6]，著《瘟疫論》，其方本治一時之時疫，而世誤以治常候之溫熱。最後若方中行、喻嘉言諸子[7]，雖列溫病於傷寒之外，而治法則終未離乎傷寒之中。惟金源劉河間守眞氏者[8]，獨知熱病，超出諸家，所著六書[9]，分三焦論治，而不墨守六經，庶幾幽室一鐙[10]，中流一柱[11]。惜其人朴而少文，其論簡而未暢，其方時亦雜而不精。承其後者又不能闡明其意，裨補其疏。而下士聞道若張景岳之徒[12]，方且怪而訾之。於是，其學不明，其説不行。而世之俗醫遇溫熱之病，無不首先發表，雜以消導，繼則峻投攻下，或妄用溫補，輕者以重，重者以死。幸免則自謂己功，致死則不言己過，即病者亦但知膏肓難挽，而不悟藥石殺人。父以授子，師以傳弟，舉世同風，牢不可破。肺腑無語，冤鬼夜嗥，二千餘年，略同一轍，可勝慨哉！

① 御风以絺（chī 痴）：用细葛布抵挡风寒。喻方法不当，徒劳无效。絺，细葛布。
② 冲和：方剂名，指加减冲和汤。明代陶华依金代张洁古的九味羌活汤加减而成。解肌：方剂名，即柴葛解肌汤，是陶华《伤寒六书》方。
③ 陶氏之书：指明代陶华所著《伤寒六书》。又名《陶氏伤寒全书》，共六种。
④ 宗：师法，继承。
⑤ 亟（qì 气）：频繁。
⑥ 吴又可：明末医家，名有性，姑苏（今江苏省吴县）人。提出瘟疫是由戾气传染所致。
⑦ 方中行：明末医学家，名有执，著有《伤寒论条辨》等。　喻嘉言：明末清初医学家，名昌，著有《伤寒尚论篇》、《寓意草》、《医门法律》等。
⑧ 金源：金代的别称。
⑨ 六书：指《河间六书》。
⑩ 鐙：同“灯”。
⑪ 中流一柱：或作“中流砥柱”，指黄河三门峡之中游的砥柱山，比喻能担当重任、支撑危局的人物和力量。语本《晏子春秋・谏下》。
⑫ 下士闻道：语出《老子・四十一章》。

我朝治洽學明①，名賢輩出，咸知溯原《靈》、《素》，問道長沙②。自吳人葉天士氏《溫病論》、《溫病續論》出③，然後當名辨物④。好學之士，咸知向方⑤；而貪常習故之流，猶且各是師說⑥，惡聞至論。其粗工則又略知疏節，未達精旨，施之於用，罕得十全。吾友鞠通吳子，懷救世之心，秉超悟之哲⑦，嗜學不厭⑧，研理務精，抗志以希古人⑨，虛心而師百氏。病斯世之貿貿也⑩，述先賢之格言，攄生平之心得⑪，窮源竟委，作爲是書。然猶未敢自信，且懼世之未信之也，藏諸笥者久之⑫。予謂學者之心，固無自信時也，然以天下至多之病，而竟無應病之方，幸而得之，亟宜出而公之。譬如拯溺救焚，豈待整冠束髮？况乎心理無異，大道不孤，是書一出，子雲其人必當旦暮遇之，且將有闡明其意，裨補其疏，使夭札之民咸登仁壽者。此天下後世之幸，亦吳子之幸也。若夫折楊皇荂，听然而笑⑬，陽春白雪，和僅數人，自古如斯。知我罪我，一任當世，豈不善乎？吳子以爲然，遂相與評騭而授之梓⑭。嘉慶十有七年壯月既望⑮，同里愚弟汪廷珍謹序。

① 治洽：指政治和协。　学明：学术昌明。
② 长沙：此指张仲景的《伤寒杂病论》。
③ "温病论"句：指叶天士口述、弟子顾景文手录整理之《温热论》。
④ 当名辨物：根据事物名称，辨别事物之实质。语见《周易·系辞下》。
⑤ 向方：寻求或遵循正确的方法。此指寻求正确的研究方法。
⑥ 是：认为……正确。
⑦ 哲：聪慧。
⑧ 厌：满足。
⑨ 抗志：坚持高尚的志向。　希：仰慕。
⑩ 贸贸：同"眊眊"。昏愦不明的样子。
⑪ 攄(shū 书)：抒发，表达。
⑫ 笥：书箱。
⑬ 折杨皇荂：古代通俗乐曲名。见《庄子·天地》。荂，同"华"。　听(yǐn 引)然：张口笑的样子。
⑭ 评骘(zhì 至)：评定。　梓(zǐ 子)：印书的木版。这里指刊印。
⑮ 嘉庆十有七年：公元1812年。　壮月：阴历八月的别称。

重点词语

1. 亡如　2. 知十　3. 闕如　4. 按圖索驥　5. 宗(之)　6. (生民之禍)亟　7. 訾(之)　8. 問道(長沙)　9. 當名辨物　10. 猶且各是師說　11. (略知)疏節　12. (超悟之)哲　13. (嗜學不)厭　14. 抗志(以)希(古人)　15. (斯世之)貿貿　16. 攄(生平之心得)　17. (藏諸)笥　18. 听然(而笑)　19. 評騭(而授之)梓　20. 壯月

练习四

标点短文并解释加点的词语

（一）除疾之道極其候證詢其嗜好察致病之由來觀時人之所患則窮其病之始終矣窮其病矣外病療內上病救下辨病臟之虛實通病臟之母子相其老壯酌其淺深以製其劑而十全上功至焉製劑獨味爲上二味次之多品爲下酸通骨甘解毒苦去熱咸導下辛發滯當驗之藥未驗切戒急投大勢既去餘勢不宜再藥修而肥者飲劑豐羸而弱者受藥減用藥如用兵用醫如用將善用兵者徒有車之功善用藥者薑有桂之效知其才智以軍付之用將之道也知其方伎以生付之用醫之道也世無難治之疾有不善治之醫藥無難代之品有不善代之人民中絕命斷可識矣（選自南齊·褚澄《褚氏遺書·除疾》）

（二）脈之難明古今所病也至虛有實候而大實有羸狀差之毫釐疑似之間便有死生禍福之異此古今所病也病不可不謁醫而醫之明脈者天下蓋一二數騏驥不時有天下終不徒行和扁不世出病者終不徒死亦因其長而護其短耳士大夫多秘其所患而求診以驗醫之能否使索病於冥漠之中辨虛實冷熱於疑似之間醫不幸而失終不肯自謂失也則巧飾遂非以全其名至於不救則曰是固難治也間有謹愿者雖或因主人之言亦復參以所見兩存而雜治以故藥不效此世之通患而莫之悟也（選自宋·蘇軾《蘇軾文集》）

（三）一人疾焉而醫者十并使之歟曰使其尤良者一人焉爾烏知其尤良而使之曰衆人之所謂尤良者而隱之以吾心其可也夫能不相逮不相爲謀又相忌也况愚智之相百者乎人之愚不能者常多而智能者常少醫者十愚不能者烏知其不九邪并使之智能者何用愚不能者何所不用一日而病且亡誰者任其咎邪故予曰使其尤良者一人焉爾使其尤良者有道藥云則藥食云則食坐云則坐作云則作夫然故醫也得肆其術而無憾焉不幸而病且亡則少矣藥云則食坐云則作曰姑如吾所安焉爾若人也何必醫如吾所安焉可也凡疾而使醫之道皆然而腹心爲甚有腹心之疾者得吾說而思之其庶矣（選自宋·王安石《臨川先生文集》）

（四）與其救療於有疾之後不若攝養於無疾之先蓋疾成而後藥者徒勞而已是故已病而後治所以爲醫家之法未病而先治所以明攝生之理夫如是則思患而預防之者何患之有哉此聖人不治已病治未病之意也嘗謂備土以防水也苟不以閉塞其涓涓之流則滔天之勢不能遏備水以防火也若不以撲滅其熒熒之光則燎原之焰不能止其水火既盛尚不能止遏况病之已成豈能治歟故宜夜卧早起於發陳之春早起夜卧於蕃秀之夏以之緩形無怒而遂其志以之食寒食涼以養其陽聖人春夏治未病者如此與鷄俱興於容平之秋必待日光於閉藏之冬以之斂神匿志而私其意以之食溫食熱而養其陰聖人秋冬治未病者如此（選自元·朱彥修《丹溪心法》）

（五）人之稟氣或充實而堅強或虛劣而軟弱充實堅強其年壽虛劣軟弱失棄其身天地生物物有不遂父母生子子有不就物有爲實枯死而墮人有爲兒夭命而傷使實不枯亦至滿歲使兒不傷

亦至百年然爲實兒而死枯者稟氣薄則雖形體完其虛劣氣少不能充也兒生號啼之聲鴻朗高暢者壽嘶喝濕下者夭何則稟壽夭之命以氣多少爲主性也婦人疏字者子活數乳者子死何則疏而氣渥子堅強數而氣薄子軟弱也……字乳亟數氣薄不能成也雖成人形體則易感傷獨先疾病病獨不治（選自漢・王充《論衡》）

（六）醫之爲術苟非得之於心而恃書以爲用者未見能臻其妙如朮能動鐘乳按乳石論曰服鐘乳當終身忌朮五石諸散用鐘乳爲主復用朮理極相反不知何謂余以問老醫皆莫能言其義按乳石論云石性雖溫而體本沉重必待其相蒸薄然後發如此則服石多者勢自能相蒸若更以藥觸之其發必甚五石散雜以衆藥用石殊少勢不能蒸須藉外物激之令發耳如火少必因風氣所鼓而後發火盛則鼓之反爲害此自然之理也故孫思邈云五石散大猛毒寧食野葛不服五石遇此方即須焚之勿爲含生之害又曰人不服石庶事不佳石在身中萬事休泰唯不可服五石散蓋以五石散聚其所惡激而用之其發暴故也古人處方大體如此非此書所以盡也況方書仍多僞雜如神農本草最爲舊書其間差誤尤多醫不可以不知也（選自宋・沈括《夢溪筆談》卷十八）

二十六

大医精诚

导学

本文选自《备急千金要方》卷一，据1955年人民卫生出版社影印宋刊本排印。作者孙思邈(约公元581～682年或541～682年)，京兆华原(今陕西耀县)人，唐代著名医药学家。事迹见本书《孙思邈传》。他精通诸子百家，善言老庄，兼通佛典，精于医药，著有《备急千金要方》和《千金翼方》各三十卷。《备急千金要方》简称《千金要方》、《千金方》，作者认为"人命至重，贵于千金，一方济之，德逾于此"，故名之。全书分二百三十二门，包括内、外、妇、儿各科病症及治法，载方论五千三百首。保存了唐代以前许多珍贵的医学文献资料，是我国现存最早的一部临床实用百科全书，至今仍具有重要价值。

本文以"精"、"诚"二字论述了医德修养的准则。一要"精"，即技术精湛。因为医道是"至精至微之事"，所以学医的人要"博极医源，精勤不倦"。二要"诚"，即品德高尚。具体从心、体、法三个方面要求医生做一个"苍生大医"。

学习本篇文章，要求掌握重点词语、语法现象及修辞手法；熟悉"精"与"诚"的含义，熟悉本文从心、体、法三个方面对"诚"的阐释；学习本篇更重要的是对学生进行医德医风教育，激励学生成为医术高超、品德高尚的大医。

張湛曰[①]："夫經方之難精[②]，由來尚矣[③]。"今病有内同而外異，亦有内異而外同，故五藏六腑之盈虚，血脉榮衛之通塞，固非耳目之所察，必先診候以審之[④]。而寸口關尺，有浮沈絃緊之亂[⑤]；俞穴流注[⑥]，有高下淺深之差；肌膚筋骨，有厚薄剛柔之異。唯用心精微者，始可與言於兹矣。今以至精至微之事[⑦]，求之於至麤至淺之思[⑧]，其不殆哉[⑨]？若盈而益之，虚而損之，通而徹之，塞而壅之，寒而冷之，熱而溫之，是重加其疾。而望其生，吾見其死矣。故醫方卜筮[⑩]，藝能之難精者也，既非神授，何以得其幽微？世有愚者，讀方三年，便謂天下無病可治[⑪]；及治病三年，乃知天下無方可用。故學者必須博極醫源，精勤不倦，不得道聽途說，而言醫道已了，深自誤哉！

① 张湛：字处度，东晋学者。晓养性之术，著有《养生要集》和《列子注》。

② 经方：经典医方。《汉书·艺文志》载"经方十一家"，今一般指《内经》、《伤寒论》等著作中的方剂。此处泛指医道。

③ 尚：久远。
④ 候：脉象。
⑤ 浮沈絃紧：四种脉象。
⑥ 流注：指经络气血运行灌注。
⑦ 今：若，如果。　以：犹“于”，对于。
⑧ 麤：“粗”的异体字。　於：犹“以”，用。
⑨ 殆：危险。
⑩ 卜筮（shì 誓）：占卜筮卦。《尚书·洪范》孔传：“龟曰卜，蓍曰筮。”
⑪ 可：值得。

凡大醫治病，必當安神定志，無欲無求，先發大慈惻隱之心①，誓願普救含靈之苦②。若有疾厄來求救者，不得問其貴賤貧富，長幼妍蚩③，怨親善友④，華夷愚智⑤，普同一等，皆如至親之想，亦不得瞻前顧後，自慮吉凶，護惜身命。見彼苦惱，若已有之，深心悽愴⑥，勿避嶮巇、晝夜、寒暑、飢渴、疲勞⑦，一心赴救，無作功夫形迹之心⑧。如此可爲蒼生大醫⑨，反此則是含靈巨賊。自古名賢治病，多用生命以濟危急⑩，雖曰賤畜貴人，至於愛命，人畜一也。損彼益已，物情同患⑪，況於人乎！夫殺生求生，去生更遠。吾今此方所以不用生命爲藥者，良由此也。其宝蟲、水蛭之屬⑫，市有先死者，則市而用之，不在此例。只如鷄卵一物，以其混沌未分⑬，必有大段要急之處⑭，不得已隱忍而用之。能不用者，斯爲大哲，亦所不及也。其有患瘡痍、下痢⑮，臭穢不可瞻視，人所惡見者，但發慚愧悽憐憂恤之意⑯，不得起一念蔕芥之心⑰，是吾之志也。

① 大慈：佛教用语，指心地极其慈善。　恻隐：怜悯。
② 普救：佛教用语，犹“普度”。指广施法力，使众生皆得解脱。　含灵：古时认为人是万物之灵长，故称人类为“含灵”。
③ 妍蚩：美丑。妍，美。蚩，同“媸”，丑。
④ 怨：怨仇，仇人。
⑤ 华夷：各族人民。华，指汉族。夷，古时对中原以外各异族的总称。
⑥ 悽怆（chuàng 创）：悲痛。悽，“凄”的异体字。
⑦ 嶮巇（xiǎn xī 险西）：崎岖险阻。嶮，“险”的异体字。　昼夜：偏义复词，义偏于“夜”。
⑧ 功夫：即“工夫”。此指拖延时间。　形迹：世故，客套。此指借故推托。
⑨ 苍生：本指草木生长之处，借指百姓。
⑩ 生命：指有生命的活物。
⑪ 物情：物理人情，世情。
⑫ 宝：“虻”的异体字。
⑬ 混沌：古人想像中天地未分时的状态。此指鸡雏成形前的状态。
⑭ 大段：重要的，主要的。
⑮ 疮痍：疮疡。痍，创伤。

⑯ 慙："惭"的异体字。 悽怜：悲伤怜悯。 忧恤：忧虑。
⑰ 蔕芥：又作"芥蔕"，细小的梗塞物，比喻积在心里的怨恨或不快。蔕，"蒂"的异体字。

夫大醫之體[①]，欲得澄神內視[②]，望之儼然[③]，寬裕汪汪[④]，不皎不昧[⑤]。省病診疾，至意深心；詳察形候，纖毫勿失；處判針藥，無得參差。雖曰病宜速救，要須臨事不惑，唯當審諦覃思[⑥]，不得於性命之上，率爾自逞俊快[⑦]，邀射名譽[⑧]，甚不仁矣！又到病家，縱綺羅滿目[⑨]，勿左右顧眄[⑩]；絲竹湊耳[⑪]，無得似有所娛；珍羞迭薦[⑫]，食如無味；醽醁兼陳[⑬]，看有若無。所以爾者[⑭]，夫壹人向隅，滿堂不樂[⑮]，而况病人苦楚，不離斯須。而醫者安然懽娛，傲然自得，兹乃人神之所共恥[⑯]，至人之所不爲[⑰]。斯蓋醫之本意也。

① 体：风范，风度。
② 澄神：使精神清净。 内视：目不外视，排除杂念。
③ 俨然：庄严貌。
④ 宽裕汪汪：气度宽宏貌。裕，宽宏，雍容不迫。汪汪，水宽广貌。
⑤ 不皎不昧：谓不亢不卑，既不傲慢，也不态度暧昧。皎，明亮，引申为傲慢。昧，昏暗，引申指卑微。
⑥ 审谛：周密审察。审，详细，周密。 覃思：深思。
⑦ 率尔：轻率貌。尔，词尾。
⑧ 邀射：追求，谋取。同义复用。
⑨ 纵：即使。 绮(qǐ 启)罗：绫罗绸缎。
⑩ 顾眄(miǎn 免)：左顾右盼。顾，回视。眄，斜视。
⑪ 丝竹：借代音乐。丝，谓弦乐；竹，谓管乐。
⑫ 珍羞：珍美的食物。 迭荐：交替进献。
⑬ 醽醁(líng lù 灵录)：古代美酒名。
⑭ 尔：如此，这样。
⑮ 向隅：即向隅而泣。语出刘向《说苑·贵德》："今有满堂饮酒者，有一人独索然向隅而泣，则一堂之人皆不乐矣。"
⑯ 耻："耻"的异体字。
⑰ 至人：道德高尚的人，此指大医。

夫爲醫之法，不得多語調笑，談謔諠譁[①]，道説是非，議論人物，衒燿聲名[②]，訾毁諸醫，自矜己德[③]。偶然治差一病，則昂頭戴面[④]，而有自許之貌，謂天下無雙。此醫人之膏肓也[⑤]。

老君曰[⑥]："人行陽德[⑦]，人自報之；人行陰德[⑧]，鬼神報之。人行陽惡，人自報之；人行陰惡，鬼神害之。"尋此貳途[⑨]，陰陽報施，豈誣也哉[⑩]？所以醫人不得恃己所長，專心經略財物[⑪]，但作救苦之心，於冥運道中[⑫]，自感多福者耳。又不得以彼富貴，處以珍貴之藥，令彼難求，自衒功能，諒非忠恕之道[13]。志存救濟[14]，故亦曲碎論之[15]，學者不可恥言之鄙俚也[16]。

① 谈谑(xuè 血)：谈笑。谑，开玩笑。　諠："喧"的异体字。　譁："哗"的异体字。
② 燿："耀"的异体字。
③ 矜(jīn 今)：炫耀，自夸。
④ 戴面：仰面，骄傲貌。
⑤ 膏肓："病入膏肓"的略语，此喻医生不可救药的恶习。
⑥ 老君：即老子。姓李，名耳，字伯阳，为道教祖师。唐高宗时尊老子为"太上玄元皇帝"，武后时改称太上老君。
⑦ 阳德：公开有德于人的行为。
⑧ 阴德：暗中有德于人的行为。
⑨ 寻：探求。
⑩ 诬：欺骗。
⑪ 经略：谋取。
⑫ 冥：阴间。
⑬ 谅：确实。　忠恕之道：儒家的伦理道德。《论语·里仁》："夫子之道，忠恕而已矣。"朱熹注："尽己之谓忠，推己之谓恕。"
⑭ 救济：救世济民。
⑮ 曲碎：琐碎，零散。
⑯ 耻：认为……耻辱。意动用法。　鄙俚：粗俗。

重点词语

1. 倘(矣)　2. 今(以至精至微之事)　3. (其不)殆　4. 可(治)　5. 功夫形迹(之心)　6. 審諦(覃思)　7. 絲竹(湊耳)　8. (所以)爾　9. 滿堂(不樂)　10. 尋(此貳途)　11. 誣　12. 諒(非忠恕之道)　13. 救濟　14. 曲碎

二十七

汗下吐三法该尽治病诠

导学

本文选自《儒门事亲》卷二，据嘉靖辛丑(公元1541年)步月楼本，参校《四库医学丛书》本排印。作者张从正(约公元1156～1228年)，字子和，号戴人，睢州考城(今河南兰考)人，金代著名医学家，金元四大家之一，攻下派代表人物。张氏学宗刘完素，强调外邪是致病之因，治疗用汗下吐三法，以去邪为主，用药偏于寒凉。金宣宗兴定间(公元1217～1221年)补任太医，不久辞去，与麻知己、常仲明讨论医学，以平日闻见及其治病的经验撰成《儒门事亲》三卷，后友人及弟子又整理成《直言治病百法》三卷、《十形三疗》三卷、《杂记九门》一卷等内容，总成《儒门事亲》十五卷，为张氏医学理论和经验的总结。

本文即是对汗吐下三法的解释文章。他认为疾病分风、寒、暑、湿、火、燥六门，外邪致病为其因，治疗以汗下吐三法祛邪为主，邪去正自安。

学习本篇文章，要求掌握重点词语、语法现象及修辞手法；熟悉张从正"祛邪所以扶正"，祛邪之法可以归入汗下吐三法的学术观点；了解汗下吐三法包括的具体治疗方法，了解张从正慎用补剂，药补不如食补的观点及其片面性。

人身不過表裏，氣血不過虚實。表實者裏必虚，裏實者表必虚，經實者絡必虚，絡實者經必虚，病之常也。良工之治病，先治其實，後治其虚，亦有不治其虚時。粗工之治病，或治其虚，或治其實，有時而幸中，有時而不中。謬工之治病，實實虚虚，其誤人之迹常著，故可得而罪也。惟庸工之治病，純補其虚，不敢治其實，舉世皆曰平穩，誤人而不見其迹。渠亦不自省其過[①]，雖終老而不悔，且曰："吾用補藥也，何罪焉？"病人亦曰："彼以補藥補我，彼何罪焉？"雖死而亦不知覺。夫粗工之與謬工，非不誤人，惟庸工誤人最深，如鯀湮洪水[②]，不知五行之道。

夫補者人所喜，攻者人所惡。醫者與其逆病人之心而不見用，不若順病人之心而獲利也，豈復計病者之死生乎？嗚呼！世無眞實，誰能別之？今余著此吐汗下三法之詮[③]，所以該治病之法也，庶幾來者有所憑藉耳[④]。

① 渠：他。

② 鲧(gǔn 滚)湮(yīn 音)洪水：鲧用堵的办法治理洪水。鲧，夏禹之父，奉唐尧之命治水，九年未平，被虞舜处死于羽山。湮，同"堙"，填塞，堵塞。

③ 诠：解释，诠释。此指解释性文章。
④ 凭藉：凭借。

夫病之一物，非人身素有之也。或自外而入，或由內而生，皆邪氣也。邪氣加諸身，速攻之可也，速去之可也，攬而留之[①]，可乎？雖愚夫愚婦，皆知其不可也。及其聞攻則不悅，聞補則樂之。今之醫者曰："當先固其元氣，元氣實，邪自去。"世間如此妄人，何其多也[②]！

夫邪之中人，輕則傳久而自盡，頗甚則傳久而難已[③]，更甚則暴死。若先論固其元氣，以補劑補之，眞氣未勝[④]，而邪已交馳橫騖而不可制矣[⑤]。惟脈脫、下虛、無邪、無積之人，始可議補；其餘有邪積之人而議補者，皆鯀湮洪水之徒也。

今予論吐、汗、下三法，先論攻其邪，邪去而元氣自復也。況予所論之三法，識練日久，至精至熟，有得無失，所以敢爲來者言也。

① 揽：挽住。
② 何其：多么。
③ 颇：稍微。
④ 真气：指元气。　胜：充盛。
⑤ 交驰横骛（wù 物）：（邪气）盛实扩散之意。横，交错纷杂。骛，乱跑。

天之六氣，風、暑、火、濕、燥、寒；地之六氣，霧、露、雨、雹、冰、泥；人之六味，酸、苦、甘、辛、鹹、淡。故天邪發病，多在乎上；地邪發病，多在乎下；人邪發病，多在乎中。此爲發病之三也。處之者三[①]，出之者亦三也。諸風寒之邪，結搏皮膚之間，藏於經絡之內，留而不去，或發疼痛走注[②]，麻痹不仁[③]，及四肢腫癢拘攣，可汗而出之；風痰宿食，在膈或上脘，可涌而出之；寒濕固冷[④]，熱客下焦，在下之病，可泄而出之。《內經》散論諸病[⑤]，非一狀也；流言治法[⑥]，非一階也[⑦]。《至眞要大論》等數篇言運氣所生諸病，各斷以酸苦甘辛鹹淡，以總括之。其言補，時見一二；然其補，非今之所謂補也，文具於《補論》條下[⑧]。如辛補肝，鹹補心，甘補腎，酸補脾，苦補肺[⑨]。若此之補，乃所以發腠理，致津液，通血氣。至其統論諸藥[⑩]，則曰：辛甘淡三味爲陽，酸苦鹹三味爲陰。辛甘發散，淡滲泄，酸苦鹹涌泄。發散者歸於汗，涌者歸於吐，泄者歸於下。滲爲解表，歸於汗；泄爲利小溲[⑪]，歸於下。殊不言補。乃知聖人止有三法，無第四法也。

然則，聖人不言補乎？曰：蓋汗下吐，以若草木治病者也[⑫]。補者，以穀肉果菜養口體者也[⑬]。夫穀肉果菜之屬，猶君之德教也[⑭]；汗下吐之屬，猶君之刑罰也。故曰：德教，興平之粱肉；刑罰，治亂之藥石。若人無病，粱肉而已；及其有病，當先誅伐有過[⑮]。病之去也，粱肉補之，如世已治矣，刑措而不用。豈可以藥石爲補哉？必欲去大病大瘵[⑯]，非吐汗下未由也已。

① 处：停留。
② 走注：风痹的别称，又称行痹。症见游走性疼痛。
③ 不仁：肢体感觉迟钝，甚或丧失感觉。
④ 固冷：即痼冷，指寒邪久伏体内所致病证。
⑤ 散：分别。
⑥ 流：分散，分别。
⑦ 阶：途径。
⑧ 具：陈述。
⑨ “辛补肝”五句：《素问·至真要大论》等篇作辛补肝，咸补心，甘补脾，酸补肺，苦补肾。皆以五脏之所欲为补。
⑩ 至：至于。 统：概括。
⑪ 小溲：小便。
⑫ 若：此。代词。
⑬ 口体：义偏于“体”，身体。
⑭ 德教：道德教化。
⑮ 有过：有罪过，喻有病。
⑯ 瘵(zhài 寨)：病。

然今之醫者，不得盡汗下吐法[①]，各立門牆，誰肯屈己之高而一問哉？且予之三法，能兼衆法，用藥之時，有按有蹻[②]，有揃有導[③]，有减有增，有續有止。今之醫者，不得予之法，皆仰面傲笑曰：“吐者，瓜蒂而已矣；汗者，麻黄、升麻而已矣；下者，巴豆、牽牛、朴硝、大黄、甘遂、芫花而已矣。”既不得其術[④]，從而誣之，予固難與之苦辯，故作此詮。

所謂三法可以兼衆法者，如引涎、漉涎、嚏氣、追淚[⑤]，凡上行者，皆吐法也；炙、蒸、熏、渫、洗、熨、烙、鍼刺、砭射、導引、按摩[⑥]，凡解表者，皆汗法也；催生下乳、磨積逐水、破經泄氣[⑦]，凡下行者，皆下法也。以余之法，所以該衆法也。然予亦未嘗以此三法，遂棄衆法，各相其病之所宜而用之[⑧]。以十分率之[⑨]，此三法居其八九，而衆法所當纔一二也。

或言《内經》多論鍼而少論藥者，蓋聖人欲明經絡。豈知鍼之理，即所謂藥之理。即今著吐汗下三篇，各條藥之輕重寒温於左[⑩]。仍於三法之外，別著《原補》一篇[⑪]，使不預三法。恐後之醫者泥於補，故置之三篇之末，使用藥者知吐中有汗，下中有補，止有三法。《内經》曰[⑫]：“知其要者，一言而終。”是之謂也。

① 尽：全面掌握。
② 有按有蹻：指按摩。王冰《素问·异法方宜论》注：“按，谓抑按皮肉；蹻，谓捷举手足。”蹻，“跷”的异体字。
③ 揃(jiǎn 减)：即揃搣。按摩类旁的一种养生方法。 导：导引。古代养生方法。

④ 其：第一人称代词，我。下文“从而诬之”的“之”用法同。
⑤ 漉（lù 鹿）涎：使唾液渗出。　嚏气：把药物吹入鼻中取嚏，以通气开窍。　追泪：把药物嗅入鼻孔，取泪。淚，“泪”的异体字。
⑥ 渫（xiè 谢）：除去污秽。　砭射：用砭石治疗患处。
⑦ 磨积：消除积滞。　逐水：泻出积水。　破经：通经行血。
⑧ 相（xiàng 象）：视，观察。
⑨ 以十分率之：把十作为比率。率，活用作动词。
⑩ 条：分条排列。用作动词。　左：下面。
⑪ 原补：指《儒门事亲》卷二中《推原补法利害非轻说》。
⑫ 内经：以下引文见《素问·六元正纪大论》。

重点词语

1. 詮　2. 渠（亦不）　3. 頗（甚）　4. 散（論諸病）　5. 流（言治法）　6. 階　7. 具（於《補論》條下）　8. 殊（不言補）　9. 若（草木）　10. 口體　11. 瘵　12. 末由　13. 相（其病）

二十八

病家两要说

导学

本文选自《景岳全书》，据1959年上海科学技术出版社影印岳峙楼本排印。作者张介宾（公元1563～1640年），字景岳，又字会卿，山阴（今浙江绍兴）人，明代著名医家。张氏宗《内经》"阴平阳秘，精神乃治"，反对朱震亨的"阳常有馀，阴常不足"的观点，提出"阳非有馀，而阴则常不足"的理论，倡温补，是温补派的代表人物。《景岳全书》六十四卷，撰于1624年。全书分传忠录、脉神章、伤寒典、杂证谟、妇人规、小儿则、麻疹论、痘疹诠、外科钤、本草正、新方、古方、外科方等。择取诸家精要，对辨证论治作了较系统的分析，充分阐发他"阳非有馀，真阴不足"的学说和经验。治法以温补为主，创制新方二卷，立论和治法均有独到之处。

本文提出病家需要注意的两件要事：一是忌浮言。二是知真医。分析了相信浮言的危害和延请真医的重要性，并提出了解真医的方法。

学习本篇文章，要求掌握重点词语、语法现象及修辞手法，了解"忌浮言"的重要性，了解识别真医的方法。结合社会现实使学生认识到努力学习，成为有真才实学、品德高尚的"真医"，才能担当性命之任，才可以让病家信得过。

醫不貴于能愈病，而貴于能愈難病；病不貴于能延醫，而貴于能延眞醫。夫天下事，我能之，人亦能之，非難事也；天下病，我能愈之，人亦能愈之，非難病也。惟其事之難也[①]，斯非常人之可知；病之難也，斯非常醫所能療。故必有非常之人，而後可爲非常之事；必有非常之醫，而後可療非常之病。第以醫之高下，殊有相懸。譬之升高者，上一層有一層之見，而下一層者不得而知之；行遠者，進一步有一步之聞，而近一步者不得而知之。是以錯節盤根，必求利器[②]，《陽春》、《白雪》，和者爲誰？夫如是，是醫之于醫尚不能知，而矧夫非醫者[③]！昧眞中之有假，執似是而實非。鼓事外之口吻[④]，發言非難；撓反掌之安危，惑亂最易。使其言而是[⑤]，則智者所見畧同，精切者已算無遺策，固無待其言矣；言而非，則大隳任事之心[⑥]，見幾者寧袖手自珍[⑦]，其爲害豈小哉！斯時也，使主者不有定見，能無不被其惑而致悞事者，鮮矣！此浮言之當忌也。

① 惟：只。
② "错节"二句：比喻要治疗错综复杂的疾病，必须求助高明的医生。

③ 矧（shěn 审）：何况。
④ 鼓：鼓动，鼓弄。 口吻：口舌。
⑤ 使：假使，如果。假设连词。 而：如果。假设连词。
⑥ 隳（huī 灰）：毁坏。
⑦ 几：细微的迹象。此指疾病的征兆。

又若病家之要，雖在擇醫，然而擇醫非難也，而難於任醫；任醫非難也，而難於臨事不惑，確有主持[①]，而不致朱紫混淆者之爲更難也[②]。倘不知此，而偏聽浮議，廣集羣醫，則騏驥不多得[③]，何非冀北駑羣[④]？帷幄有神籌[⑤]，幾見圯橋傑豎[⑥]？危急之際，奚堪庸妄之悮投？疑似之秋，豈可紛紜之錯亂？一着之謬[⑦]，此生付之矣。以故議多者無成，醫多者必敗。多，何以敗也？君子不多也。欲辨此多，誠非易也。然而尤有不易者，則正在知醫一節耳。

① 主持：主张，主意。
② 朱紫混淆：真假混淆。语出《论语·阳货》"恶紫之夺朱也"。朱色为正色，紫色近朱而为杂色。
③ 骐骥：骏马。此处比喻高明的医生。
④ 冀北：冀州北部。 驽羣：劣马。
⑤ 帷幄：军帐。 筹：计谋，谋划。
⑥ 圯（yí 移）桥傑竖：指张良。秦朝末年，张良在圯桥遇黄石公，得《太公兵法》。事见《史记·留侯世家》和《汉书·张良传》。圯桥，故址在今江苏睢宁北古下邳县东南小沂水上。竖，孺子，小子。
⑦ 着（zhāo 招）：计策，手段。

夫任醫如任將，皆安危之所關。察之之方，豈無其道？第欲以慎重與否觀其仁，而怯懦者實似之；穎悟與否觀其智，而狡詐者實似之；果敢與否觀其勇，而猛浪者實似之[①]；淺深與否觀其博[②]，而強辯者實似之。執拗者若有定見[③]，誇大者若有奇謀。熟讀幾篇，便見滔滔不竭；道聞數語，謂非鑿鑿有憑？不反者，臨涯已晚；自是者，到老無能。執兩端者[④]，冀自然之天功；廢四診者，猶瞑行之瞎馬。得穩當之名者，有躭閣之悮[⑤]；昧經權之妙者[⑥]，無格致之明[⑦]。有曰專門，決非通達[⑧]，不明理性，何物聖神？又若以己之心度人之心者，誠接物之要道，其於醫也則不可，謂人己氣血之難符[⑨]；三人有疑從其二同者，爲決斷之妙方，其於醫也亦不可，謂愚智寡多之非類。凡此之法，何非徵醫之道？而徵醫之難，于斯益見。然必也小大方圓全其才[⑩]，仁聖工巧全其用[⑪]，能會精神於相與之際[⑫]，燭幽隱于玄冥之間者，斯足謂之眞醫，而可以當性命之任矣。惟是皮質之難窺[⑬]，心口之難辨[⑭]，守中者無言[⑮]，懷玉者不衒，此知醫之所以爲難也。故非熟察於平時，不足以識其藴蓄；不傾信于臨事，不足以盡其所長。使必待渴而穿井，鬬而鑄兵[⑯]，則倉卒之間，何所趨賴[⑰]？一旦有急，不得已而付之庸劣之手，最非計之得者。子之所愼，齋戰疾[18]。凡吾儕同有性命之慮者，其毋忽于是焉[19]！噫！惟是伯牙常有也，而鍾期不常有[20]；夷吾常有也，而鮑叔不常有[21]。此所以相知之難，自古苦之，誠不足爲今日怪。倘亦有因予言而留意于未然者，又孰非不治已病治未病，不治已亂治未亂之明哲乎[22]！惟好生者畧察之！

① 猛浪：亦作“孟浪”，联绵词。鲁莽，草率。
② 浅深：偏义复词，义偏于“深”。
③ 执拗：坚持己见，固执任性。拗，“拗”的异体字。
④ 执两端：抓住两头，或过或不及。此谓处方施治模棱两可。
⑤ 阁：同“搁”。
⑥ 经权：偏义复词，义偏于权，谓权变。　玅：“妙”的异体字。
⑦ 格致：“格物致知”的略语。意为探究事物道理而获取知识。
⑧ 通达：通晓，洞达。
⑨ 谓：通“为”，因为。
⑩ 小大方圆：谓心细、胆大、行为端正、智慧周全。见本书《孙思邈传》。
⑪ 仁圣工巧：犹“神圣工巧”，指望、闻、问、切。语本《难经·六十一难》“望而知之谓之神，闻而知之谓之圣，问而知之谓之工，切而知之谓之巧”。
⑫ 会：集中。　相与：与病人接触。相，指代性副词。
⑬ 皮质：偏义复词，义偏于质，谓本质。
⑭ 心口：偏义复词，义偏于“心”。
⑮ 守中：笃守正道。
⑯ “渴而”二句：语出《素问·四气调神大论》：“夫病已成而后药之，乱已成而后治之，譬犹渴而穿井，斗而铸锥，不亦晚乎？”
⑰ 何所趋赖：即“所趋赖何”。何，疑问代词作宾语，前置。趋赖，依赖。
⑱ “子之”二句：意为孔子慎重对待的事是斋戒、战争和疾病。语见《论语·述而》。
⑲ 其：语气副词，希望。
⑳ 伯牙：即俞伯牙，春秋时人，善弹琴。　钟期：即钟子期，春秋时楚人，善听琴声，是伯牙的知音。伯牙、钟子期事见《吕氏春秋·本味》。
㉑ 夷吾：管仲，名夷吾，字仲，春秋时齐人。曾任齐卿，辅助齐桓公成就霸业。　鲍叔：鲍叔牙，春秋时齐国大夫。知管仲为贤人，而向齐桓公荐举管仲为齐相。管仲、鲍叔牙事见《史记·管晏列传》。
㉒ “不治”二句：语出《素问·四气调神大论》：“是故圣人不治已病治未病，不治已乱治未乱，此之谓也。”

重点词语

1. 矧(夫)　2. 鼓(事外之)口吻　3. 撓(反掌之安危)　4. 而(非)　5. 隳(任事之心)　6. (確有)主持　7. 躭閣(之誤)　8. 經權(之玅)　9. 格致(之明)　10. 謂(人己氣血之難符)　11. 小大方圓　12. 仁聖工巧　13. 相(知)　14. 其(毋忽)　15. 惟(好生者)

二十九
不失人情论

导学

本文选自《医宗必读》卷一，据上海科学技术出版社2000年《中国医学大成续集》影印明刻本排印。作者李中梓（公元1588～1655年），字士材，号念莪，南汇（今上海市）人，明末清初著名医学家。著有《内经知要》、《医宗必读》、《本草征要》、《药性解》、《伤寒括要》等书。《医宗必读》共十卷，成书于1637年，是作者"究心三十馀年"所成，内容包括医论、内经图说、诊断、本草、病机，并有三十六种病症的诊治及病案，是一部简要通俗的医学入门著作。

本文系作者对《素问·方盛衰论》中的"不失人情"一句加以发挥而成。文中剖析了病人之情、旁人之情、医人之情三种人情，指出了医疗过程中种种人为困难，告诫人们要了解这些人情，并且"勿为陋习所中"。同时又感叹医生处在不能迁就的病情与不得不迁就的人情之间的尴尬处境，因而发出了"戛戛乎难之矣"的感慨。

学习本篇文章，要求掌握重点词语、语法现象及修辞手法，熟悉病人之情、旁人之情及医人之情的具体表现，了解"人情"对于病情及医疗过程的干预影响，从中得到借鉴。

嘗讀《内經》至《方盛衰論》，而殿之曰[①]："不失人情[②]。"未嘗不瞿然起[③]，喟然嘆軒岐之入人深也[④]！夫不失人情，醫家所甚亟[⑤]，然戞戞乎難之矣[⑥]。大約人情之類有三：一曰病人之情，二曰傍人之情，三曰醫人之情。

① 殿：行军走在最后，引申为置于最后。
② 不失人情：语出《素问·方盛衰论》，意为不要违背病情。
③ 瞿然：惊视貌。引申为震惊的样子。
④ 喟然：感叹貌。
⑤ 亟：迫切。
⑥ 戞（jiá 颊）戞：困难的样子。戞，"戛"的异体字。

所謂病人之情者，五藏各有所偏，七情各有所勝。陽藏者宜涼[①]，陰藏者宜熱[②]；耐毒者緩劑無功，不耐毒者峻劑有害。此藏氣之不同也[③]。動靜各有欣厭，飲食各有愛憎；性好吉者危言見非[④]，意多憂者慰安云僞；未信者忠告難行，善疑者深言則忌。此好惡之不同也。富者多任性而禁戒勿遵,貴者多自尊而驕恣悖理。此交際之不同也[5]。貧者衣食不周,况乎藥餌?賤者焦勞不適,懷抱可知[6]。此調治之不同也。有良言甫信[7],謬說更新,多歧亡羊[8],終成畫餅[9]。此無主之爲害也[10]。有最畏出奇[11],惟求穩當,車薪杯水[12],難免敗亡。此過慎之爲害也。有境緣不偶[13],營求未遂[14],深情牽挂,良藥難醫。此得失之爲害也[15]。有性急者遭遲病,更醫而致雜投;有性緩者遭急病,濡滯而成難挽[16]。此緩急之爲害也。有參、朮沾唇懼補,心先痞塞;硝、黄入口畏攻,神即飄揚。此成心之爲害也[17]。有諱疾不言,有隱情難告,甚而故隱病狀,試醫以脈。不知自古神聖[18],未有舍望、聞、問,而獨憑一脉者。且如氣口脉盛,則知傷食,至於何日受傷,所傷何物,豈能以脉知哉?此皆病人之情,不可不察者也。

① 阳藏:指阳盛的体质。
② 阴藏:指阴盛的体质。
③ 藏气:脏腑的功能。
④ 危言:直言。指直陈病情危急之言。危,直,正。
⑤ 交际:指处境,社会地位。
⑥ 怀抱:心怀,心意。
⑦ 甫:刚刚。
⑧ 多歧亡羊:又作"歧路亡羊",喻众说纷纭,无所适从。语出《列子·说符》。
⑨ 画饼:此喻没有疗效。语出《三国志·魏志·卢毓传》。
⑩ 主:主见。
⑪ 出奇:产生意外。
⑫ 车薪杯水:又作"杯水车薪",比喻力量小,无济于事。语出《孟子·告子上》。
⑬ 境缘:处境。 偶:顺利,和谐。
⑭ 遂:成功,实现。
⑮ 得失:此指患得患失。
⑯ 濡滞:延迟,拖延。
⑰ 成心:成见,偏见。
⑱ 自:即使。

所謂傍人之情者,或執有據之論,而病情未必相符;或興無本之言,而醫理何曾夢見?或操是非之柄,同我者是之,異己者非之,而眞是眞非莫辨;或執膚淺之見,頭痛者救頭,脚痛者救脚,而孰標孰本誰知?或尊貴執言難抗,或密戚偏見難回[1]。又若薦醫,動關生死[2],有意氣之私厚而薦者[3],有庸淺之偶效而薦者,有信其利口而薦者,有貪其酬報而薦者,甚至薰蕕不辨[4],妄肆品評,譽之則跖可爲舜[5],毁之則鳳可作鴞[6],致懷奇之士[7],拂衣而去[8],使深危之病,坐而待亡[9]。此皆傍人之情,不可不察者也。

① 回：扭转。
② 动：常常。
③ 意气：志趣性格。
④ 薰莸(yóu 犹)：香草与臭草。语出《左传·僖公四年》。这里比喻医生的优劣。
⑤ 跖(zhí 直)：春秋战国时起义军领袖，被诬称为"盗跖"。
⑥ 鸮(xiāo 消)：鸟名，又称猫头鹰。
⑦ 怀奇之士：指有高明医术的人。
⑧ 拂衣：犹"拂袖"，表示愤怒。
⑨ 坐：空，徒然。此指无故。

所謂醫人之情者，或巧語誑人，或甘言悦聽①，或強辨相欺②，或危言相恐③。此便佞之流也④。或結納親知，或修好童僕⑤，或營求上薦，或不邀自赴。此阿諂之流也⑥。有腹無藏墨，詭言神授，目不識丁，假托秘傳。此欺詐之流也。有望、聞、問、切，漫不關心⑦，枳、朴、歸、苓，到手便撮⑧，妄謂人愚我明，人生我熟。此孟浪之流也。有嫉妬性成，排擠爲事，陽若同心⑨，陰爲浸潤⑩，是非顛倒，朱紫混淆。此讒妬之流也。有貪得無知，輕忽人命。如病在危疑，良醫難必⑪，極其詳慎，猶冀回春；若輩貪功⑫，妄輕投劑，至於敗壞，嫁謗自文⑬。此貪倖之流也⑭。有意見各持，異同不決，曲高者和寡⑮，道高者謗多。一齊之傅幾何？衆楚之咻易亂⑯。此庸淺之流也。有素所相知，苟且圖功；有素不相識，偶延辨症。病家既不識醫，則倏趙、倏錢⑰，醫家莫肯任怨，則惟苓惟梗⑱。或延醫衆多，互爲觀望；或利害攸係，彼此避嫌。惟求免怨，誠然得矣；坐失機宜，誰之咎乎？此由知醫不真，而任醫不專也。

① 悦听：犹"悦耳"，此指迷惑人。
② 相：指代性副词，代病人，下文"相"义与此同。
③ 危言：惊惧之言。
④ 便佞(pián nìng 骈泞)：花言巧语。
⑤ 修好：结成友好关系。此指笼络。
⑥ 阿谄：迎合奉承。阿，迎合。谄，奉承。
⑦ 漫：全都，完全。
⑧ 撮：摄取。
⑨ 阳：表面上。
⑩ 阴：暗地里。　浸润：谗言，说坏话。语出《论语·颜渊》。
⑪ 必：决定。此指确诊。
⑫ 若：此。
⑬ 嫁谤自文：转嫁谤言，掩饰自己。文，掩饰。
⑭ 贪倖：贪求侥幸。倖，"幸"的异体字。
⑮ 曲高者和(hè 贺)寡：意为乐曲的格调越高，能跟着唱和的人越少。此喻对良医的高超医技，懂得的人很少。语出宋玉《对楚王问》。

⑯ “一齐”两句：意为一个齐人教楚人学习齐语，众多的楚人喧扰，便不能取得成效。语出《孟子·滕文公下》。

⑰ 倏（shū 舒）：“倐”的异体字，忽然。　赵、钱：《百家姓》中第一、二姓，此处泛指一般的医生。

⑱ 苓、梗：茯苓、桔梗。此处泛指普通的药物。

凡若此者，孰非人情？而人情之詳，尚多難盡。聖人以不失人情爲戒，欲令學者思之慎之，勿爲陋習所中耳。雖然，必期不失[1]，未免遷就。但遷就既礙於病情，不遷就又礙於人情，有必不可遷就之病情，而復有不得不遷就之人情，且奈之何哉！故曰：戞戞乎難之矣！

① 必期：必定。期，必。

重点词语

1. 殿（之） 2. 瞿（然） 3. 喟（然） 4.（所甚）亟 5. 危（言） 6. 甫（信） 7.（境緣不）偶 8.（營求未）遂 9. 自（古神聖） 10. 且（如） 11. 動（關生死） 12. 薰蕕（不辨） 13. 相（欺） 14. 陽（若同心） 15. 陰（爲浸潤） 16.（良醫難）必 17. 若（輩） 18.（嫁謗自）文 19. 坐（而待亡） 20.（一齊之）傅 21. 倏（趙倏錢） 22.（必）期

三十

秋　燥　论

导学

本文选自《医门法律》卷四，据上海科学技术出版社2000年《中国医学大成续集》影印本排印。作者喻昌（公元1585～1664年），字嘉言，晚号西昌老人，新建（今属江西）人，明末清初医学家。明崇祯三年（公元1630年）以副榜贡生入都，曾上书言国事不就，遂皈依佛门，后还俗为医。晚年潜心著述，著有《尚论篇》、《尚论后篇》、《寓意草》等书。《医门法律》是一部综合性医书，凡六卷，分门阐述各种杂病，首论病证的病因病机，次言辨证施治的法则，其次提出治疗禁忌及注意事项，故书以"法律"为名。

本文阐明了秋令主气为燥气的新的医学思想，指出了《内经》"秋伤于湿"当为"秋伤于燥"之误，并对燥邪的性质、致病特点及治疗方法等方面作了比较系统而全面的论述。其观点颇受后世推崇。

学习本篇文章，要求掌握重点词语、语法现象及修辞手法，熟悉秋令主气为燥气的新的医学观点，了解燥邪的性质、致病特点与治疗方法。

喻昌曰：燥之與濕，有霄壤之殊[①]。燥者，天之氣也；濕者，地之氣也。水流濕，火就燥[②]，各從其類，此勝彼負，兩不相謀[③]。春月地氣動而濕勝，斯草木暢茂；秋月天氣肅而燥勝，斯草木黃落。故春分以後之濕，秋分以後之燥，各司其政[④]。今指秋月之燥爲濕，是必指夏月之熱爲寒然後可。奈何《內經》病機一十九條獨遺燥氣？他凡秋傷於燥，皆謂秋傷於濕[⑤]。歷代諸賢，隨文作解，弗察其訛。昌特正之。

① 霄壤：天和地。比喻相差很大。

② 就：趋向，靠近。

③ 谋：合。

④ 司其政：主其职。政，职责。这里指六气的正常作用与功能。

⑤ 秋伤于湿：《素问·生气通天论》："秋伤于湿，上逆而咳，发为痿厥。"《素问·阴阳应象大论》："秋伤于湿，冬生咳嗽。"

大意謂春傷於風，夏傷於暑，長夏傷於濕，秋傷於燥，冬傷於寒，覺六氣配四時之旨，與五運不相背戾，而千古之大疑始一抉也[1]。然則，秋燥可無論乎？夫秋不遽燥也，大熱之後，繼以凉生，凉生而熱解，漸至大凉，而燥令乃行焉。《經》謂“陽明所至，始爲燥，終爲凉”者[2]，亦誤文也。豈有新秋月華露湛[3]，星潤淵澄[4]，天香遍野[5]，萬寶垂實[6]，歸之燥政，迨至山空月小[7]，水落石出，天降繁霜，地凝白鹵[8]，一往堅急勁切之化，反謂凉生，不謂燥乎？或者疑燥從火化，故先燥而後凉，此非理也。深乎！深乎！上古《脈要》曰[9]：“春不沉，夏不弦，秋不數，冬不濇，是謂四塞[10]。”謂脈之從四時者，不循序漸進，則四塞而不通也。所以春、夏、秋、冬孟月之脈，仍循冬、春、夏、秋季月之常，不改其度。俟二分二至以後[11]，始轉而從本令之王氣[12]，乃爲平人順脈也。故天道春不“分”不溫，夏不“至”不熱，自然之運，悠久無疆。使在人之脈，方春即以弦應，方夏即以數應，躁促所加[13]，不三時而歲度終矣[14]，其能長世乎？即是推之，秋月之所以忌數脈者，以其新秋爲燥所勝，故忌之也。若不病之人，新秋而脈帶微數，乃天眞之脈[15]，何反忌之耶？且夫始爲燥，終爲凉，凉已即當寒矣，何至十月而反溫耶？凉已反溫，失時之序，天道不幾頓乎[16]？不知十月之溫，不從凉轉，正從燥生。蓋金位之下，火氣承之[17]，以故初冬當溫，其脈之應，仍從乎金之濇耳。由濇而沉，其濇也，爲生水之金[18]，其沉也，即爲水中之金矣[19]，珠輝玉映，傷燥云乎哉？

① 抉：揭示。
② “阳明所至”三句：语本《素问·六元正纪大论》。
③ 月华露湛(zhàn 站)：月明露浓。
④ 星润渊澄：星空明朗，渊水清澈。
⑤ 天香：指秋天花草的香气。
⑥ 万宝垂实：各种花草树木果实累累。
⑦ 山空月小：树木凋零而山空，天高气爽而月小。
⑧ 白卤：比喻白霜。
⑨ 脉要：古书名，已佚。
⑩ “春不沉”五句：语出《素问·至真要大论》。濇，“涩”的异体字。四塞，天地四时之气闭塞而不能贯通。
⑪ 二分：春分、秋分。　二至：夏至、冬至。
⑫ 本令：本来的节令。　王(wàng 旺)气：主气。
⑬ 躁促：急促。
⑭ 三时：三个季节。
⑮ 天真：指自然，正常。
⑯ 顿：毁坏，败坏。
⑰ “金位之下”二句：按运气学说，五行各有所胜，其所不胜者承袭其后，起着监制的作用。语出《素问·六微旨大论》。承，承袭与制止。
⑱ 生水之金：金生水。秋为金，故曰生水之金。

⑲ 水中之金：冬为水，其脉沉，故曰水中之金。

然新秋之凉，方以却暑也[①]，而夏月所受暑邪，卽從凉發。《經》云："當暑汗不出者，秋成風瘧[②]。"舉一瘧，而凡當風取凉，以水灌汗[③]，迺至不復汗而傷其內者，病發皆當如瘧之例治之矣。其內傷生冷成滯下者，并可從瘧而比例矣[④]。以其原來皆暑濕之邪，外內所主雖不同，同從秋風發之耳。若夫深秋燥金主病，則大異焉。《經》曰："燥勝則乾[⑤]。"夫乾之爲害，非遽赤地千里也[⑥]。有乾於外而皮膚皴揭者[⑦]，有乾於內而精血枯涸者，有乾於津液而榮衛氣衰、肉爍而皮着於骨者[⑧]，隨其大經小絡所屬上下中外前後，各爲病所。燥之所勝，亦云熯矣[⑨]。至所傷則更厲。燥金所傷，本摧肝木，甚則自戕肺金。蓋肺金主氣，而治節行焉[⑩]。此惟土生之金[⑪]，堅剛不撓，故能生殺自由，紀綱不紊。若病起於秋而傷其燥，金受火刑，化剛爲柔，方圓且隨型埴[⑫]，欲仍清肅之舊，其可得耶？《經》謂"欬不止而出白血者死"[⑬]。白血，謂色淺紅而似肉似肺者。非肺金自削，何以有此？試觀草木菁英可掬[⑭]，一乘金氣[⑮]，忽焉改容，焦其上首，而燥氣先傷上焦華蓋[⑯]，豈不明耶？詳此，則病機之"諸氣膹鬱，皆屬於肺"、"諸痿喘嘔，皆屬於上"[⑰]二條，明指燥病言矣。《生氣通天論》謂"秋傷於燥[⑱]，上逆而欬，發爲痿厥"，燥病之要，一言而終，與病機二條適相脗合[⑲]。祇以誤傳"傷燥"爲"傷濕"，解者競指燥病爲濕病，遂至經旨不明。今一論之，而燥病之機，了無餘義矣。其"左胠脇痛，不能轉側，嗌乾面塵，身無膏澤，足外反熱，腰痛，驚駭，筋攣，丈夫㿗疝，婦人少腹痛，目昧眥瘡[⑳]"，則燥病之本於肝，而散見不一者也。

① 却：退。

② "当暑汗不出者"二句：语出《素问·金匮真言论》。

③ 以水灌汗：意谓汗出时以水浇身体而止汗。

④ 比例：类推。

⑤ 燥胜则干：语出《素问·阴阳应象大论》。

⑥ 赤地：寸草不生的光赤地面。

⑦ 皴(cūn 村)揭：指皮肤粗糙皲裂。

⑧ 肉烁：肌肤消瘦。烁，通"铄"，销熔。

⑨ 熯(hàn 汗)：同"暵"，干燥。

⑩ 治节：治理调节。《素问·灵兰秘典论》："肺者，相傅之官，治节出焉。"

⑪ 惟：由于。

⑫ 型埴(zhí 直)：浇铸器物用的土模。埴，黏土。

⑬ 欬不止而出白血者死：语出《素问·至真要大论》"阳明司天……咳不止而白血出者死"。王冰注："白血，谓咳出浅红色血，似肉似肺者。"于鬯《香草续校书》认为"而"字疑"面"字讹误。

⑭ 菁(jīng 精)英：精华。　掬：用两手捧起。

⑮ 乘：欺凌，侵犯。

⑯ 华盖：本指车上的伞盖。此指肺。

⑰ “诸气膹(fèn 愤)郁”四句：语出《素问·至真要大论》。膹郁，满闷。上，指肺。

⑱ 秋伤于燥：《素问·生气通天论》中为“秋伤于湿”。喻氏认为此句当作“秋伤于燥”，故云。

⑲ 脗：“吻”的异体字。

⑳ “左胠(qū 区)胁痛”十一句：语出《素问·至真要大论》。胠，腋下胁上部分。嗌(yì 易)，喉咙。面尘，面如尘土。㿗疝，又作“颓疝”，其主症为睾丸肿大光亮如秃。目眜，视物不清。眥，“眦”的异体字。

《內經》“燥淫所勝，其主治必以苦溫”者①，用火之氣味而制其勝也②。其“佐以或酸或辛”者，臨病制宜，宜補則佐酸，宜瀉則佐辛也。其“下之亦以苦溫”者，如淸甚生寒，留而不去，則不當用寒下，宜以苦溫下之。卽氣有餘，亦但以辛寫之，不以寒也。要知金性畏熱，燥復畏寒。有“宜用平寒而佐以苦甘”者，必以冷熱和平爲方制③，乃盡善也。又六氣凡見下承之氣，方制卽宜少變。如“金位之下，火氣承之”，則苦溫之屬宜減，恐其以火濟火也。卽用下，亦當變苦溫而從寒下也。此《內經》治燥淫之旨，可贊一辭者也。至於肺氣膹鬱，痿喘嘔欬，皆傷燥之劇病，又非制勝一法所能理也。玆併入燥門，細商良治，學者精心求之，罔不獲矣。若但以潤治燥，不求病情，不適病所，猶未免涉於麄疎耳④。

① 此句及以下所引之文皆本于《素问·至真要大论》。

② 制其胜：制服病邪的过盛。

③ 方制：指方药组成的法度。

④ 麄：“粗”的异体字。

重点词语

1. 霄壤　2. (相)謀　3. (一)抉　4. 月華露湛　5. 星潤淵澄　6. 天眞(之脈)　7. 卻(暑)　8. (從瘧而)比例　9. (皮膚)皴揭　10. 熯　11. 惟(土生之金)　12. 菁英(可掬)　13. 乘(金氣)

三十一

与薛寿鱼书

导学

本文选自《小仓山房文集》卷十九，据《四部备要》本排印。作者袁枚(见本书《徐灵胎先生传》介绍)。

薛雪，字生白，号一瓢，清代著名温病学家。本文是袁枚写给薛雪之孙薛寿鱼的一封信。薛雪去世后，他的孙子薛寿鱼将写就的墓志铭寄给袁枚，竟"无一字及医"，反将其归于"理学"一流，袁枚认为这是"甘舍神奇以就臭腐"，于是写此信为答。信中高度赞扬了薛雪高超的医技，阐明了医学的巨大作用，批评了薛寿鱼重理学而轻医道的思想。语言简洁流畅，对比论证贴切自然，全篇抒发了对薛雪的无限敬仰和内心的愤激之情。

学习本篇文章，要求掌握重点词语、语法现象及修辞手法；熟悉作者写这封信的背景，熟悉艺与道两者的关系；了解薛雪的高超医技。

談何容易[①]！天生一不朽之人，而其子若孫必欲推而納之於必朽之處[②]，此吾所爲悁悁而悲也[③]。夫所謂不朽者，非必周孔而後不朽也[④]。羿之射[⑤]，秋之弈[⑥]，俞跗之醫，皆可以不朽也。使必待周孔而後可以不朽，則宇宙間安得有此紛紛之周孔哉？子之大父一瓢先生[⑦]，醫之不朽者也，高年不祿[⑧]，僕方思輯其梗概[⑨]，以永其人[⑩]，而不意寄來墓志無一字及醫，反託於與陳文恭公講學云云[⑪]。嗚呼！自是而一瓢先生不傳矣！朽矣！

① 谈何容易：谈说议论岂可轻易。何容，岂可，怎能容许。
② 若：其。
③ 悁(yuān 渊)悁：忧闷貌。语出《诗经・陈风》。
④ 周孔：指周公和孔子。
⑤ 羿(yì 艺)：即后羿，善射。
⑥ 秋：即弈秋，善弈。　弈：下棋，此指棋艺。
⑦ 大父：祖父。
⑧ 不禄：古代士死的讳称。《礼记・曲礼下》："天子曰崩，诸侯曰薨，大夫曰卒，士曰不禄。"
⑨ 梗概：大概，大略。这里指薛雪主要的医学成就。

⑩ 永：使……不朽，使动用法。
⑪ 陈文恭：陈宏谋，清代广西临桂人，字汝咨，官至东阁大学士，卒谥文恭。

夫學在躬行[①]，不在講也。聖學莫如仁，先生能以術仁其民，使無夭札，是即孔子老安少懷之學也[②]。素位而行學[③]，孰大於是，而何必捨之以他求？陽明勛業爛然[④]，胡世寧笑其多一講學[⑤]；文恭公亦復爲之，於余心猶以爲非。然而，文恭，相公也；子之大父，布衣也。相公借布衣以自重，則名高；而布衣挾相公以自尊，則甚陋。今執途之人而問之曰[⑥]：一瓢先生非名醫乎？雖子之仇，無異詞也。又問之曰：一瓢先生其理學乎[⑦]？雖子之戚，有異詞也。子不以人所共信者傳先人[⑧]，而以人所共疑者傳先人，得毋以"藝成而下"之說爲斤斤乎[⑨]？不知藝即道之有形者也。精求之，何藝非道？貌襲之[⑩]，道藝兩失。燕噲、子之何嘗不託堯舜以鳴高[⑪]，而卒爲梓匠輪輿所笑。醫之爲藝，尤非易言，神農始之，黄帝昌之，周公使冢宰領之[⑫]，其道通於神聖。今天下醫絕矣，惟講學一流轉未絕者[⑬]，何也？醫之效立見，故名醫百無一人；學之講無稽[⑭]，故村儒舉目皆是[⑮]。子不尊先人於百無一人之上，而反賤之於舉目皆是之中，過矣！即或衰年無俚[⑯]，有此附會，則亦當牽連書之，而不可盡沒其所由來[⑰]。僕昔疾病，性命危篤，爾時雖十周、程、張、朱何益[⑱]？而先生獨能以一刀圭活之[⑲]，僕所以心折而信以爲不朽之人也[⑳]。慮此外必有異案良方，可以拯人，可以壽世者，輯而傳焉，當高出語錄陳言萬萬[㉑]。而乃諱而不宣，甘捨神奇以就臭腐，在理學中未必增一僞席，而方伎中轉失一眞人矣。豈不悖哉！豈不惜哉！

① 躬行：亲身实行。
② 老安少怀：使老年人安宁，使青年人归向。怀，归向。语出《论语·公冶长》："子曰：老者安之，朋友信之，少者怀之。"
③ 素位：安于素常所处的地位。语出《礼记·中庸》。
④ 阳明：即王守仁，字伯安，因筑室于浙江绍兴阳明洞，学者称其为阳明先生。明代哲学家，创立"阳明学派"。　烂然：光彩明亮的样子，此为卓著。
⑤ 胡世宁：字永清，明代仁和（浙江杭州）人，弘治年间进士，嘉靖中累拜兵部尚书。
⑥ 今：如果，假如，假设连词。　途之人：路人，指一般人。
⑦ 其：大概。　理学：又称"道学"，宋明儒家的哲学思想，此指理学家。
⑧ 传（zhuàn 赚）：为……立传。为动用法。　先人：祖先，这里指祖父。
⑨ 艺成而下：意为技艺成就居于下位。　斤斤：拘谨，此处意为拘泥。
⑩ 袭：合。
⑪ 燕哙（yān kuài 烟快）：战国燕国国君，公元前 320～前 318 年在位。在位的第三年把君位让给相国子之，导致国家大乱。
⑫ 冢宰：周代的官名，为六卿之首，亦称太宰。
⑬ 转：反而。

⑭ 无稽：无从查考。

⑮ 村儒：指才学浅陋的文人。

⑯ 无俚：无聊。

⑰ 没：淹没。

⑱ 周、程、张、朱：指北宋理学家周敦颐、程颢、程颐、张载及南宋理学家朱熹。

⑲ 刀圭：古代量取药末的用具。此处借代为药物。

⑳ 心折：佩服。

㉑ 语录：言论的记录或摘录。这里指程颐、程颢、朱熹等人的言论。

重点词语

1. 若(孫)　2. (秋之)弈　3. (高年)不祿　4. 永(其人)　5. 躬(行)　6. 今(執途之人)　7. 其(理學乎)　8. 傳(先人)　9. 襲(之)　10. 沒(其所由來)

练习五

标点下列短文并解释加点的词语

（一）故富貴之疾宜於補正貧賤之疾利於攻邪易而爲治比之操刃子和所療多貧賤故任受攻立齋所療多富貴故任受補子和一生豈無補劑成功立齋一生寧無攻劑獲效但著書立言則不之及耳有謂子和北方宜然立齋南方宜爾尙屬邊見雖然貧賤之家亦有宜補但攻多而補少富貴之家亦有宜攻但攻少而補多是又當以方宜爲辨禀受爲別老壯爲衡虛實爲度不得膠於居養一途而概爲施治也（選自明·李中梓《醫宗必讀·富貴貧賤治病有别論》）

（二）世之所稱大醫者我知之矣非醫大也補大之也補何以大藥大而醫亦大耳其出門也衣輕策肥揚鞭周道意氣可謂都矣其診脈也凝神閉目兀坐終朝經營可謂苦矣其開方也咀筆濡毫沉吟半晌心思可謂專矣及閱其所撰之單黃芪白朮附子乾薑詎知熱得補而益烈寒濕得補而益凝輾轉糾纏釀成不用可勝悼嘆蓋嘗微窺底蘊其素所挾持者然也咄咄傖人獨會醫門之捷徑揚揚得意別開海上之奇方……從來醫書萬言記得僅有三言人心七竅剖開全無一竅譬彼冬蟲語冰徒知有寒不知有熱方諸春蛙坐井不知有石止知有壚（選自清·周學霆《三指禪·風痹脈論》）

（三）人之疾病雖非一端然而或屬虛或屬實或屬寒或屬熱或在氣或在血或在臟或在腑皆不外於陰陽故知病變無窮而陰陽爲之本經曰知其要者一言而終是也但明虛實便別陰陽然疑似之間大難剖別如至虛有盛候反瀉含冤大實有羸狀誤補益疾陰證似陽清之者必敗陽證似陰溫之者必亡氣主煦之血主濡之氣藥有生血之功血藥無益氣之理病在腑而誤攻其臟謂之引賊入門病在臟而誤攻其腑譬之隔靴搔癢洞察陰陽直窮病本庶堪司命若疑似之際混而弗明攻補之間畏而弗敢實實虛虛之禍尙忍言哉（選自明·李中梓《内經知要·陰陽》）

（四）脈理精微其體難辨弦緊浮芤展轉相類在心易了指下難明謂沈爲伏則方治永乖以緩爲遲則危殆立至况有數候俱見異病同脈者乎夫醫藥爲用性命所系和鵲至妙猶或加思仲景明審亦候形證一毫有疑則考校以求驗故傷寒有承氣之戒嘔噦發下焦之問遺文遠旨代寡能用舊經秘述奥而不售遂令末學昧於原本互滋偏見各逞已能致微痾成膏肓之變滯固絕振起之望良有以也今撰集岐伯以來逮於華佗經論要訣合爲十卷百病根原各以類例相從聲色證候靡不賅備其王阮傅戴吳葛呂張所傳異同咸悉載錄誠能留心研窮究其微賾則可以比蹤古賢代無夭橫矣（選自晉·王熙《脈經·序》）

（五）君名桂字天士號香嵒先生自歙遷吳諸生崑山公曾祖也祖紫帆有孝行通醫理至君考陽生而精其術君少從師受經書暮歸陽生翁授以岐黃學年十四翁棄養君乃從翁門人朱君某專學爲醫朱君即舉翁平日所教教之君聞言即徹其蘊見出朱君上因有聞於時君察脈望色聽聲寫形言病之所在如見五藏癥結治方不執成見嘗云劑之寒溫視疾之涼熱自劉河間以暑火立論專用寒涼東垣論脾胃之火必務溫養習用參附丹溪創陰虛火動之論又偏於寒涼嗣是宗丹溪者多寒涼宗東

垣者多溫養近之醫者茫無定識假兼備以幸中借和平以藏拙甚至朝用一方晚易一劑而無有成見蓋病有見症有變症有轉症必灼見其初終轉變胸有成竹而後施之以方否則以藥治藥實以人試藥也持論如是以是名著朝野即下至販夫豎子遠至鄰省外服無不知有葉天士先生由其實至而名歸也居家敦倫紀內行修備交朋忠信人以事就商爲剖析成敗利鈍如決疾然洞中窾會以患難相告者傾橐拯之無所顧藉君又不止以醫擅名者歿年八十君不欲以醫自名幷不欲以醫傳後臨歿誡其子曰醫可爲而不可爲必天資敏悟又讀萬卷書而後可借術濟世不然鮮有不殺人者是以藥餌爲刀刃也吾死子孫愼無輕言醫嗚呼可謂達且仁矣（選自清·沈德潛《歸愚文鈔餘集·葉香岩傳》）

（六）二十年來醫家之書盛行於世者張景岳類經趙養葵醫貫然醫貫一知半解耳類經明岐黃之學有王冰之所未盡者即學士大夫亦必累月而後能通之昔在戊寅曾於張平子座上識景岳蓋交臂而失之己酉寓證人書院有蔣一玫者年八十矣欲爲其舅作傳則景岳也景岳名介賓別號通一子越之山陰人也其父爲定西侯客介賓年四十即從遊於京師天下承平奇才異士集於侯門介賓幼而濬齊遂徧交其長者是時金夢石工醫術介賓從之學盡得其傳以爲凡人陰陽但以血氣臟腑寒熱爲言此特後天之有形者非先天之無形者也病者多以後天戕及先天治病者但知有形邪氣不顧無形元氣自劉河間以暑火立論專用寒涼其害已甚賴東垣論脾胃之火必務溫養救正實多丹溪出立陰虛火動之論寒涼之弊又復盛行故其注本草獨詳參附之用又慨世之醫者茫無定見勉爲雜應之術假兼備以倖中借和平以藏拙虛而補之又恐補之爲害復制之以消實而消之又恐消之爲害復制之以補若此者以藥治藥尚未遑又安望其及於病耶幸而偶愈亦不知其補之之力攻之之力耶及其不愈亦不知其補之爲害消之爲害耶是以爲人治病沈思病原單方重劑莫不應手霍然一時謁病者輻輳其門沿邊大帥皆遣金幣致之其所著類經綜覆百家剖析微義凡數十萬言歷四十年而後成西安葉秉敬謂之海內奇書班孟堅贊孝宣之治政事文學法理之士咸精其能至於技巧工匠器械自元成間鮮能及之介賓此書若非遭遇神宗之盛亦莫能有也作古方八陣釋古人立方之意作新方八陣析古方之某藥爲某經之用不相凌奪其書晚出今方行世介賓博學於醫之外象數星緯堪輿律呂皆能究其底蘊在遼陽道中聞御馬者歌聲聒耳介賓曰此惡聲也不出五年遼其亡矣已而言驗所親問以近事介賓曰我夜觀乾象宮車殆將晏駕天下從此亦亂矣未幾神宗崩介賓遂返越其年五十八又二十年始卒卒之日自題其像召三子而誨之其門人曰先生乃死耶吾先生故有不死者介賓莞爾而逝自太史公傳倉公件繫其事後之儒者每倣是體以作名醫之傳戴九靈宋景濂其著也而名醫亦復自列其事存爲醫案以待後人遇有病之相同者則倣而治之亦盛心也世風不古以醫負販其術無異於里閭俗師也而不肯以里閭俗師自居雖復殺人如草亦點綴醫案以欺人介賓醫案散在景岳全書余不敘於篇惡夫蹈襲者之衆也趙養葵名獻可寧波人與介賓同時未嘗相見而議論往往有合者（選自《黃梨洲文集·張景岳傳》）

三十二

鉴药

导学

本文选自《刘宾客文集》卷六，据上海古籍出版社1993年影印文渊阁《四库全书》本排印。作者刘禹锡(公元772～842年)，字梦得，洛阳(今属河南)人。唐代著名文学家、哲学家。贞元九年(公元793年)进士，后授监察御史。永贞元年，他参加王叔文领导的改革活动。失败后，贬为朗州(今湖南常德)司马。继迁州刺史，辗转连州(今属广东)、夔州(今属四川)、和州(今属安徽)、苏州(今属江苏)等地。晚年任太子宾客，加检校礼部尚书。世称刘宾客。刘禹锡诗文并茂，文章简练深刻，诗歌通俗清新，善用比兴手法寄托政治内容。作品有《刘宾客文集》共四十卷。刘氏对医学也有所研究，集有《传信方》。

本文为"因论七篇"中的首篇。系作者谪居夔州时所撰。通过叙述刘子在服药过程中因"狃既效"而发生的变故，揭示了"循往以御变"必酿恶果的道理，意在讽谏因循守旧的朝廷弊政。

学习本篇文章，要求掌握重点词语、语法现象及修辞手法；熟悉本文"用毒以攻疹，用和以安神"的道理，及"循往以御变"造成的恶果；了解作者写作本文的目的。

劉子閒居①，有負薪之憂②，食精良弗知其旨，血氣交沴③，煬然焚如④。客有謂予："子病，病積日矣。乃今我里有方士淪跡於醫⑤，厲者造焉而美肥⑥，輒者造焉而善馳⑦，矧常病也。將子詣諸⑧！"

① 閒："闲"的异体字。
② 负薪之忧："病"的婉词。语见《礼记・曲礼下》。
③ 交：俱，同时。 沴：郁滞不畅。
④ 炀(yàng 样)然焚如：肌肤灼热如焚的样子。炀，炽烈。如，词尾。
⑤ 方士：古代好讲神仙方术的人。
⑥ 厉：通"癞"，恶疮。
⑦ 辄：两足不能相过之疾。
⑧ 将(qiāng 枪)：愿，请。

予然之，之醫所。切脈觀色聆聲，參合而後言曰："子之病其興居之節舛、衣食之齊乖所由致也①。今夫藏鮮能安穀，府鮮能母氣②，徒爲美疢之囊橐耳③！我能攻之。”乃出藥一丸，可兼方寸[④]，以授予曰：“服是足以瀹昏煩而鉏蘊結[⑤]，銷蠱慝而歸耗氣[⑥]。然中有毒，須其疾瘳而止[⑦]，過當則傷和，是以微其齊也。”予受藥以餌。過信而骽能輕[⑧]，痹能和；涉旬而苛癢絕焉，抑搔罷焉；踰月而視分纖，聽察微，蹈危如平[⑨]，嗜糲如精[⑩]。

① 齐：调节，调理。
② 母：滋生，孕育。
③ 美疢：指疾病。　囊橐（tuó 佗）：口袋。这里借喻疾病的滋生处。
④ 兼：两倍。
⑤ 瀹（yuè 跃）：疏导，治理。　鉏：“锄”的异体字。除去。
⑥ 销：消除。　蛊慝（tè 特）：灾害，病害。慝，灾害，引申为病邪。
⑦ 须：等待。
⑧ 信：信宿，连续两晚。　骽：“腿”的异体字。　能：犹“乃”。
⑨ 危：高地。
⑩ 粝：粗米，糙米。　精：优质纯净的米。

或聞而慶予，且閧言曰[①]：“子之獲是藥幾神乎，誠難遭已。顧醫之態[②]，多嗇術以自貴[③]，遺患以要財[④]。盍重求之？所至益深矣。”予昧者也，泥通方而狃既效[⑤]，猜至誠而惑勦說[⑥]，卒行其言。逮再餌半旬，厥毒果肆，岑岑周體[⑦]，如痁作焉[⑧]。悟而走諸醫。醫大吒曰[⑨]：“吾固知夫子未達也！”促和蠲毒者投之，濱於殆[⑩]，而有喜。異日進和藥，乃復初。

① 閧：“哄”的异体字，劝诱，怂恿。
② 顾：只是。　态：习气。
③ 啬：吝啬。此谓保留。
④ 要（yāo 邀）：索取，榨取。
⑤ 狃（niǔ 纽）：贪求。
⑥ 勦（chāo 抄）说：窃取别人的言论为己说。这里指上文的哄言。勦，“剿”的异体字，抄袭。
⑦ 岑岑：胀痛。
⑧ 痁（shān 山）：一种症见只热不寒的疟疾。
⑨ 吒（zhà 诈）：“咤”的异体字，怒声。
⑩ 滨：临近。

劉子慨然曰：善哉醫乎！用毒以攻疹[①]，用和以安神，易則兩躓[②]，明矣。苟循往以御變，昧於節宣[③]，奚獨吾儕小人理身之弊而已！

① 疹：通“疢”，病。

② 踬(zhì 至)：被绊倒，引申为失败。

③ 节宣：调节和宣散。节，指用和药调节。宣，指用攻药宣散。

重点词语

1. 交沴　2. 厲(者)　3. 輒(者)　4. 將(子詣諸)　5. 興(居)　6. 母(氣)　7. 美疢　8. 淪(昏煩)　9. 須(其疾)　10. (過)信　11. (蹈)危　12. 嗇(術)　13. 要(財)　14. 盍(重求之)　15. 狃(既效)　16. 勦說　17. 逮(再餌)　18. (如)痁　19. 瀕(於殆)　20. (攻)疹　21. (兩)躓　22. 節宣

三十三

鼻 对

导学

本文选自《逊志斋集》卷六，据《四部丛刊》本排印。作者方孝孺(公元1357～1402年)，字希直，又字希古，人称正学先生，宁海(今属浙江)人。宋濂弟子，明初著名散文家。惠帝时任翰林侍讲学士，曾力助惠帝削藩。燕王朱棣起兵攻破南京，夺取帝位，命其起草登极诏书，不从。遭磔刑，灭十族(宗亲九族及门人)，死者达八百馀人。方孝孺文章醇深雄迈。有《逊志斋集》，今存明正德年间顾璘重编本二十四卷，其中文二十二卷，诗二卷，另有附录一卷。

本文采取拟人化的手法，借助“鼻”的申辩之言，不但示人“服食以节，起处有常”，并应加强自我磨炼的治身之法，而且以“宗覆社圮”缘于“壅蔽之祸”的历史教训为鉴，昭示“上宣下畅”方能长治久安的治国之理。

学习本篇文章，要求掌握重点词语、语法现象及修辞手法；熟悉“服食以节，起居有常”的养生之道，及修身磨炼的治身之法；了解本文的写作目的。

方子病鼻寒，鼻窒不通。踞爐而坐[①]，火燎其裳[②]。裳既及膝，始覺而驚，引而視之，煜煜然紅[③]，蓋裳之火者半也。於是罵鼻曰：“夫十二官各有主司，維鼻何司[④]？別臭察微。臭之不察，何以鼻爲[⑤]？今火帛之臭亦烈矣，而爾頑若不知[⑥]，遽俾火毒爐裳及衣[⑦]。壅蔽之禍，豈不大可悲乎？”

① 踞：倚，依靠。
② 裳：下衣。
③ 煜(yù郁)煜：明亮貌，亦作“昱昱”。
④ 维：语气助词。
⑤ 何以……为：凝固结构，可译为“怎么用得着……呢？”
⑥ 顽若：愚蠢的样子。若，词尾，用如“然”。
⑦ 遽：遂。 烬：烧毁。

久之，鼻忽有聲，聲與口同。曰：“我受命爲子之鼻，今二十又二冬。蘭茝椒桂[①]，其氣苾芳[②]，我聞我知，俾子佩藏。槁蕕腐鮑[③]，風腥氣惡，我覺其穢，俾子避匿[④]。子足不妄履而山不遇毒者，皆我之得職也。今子乃昧於治身，宜煖而寒，去袂就單，爲風所加，外鑠內欝[5]，壅我鼻觀[6]，遂至火燎切膚[7]，而不知其然，皆子之過也，於鼻何罪焉？假使服食以節，起處有常，順陰燮陽[8]，無所敗傷，鼻寧有不聞馨香乎？且古之志士，至于耄老，猶且居不求適[9]，維道是奮，大雪皴肌[10]，而爐不暇近，恐適意之致毒，知炎上之生災[11]，可不慎也？今子當始弱之時[12]，有荼毒之禍[13]。方當茹冰嚼雪[14]，塊枕草坐[15]，愁思怵迫[16]，凍餓摧挫，猶恐不可；而乃放不加思[17]，恣肆頽惰。當祁寒時[18]，遽自溺於火，爲身計者，良已左矣[19]。不此之責，而反誚我爲何哉[20]！夫壅蔽之禍，厥有攸自：秦亥蠱昏[21]，趙高乃弑[22]；彼梁偏任[23]，斯有朱异[24]；隋廣淫酗[25]，而世基以肆[26]。木不虛中，蟲何由萃？此三主者，苟以至公爲嗜好，以衆庶爲耳鼻，上宣下暢，無所凝滯，雖有奸邪，何惡之遂？顧乃偏僻猜忌[27]，執一遺二，以蕕爲薰，椒蘭是棄，由是禍亂交興，宗覆社圮[28]。今子不務自尤[29]，而維鼻是訾。一身之理且不達，况於政治也哉[30]！"

方子仰而嗟，俯而愧，屏火捐爐[31]，凝神養氣，既而鼻疾果愈。

① 兰茝(chǎi)椒桂：四者皆芳香草木名。茝，白芷。
② 苾(bì 必)芳：犹言芬芳。苾，浓香。
③ 槁莸腐鲍：均为恶臭之物。鲍，盐渍鱼。
④ 匿(nì 逆)：躲避。
⑤ 欝："鬱(郁)"的异体字。
⑥ 鼻观：鼻孔。观，古代宫门外高台上的望楼，这里喻鼻。
⑦ 切：近，贴近。
⑧ 燮(xiè 谢)："燮"的异体字。调和，调理。
⑨ 居不求适：语本《论语·学而》。
⑩ 皴(cūn 村)：皮肤受冻而坼裂。
⑪ 炎上：指火。《尚书·洪范》有"火曰炎上"句，故云。
⑫ 弱：指弱冠之年，即二十岁。
⑬ 荼(tú 途)毒：残害，毒害。此处暗指丧父之祸，参见《逊志斋集·卷十五·茹荼斋记》。
⑭ 茹：吃。
⑮ 块枕草坐：以土块作枕头，用草荐当坐席。义近成语"寝苫枕块"，为古时居父母丧的礼节。
⑯ 怵(chù 触)迫：胁迫。
⑰ 放：恣纵，放任。　加思：多思。
⑱ 祁：大。
⑲ 左：错失，不当。
⑳ 诮(qiào 俏)：责问。
㉑ 秦亥：秦二世嬴胡亥。秦始皇少子，公元前 210～前 207 年在位。为赵高所逼而自杀。蛊昏：昏惑。
㉒ 赵高：秦宦官。秦二世时先后任郎中令和中丞相。　弑(shì 试)：封建时代称臣杀君、子杀父为"弑"。

㉓ 梁：指梁武帝萧衍。南朝梁的建立者，公元502年～549年在位。

㉔ 朱异：梁武帝大臣。因善于阿谀奉承而受宠，居权要三十馀年。大统三年侯景由北朝东魏归降，朱力主接纳；次年侯与梁宗室萧正德勾结谋反，朱秘而不奏，遂致梁都城被破。

㉕ 隋广：隋炀帝杨广。公元604～618年在位。

㉖ 世基：虞世基。隋炀帝时任内史侍郎。他知炀帝不可谏止，每有险情，不以实告。

㉗ 顾乃：反而，却。同义词复用。　偏僻：褊狭。

㉘ 宗覆社圮(pǐ 痞)：国家倾败。宗，宗庙。社，社稷。皆指国家。圮，毁坏。

㉙ 尤：责怪。

㉚ 政治：指国事。

㉛ 屏(bǐng 丙)：退避，除去。　捐：舍弃。

重点词语

1. 踞(爐)　2. (其)裳　3. (别)臭　4. 頑若　5. 爐(裳)　6. 避匿　7. 切(膚)　8. 爕(陽)　9. 皴(肌)　10. (始)弱　11. 茹(冰)　12. 塊枕草坐　13. 放(不加思)　14. 祁(寒)　15. 左(矣)　16. 誚(我)　17. (社)圮　18. (自)尤　19. 屏(火)

三十四

医治整理补接次第口诀

导学

本文选自《仙授理伤续断秘方》，据1988年文物出版社等三家影印明《道藏》本排印。作者蔺道人(约公元790～850年)，长安(今陕西西安)人，唐代骨伤科学家。曾长期隐居江西宜春县钟村，为人治病。著成《理伤续断方》后，又隐居他处，被人传为仙者，其书因被改名为《仙授理伤续断秘方》。该书共一卷，约刊于846年前后，是我国现存最早的骨伤科专著。全书即由"医治整理补接次第口诀"和"方论"两大部分构成，对前人的成就和他本人的医疗经验作了全面的总结，载方46首，用药160多种，是中国骨伤科学辨证、立法和处方用药的奠基之作，对后世骨伤科学的发展产生了重大影响，至今仍有一定的指导和借鉴作用。

本文是《仙授理伤续断秘方》的第一部分，在医学史上首次提出了"医治整理补接次第口诀"，即骨折、脱臼等损伤的首次治疗常规操作步骤和再次换药时的操作步骤，强调指出特殊情况必须特殊处理、固定必须动静结合、治疗必须内外结合等，特别指出了一些有关的注意事项。

学习本文，重点在于了解并掌握骨伤方面的文献知识及其典范的语言现象。

一、煎水洗；二、相度損處①；三、拔伸②；四、或用力收入骨；五、捺正③；六、用黑龍散通；七、用風流散塡瘡；八、夾縛④；九、服藥；十、再洗；十一、再用黑龍散通；十二、或再用風流散塡瘡口；十三、再夾縛；十四、仍用前服藥治之。

① 度(duó夺)：审视。
② 拔伸：用于骨关节损伤整复之牵引手法。
③ 捺正：正骨手法之一。具体实施时，医者以一手或双手在拔伸的基础上，将患者骨折断端或关节脱位外突之骨按回原位，从而使骨折及关节脱位等情况得到矫正。
④ 夹缚：正骨固定方法名，用扎带或绷带把夹板固定在骨折已复位的肢体上，以利于骨折断端愈合的一种治疗方法。下文："凡夹缚，用杉木皮数片，周回紧夹缚，留开皆一缝。夹缚必三度，缚必要紧。"

凡腦骨傷碎，輕輕用手撙令平正①。若皮不破，用黑龍散敷貼；若破，用風流散塡瘡口，絹片包之，不可見風著水，恐成破傷風。若水與風入腦，成破傷風，則必發頭疼，不復可治。在鬢內者，須剪去鬢傅之[②]。

凡腦骨傷碎，在頭骨上，則可治；在太陽穴，乃是命處[③]，斷然不可治矣。

① 撙（zǔn 尊上声）：抑，谓用手抚按。

② 傅：通"敷"。

③ 命处：致命的地方。

凡肩甲骨出[①]，相度如何整[②]，用椅當圈住脇[③]，仍以軟衣被盛簟[④]，使一人捉定，兩人拔伸，却墜下手腕。又著曲著手腕，絹片縛之。

凡金井骨，在脇之下，有損不可夾縛。只是捺平，令安貼平正，用黑龍散貼，絹片縛。兩脇骨亦如此。

凡跨骨從臀上出者[⑤]，可用三兩人，挺定腿拔伸[⑥]，乃用脚蹅入[⑦]。如跨骨從檔內出[⑧]，不可整矣。

凡手骨出者，看如何出。若骨出向左，則向右邊拔入；骨向右出，則向左拔入。

凡手脚骨，皆有兩脛。若一脛斷，則可治；兩脛俱斷，决不可治矣。凡手脚骨傷甚者，不可治。

① 肩甲骨：即肩胛骨。甲，通"胛"。

② 整：整治，指用正骨法治疗。

③ 椅当：椅背。

④ 簟（diàn 电）：竹席或芦苇编成的席。

⑤ 跨骨：即胯骨，髋骨。跨，通"胯"。

⑥ 挺定腿：蹬直腿。

⑦ 蹅："捺"的异体字。

⑧ 档：通"裆"，裆部。

凡傷損重者，大槩要拔伸捺正，或取開捺正，然後傅貼、塡塗、夾縛。拔伸當相近本骨損處，不可別去一節骨上。

凡拔伸，且要相度左右骨如何出，有正拔伸者，有斜拔伸者。

凡認損處，只須揣摸骨頭平正。不平正，便可見。

凡左右損處，只相度骨縫，子細撚捺[①]，忖度便見大槩。要骨頭歸舊[②]，要撙捺皮相就入骨[③]。

凡拔伸，或用一人，或用兩人、三人，看難易如何。

① 撚（niān 蔫）："拈"的异体字，用手指搓转。

② 归旧：归位，回到原位。

③ 相就：彼此渐次相合。

凡皮破骨出差殳[①]，拔伸不入，撙捺相近，争一二分[②]，用快刀割些捺入骨，不須割肉，肉自爛碎了，可以入骨。骨入之後，用黑龍散貼瘡之四圍腫處，留瘡口，別用風流散填。所用刀最要快，剜刀、雕刀皆可。

凡捺正，要時時轉動使活。

凡骨碎斷，須要本處平正如何。大抵骨低是骨不曾損，左右看骨方是。損處要拔伸捺正，用藥貼，夾縛要平正方是。

① 差殳(shū 书)：乱相交错的样子。

② 争：相差。

凡腫，是血作。用熱藥水泡洗，却用黑龍散傅貼。

凡傷重，必用藥水泡洗，然後塗藥；如傷輕，不必洗，便塗藥。

凡夾縛，夏三兩日，冬五三日解開。夾縛處用熱藥水泡洗，去舊藥，洗時切不可驚動損處[①]。了[②]，仍用黑龍散傅，夾縛。盖傷重者方如此。

凡皮破，用風流散填，更塗[③]；未破，用黑龍散貼，須用杉木及夾縛之[④]。

凡拔伸捺正，要軟物如絹片之類奠之[⑤]。

① 惊动：扰动，干扰。

② 了(liǎo 僚上声)：结束；之后。

③ 更(gèng 耕去声)：再。

④ 及：据下文当作“皮”。

⑤ 奠：通“垫”。

凡皮裹有碎骨，只用黑龍散傅貼，後來皮肉自爛，其碎骨必然自出來，然後方愈。

凡骨破打斷，或筋斷有破處，用風流散填塗，却用針線縫合其皮，又四圍用黑龍散傅貼。

凡夾縛，用杉木皮數片，周回緊夾縛，留開皆一縫。夾縛必三度[①]，縛必要緊。

凡平處骨碎皮不破，用藥貼，用密夾縛。大槩看曲轉處[②]、脚凹之類不可夾縛，恐後伸不得，止用黑龍散貼，帛片包縛，庶可曲轉屈伸[③]。有數處如指骨斷，止用苧痲夾縛，腿上用苧痲繩夾縛，繩如錢繩許大[④]。

凡貼藥，用版子一片，將皮紙或油紙，以水調黑龍散，攤匀在上，然後卷之，貼損處。

凡用杉皮，浸約如指大片，疎排[⑤]，令周匝用小繩三度緊縛[⑥]。三日一次，如前淋洗，换塗貼藥。

凡曲轉，如手腕、脚凹、手指之類，要轉動，用藥貼，將絹片包之，後時時運動。

盖曲則得伸,得伸則不得屈。或屈或伸,時時爲之方可。

凡損傷,其初痹而不痛,應拔伸捺正,復用刀取開皮,皆不痛,三二日方痛。

凡損,一月尚可整理⑦,久則不可。

① 度：量词,道。“三度”即“三道”。

② 曲：弯曲。　转：转向。

③ 庶：差不多。

④ 钱绳：穿铜钱的绳子。　许：左右。

⑤ 踈:“疏”的异体字。

⑥ 周匝：周围,外围。

⑦ 整理：整治。

凡損,不可喫草藥,喫則所出骨不能如舊①。

凡跌損,腸肚中污血,且服散血藥,如四物湯之類。

凡損,大小便不通,未可便服損藥②。蓋損藥用酒必熱,且服四物湯,更看如何,又服大成湯加木通。如大小便尚未通,又加朴硝。待大小便通後,却服損藥③。

凡傷重者,未服損藥,先服氣藥④,如匀氣散之類。

凡渾身無故損痛,是風損⑤,當服風損藥,如排風湯之類。

凡服損藥,不可喫冷物。魚、牛肉極冷,尤不可喫。若喫牛肉,痛不可治。

凡損藥必熱,便生血氣,以接骨耳。

凡服藥,不拘在紅酒,無灰酒、生酒皆可。

凡藥,三四月煉⑥,不可多合⑦,五月尤甚,存散藥隨時旋丸⑧。

凡收藥丸子、末子,並用罐子收入廚子內,以火焙之⑨。

凡損,用火灸,則醫不得⑩,服藥不效矣。

① 如旧：同前“归旧”。如,到……去。

② 损药：跌打损伤之药。

③ 却：反过来。

④ 气药：调气之药。

⑤ 风损：风邪所致的损伤。

⑥ 炼：加热炮制。

⑦ 合：谓配伍起来做成成药。

⑧ 旋丸：制成丸药。

⑨ 焙(bèi 倍)：将欲用之物放进锅内,下以微火烘,上以长物搅。

⑩ 医不得：不能治疗。

重点词语

1. 相度　2. 拔伸　3. 捺正　4. 夾縛　5. 擠(令平正)　6. 相度(如何)整　7. (以軟衣

被盛)簞 8. 跨(骨) 9. 蹤(入) 10. 檔(內出) 11. (仔細)捻 12. 歸舊 13. 相就(入骨) 14. 差爻 15. 爭(一二分) 16. 了 17. (要軟物如絹片之類)奠 18. (夾縛必三)度 19. 曲轉 20. 庶(可曲轉屈伸) 21. 錢繩 22. 疎(排) 23. 周匝 24. (一月尙可)整理 25. 損藥 26. 却(服損藥) 27. 氣藥 28. (三四月)煉 29. (不可多)合 30. (存散藥隨時)旋丸 31. (以火)焙 32. 醫不得

三十五

按　摩

导学

本文选自《圣济总录》卷四《治法》，据1919年文瑞楼石印本排印。《圣济总录》又名《政和圣济总录》，是北宋徽宗时由太医院编撰而成的一部大型医学全书。全书共二百卷，分六十六门，除医学理论外，每门分病症若干，每一病症均先论病因病理，次述方药治疗，涵盖内、外、妇、儿、五官、针灸、杂治、养生、符禁等各科，载方二万馀首，内容非常丰富，在理论、方法和临床实践方面均对后世产生了较大影响。

本文是关于按摩的较早而全面的一篇重要文献。文中首先引经据典说明"按"与"摩"的不同，接着简要指出了按摩之义在于"开达抑遏"，随后则颇为详细地分析陈述了按摩的适应病症，最后又强调指出了按摩的积极作用与"摩之用药"的道理。

学习本文，重点在于了解按摩的文献知识及其典范的语言现象，并掌握重点词语。

可按可摩，時兼而用①，通謂之按摩。按之弗摩，摩之弗按。按止以手，摩或兼以藥②。曰按曰摩，適所用也③。《血氣形志論》曰④："形數驚恐⑤，經絡不通，病生於不仁⑥，治之以按摩。"此按摩之通謂也。《陰陽應象論》曰⑦："其慓悍者，按而收之⑧。"《通評虛實論》曰⑨："癰不知所，按之不應，乍來乍已⑩。"此按不兼於摩也。華佗曰："傷寒始得一日⑪，在皮膚，當摩膏火灸即愈。"此摩不兼於按，必資之藥也⑫。世之論按摩，不知析而治之⑬，乃合導引而解之。夫不知析而治之，固已疎矣⑭；又合以導引，益見其不思也⑮。

① 时：时时，常常。
② 或：有时。
③ 适所用：根据适合施治的病症来选用。适，用，选用。
④ 血气形志论：《素问》第二十四篇篇名。
⑤ 数（shuò 朔）：屡次，多次。这里是"经常"的意思。
⑥ 不仁：没有知觉，谓肢体麻木。
⑦ 阴阳应象论：全名《阴阳应象大论》，《素问》第五篇篇名。
⑧ 收：制伏。
⑨ 通评虚实论：《素问》第二十八篇篇名。

⑩ 乍(zhà 炸)：忽然。 已：止。
⑪ “伤寒始得一日”三句：原文见唐・王焘《外台秘要》卷一。
⑫ 之：于。
⑬ 析：分开。
⑭ 疎：粗疏，谓知识浅薄。
⑮ 不思：不思考，谓无知。

大抵按摩法，每以開達抑遏爲義[①]。開達則壅蔽者以之發散[②]，抑遏則慓悍者有所歸宿。是故按一也，有施於病之相傳者[③]，有施於痛而痛止者，有施於痛而無益者，有按之而痛甚者，有按之而快然者，槩得陳之[④]。

風寒客於人[⑤]，毫毛畢直[⑥]，皮膚閉而爲熱，或痹不仁而腫痛。既傳於肝[⑦]，脇痛出食[⑧]，斯可按也[⑨]。肝傳之脾，名曰脾風，發癉[⑩]，腹中熱，煩心出黃[⑪]，斯可按也。脾傳之腎，名曰疝瘕，少腹寃熱而痛[⑫]，出白[⑬]，一名爲蠱，斯可按也。前所謂施於病之相傳，有如此者。

寒氣客於脉外，則脉寒，寒則縮綣[⑭]，縮踡則脉絡急[⑮]，外引小絡，卒然爲痛[⑯]；又與熱氣相薄[⑰]，則脉滿而痛。脉滿而痛，不可按也。寒氣客於腸胃之間、膜原之下[⑱]，血不得散，小絡急引。是痛也，按之則血氣散而痛止。迨夫客於俠脊之脉[⑲]，其藏深矣，按不能及，故按之爲無益也。風雨傷人，自皮膚入於大經脉，血氣與邪幷客於分腠間[⑳]，其脉堅大，若可按也，然按之則痛甚。寒濕中人，皮膚不收[㉑]，肌肉堅緊，榮血泣[㉒]，衛氣除，此爲虚也。虚則聶辟氣乏[㉓]，惟按之則氣足以溫之[㉔]，快然而不痛。前所謂按之痛止，按之無益，按之痛甚，按之快然，有如此者。

夫可按不可按若是，則摩之所施，亦可以理推矣。

① 开达：疏通。 抑遏：平抑。
② 以之：因此。
③ 相传：疾病按照一定的途径传变。
④ 槩：“概”的异体字，一概。 陈：陈述。
⑤ 客：侵入并留止下来。
⑥ 毕直：即“笔直”。
⑦ 既：已经；……之后。
⑧ 出食：呕吐。
⑨ 斯：才，这才。
⑩ 癉(dàn 但)：同“疸”，黄疸病。
⑪ 黄：指黄色的小便。
⑫ 寃：通“郁”，烦闷。
⑬ 白：指白浊的小便。
⑭ 缩绻(quán 全)：收缩。

⑮ 急：拘急。
⑯ 卒：通"猝"，突然。
⑰ 薄：通"搏"，搏斗；冲突。
⑱ 膜原：王冰注："膜原，谓膈间之膜；原，谓鬲肓之原。"这里指胸膜与膈肌之间的部位。
⑲ 迨：至于。　侠脊之脉：指脊两旁的经脉。侠，通"挟"。
⑳ 分腠间：分肉腠理之间。
㉑ 不收：失去收缩功能。
㉒ 荣：通"营"，营气。　泣：通"涩"，涩滞不畅。
㉓ 聂辟：同"折襞"指皮肤松弛而有皱褶。《素问·调经论》："虚者聂辟气不足。"　气：指卫气。下句"气足"之"气"同此。　乏：不足。
㉔ 足：充足。

養生法：凡小有不安，必按摩挼捺[①]，令百節通利，邪氣得泄。然則按摩有資於外，豈小補哉！摩之别法，必與藥俱。蓋欲浹於肌膚[②]，而其勢駃利[③]。若瘵傷寒[④]，以白膏摩體[⑤]，手當千徧，藥力乃行。則摩之用藥，又不可不知也。

① 挼(ruó 弱阳平)：揉搓，指按摩中的揉法和搓法。　捺：按捺，指按摩中的按法和抹法。
② 浹(jiā 家)：浸透。这里是"透达"的意思。
③ 駃(kuài 快)：通"快"，迅疾。
④ 瘵："療(疗)"的异体字。
⑤ 白膏：古代一种摩膏。见唐·王焘《外台秘要》卷一"黄膏方"。

重点词语

1. 適(所用)　2. 數(驚恐)　3. 不仁　4. (按而)收　5. 乍(來)　6. (必資)之　7. 析(而治之)　8. 開達　9. 相傳　10. 陳(之)　11. 客(於人)　12. 出食　13. 斯(可按也)　14. (發)癉　15. 出黄　16. 寃(熱而痛)　17. 出白　18. 卒(然)　19. (與熱氣相)薄　20. 迨(夫)　21. 俠(脊之脈)　22. 分腠　23. (皮膚)不收　24. 榮(血)泣　25. 聶辟(氣乏)　26. 挼捺　27. 浹(於肌膚)　28. 駃(利)

三十六

标幽赋

导学

本文选自《针灸大成》卷二，据上海科学技术出版社2000年《中国医学大成续集》影印扫叶山房本排印。作者窦杰（公元1196～1280年），字汉卿，后改名默，字子声，广平肥乡（今属河北）人，金代针灸学家。元世祖时历任昭文馆大学士、太师等职，故有"窦太师"之称，封魏国公，谥文正。为人博通文史，尤精针灸并擅长外科。著有《针经指南》一卷，内容包括《标幽赋》、《通玄指要赋》以及经络气血、针灸方法等方面的论述，文字简要切用而颇富文采，现有《针灸四书》本传世。《普济方》，明·朱橚等编撰，426卷，广辑明朝以前医籍及其他有关著作，是我国古代最大的医学方书，《针灸四书》收于其中第409～第413卷。

《标幽赋》是历来针灸歌赋中最负盛名的佳作之一，一直深受重视，广为传诵。全赋1 600馀字，结合医经的奥义和作者多年的临床体验，全面而简要地论述了针灸与自然、阴阳、五行、经络、脏腑、气血的关系和取穴的方法、针刺的手法、禁忌、注意事项等重要问题，举例说明了针灸的奇妙作用，对《内经》以来的针刺理论有所总结和发展，对学习针灸有着重要的指导作用，对现代针灸的理论研究和临床工作也有一定的指导意义。

学习本文，重点在于掌握有关针灸的语言文化现象和我国古代医学韵文的特点，以熟读、朗诵、理解、背诵为步骤，来渐次领悟并掌握学习重点。

拯救之法，妙用者針。察歲時於天道①，定形氣於予心②。春夏瘦而刺淺，秋冬肥而刺深。不窮經絡陰陽③，多逢刺禁；既論臟腑虛實，須向經尋④。

① 岁时：四时，此指四季的阴阳变化。　天道：指自然界的演变规律。
② 形气：此指形体的肥瘦、正气的虚实和神色的变化。
③ 穷：穷尽，穷究。
④ 经：指经络。

原夫起自中焦①，水初下漏②。太陰爲始，至厥陰而方終；穴出雲門，抵期門而最後。正經十二③，別絡走三百餘支；正側仰伏④，氣血有六百餘候⑤。手足三陽，手走頭而頭走足；手足三陰，足走腹而胸走手。

① 原：推究；推求。
② 水初下漏：漏壶的水开始下滴，指寅时（5～7 时）之始，即 5 时。漏，漏壶，古代的计时器，以滴水为计。每日始于寅时。
③ 正经：与“奇经”相对，有十二条，即手足三阴经和三阳经。
④ 正侧仰伏：指经穴在人体分布的位置情况。正，正面。侧，侧面。仰，上面。伏，下面。
⑤ 候：气血循行的孔穴。

要識迎隨[1]，須明逆順[2]。况乎陰陽氣血，多少爲最。厥陰太陽，少氣多血；太陰少陰，少血多氣；而又氣多血少者，少陽之分；氣盛血多者，陽明之位。先詳多少之宜，次察應至之氣[3]。輕滑慢而未來，沉澁緊而已至。既至也，量寒熱而留疾[4]；未至也，據虛實而候氣。氣之至也，如魚吞鉤餌之沉浮；氣未至也，似閑處幽堂之深邃[5]。氣速至而速效，氣遲至而不治。

① 迎随：指针刺的泻法与补法。迎，针尖逆着经气运行的方向而刺，为泻法。随，针尖顺着经气运行的方向而刺，为补法。
② 逆顺：指行针时针尖的方向与经气运行方向的逆顺。
③ 气：指针气，即针感。
④ 留：指久留针的针法。刺治寒证而欲使其热，当用此法。其法久留针而徐出。　疾：快速，指疾出针的针法。刺治热证而欲使其寒，当用此法。其法暂留针而疾出。
⑤ 幽堂：深深的内室。

觀夫九針之法[1]，毫針最微[2]。七星上應[3]，衆穴主持[4]。本形金也[5]，有蠲邪扶正之道[6]；短長水也[7]，有決疑開滯之機[8]。定刺象木[9]，或斜或正；口藏比火[10]，進陽補羸。循機捫而可塞以象土[11]，實應五行而可知。然是三寸六分，包含妙理；雖細楨於毫髮，同貫多岐[12]。可平五臟之寒熱，能調六腑之虛實。拘攣閉塞，遣八邪而去矣[13]；寒熱痹痛，開四關而已之[14]。凡刺者，使本神朝而後入[15]；既刺也，使本神定而氣隨。神不朝而勿刺，神已定而可施。定脚處[16]，取氣血爲主意；下手處，認水木是根基[17]。天地人三才也，湧泉同璇璣百會[18]；上中下三部也，大包與天樞地機[19]。陽蹻陽維并督帶，主肩背腰腿在表之病；陰蹻陰維任衝脈，去心腹脇肋在裏之疑[20]。二陵二蹻二交[21]，似續而交五大[22]；兩間兩商兩井[23]，相依而别兩支[24]。

① 九针之法：指针刺的方法。九针，九种形制的针具：镵针、员针、鍉针、锋针、铍针、员利针、毫针、长针、大针。
② 毫针：九针之一，最为常用，长短不一，一般以为长 3.6 寸。　微：微妙，神妙。
③ 七星：喻指人的七窍。《灵枢·九针论》：“七者，星也。星者，人之七窍。”
④ 主持：主治。
⑤ 本形金也：谓针本身是金属做成的。

⑥ 蠲(juān 捐)：祛除。
⑦ 短长水也：谓针的长短犹如(象征着水而长短相间的)坎卦之形(☵)，故云。
⑧ 机：机妙，谓妙用。
⑨“定刺象木”二句：谓用针时一定的刺法就如树枝一样，有的斜刺，有的正刺。树枝有斜有正，而无伤其叶；刺法有斜有正，而无伤营卫。
⑩ 口藏比火：刺前口先含针，以使其温，就如火的性用。藏，指含针。
⑪ 循机扪而可塞以象土：顺着经络轻轻抚摩，出针后用手摩闭其穴，以使针气留于体内，就如用土填塞以治水的方法一样。机，食事物变化的所由，此指气血运行的通道，即经络。
⑫ 槙(diān 颠)：树梢。此喻针身细小。　多岐：指多种特异的治疗作用。岐，通“歧”，这里是特异的意思。
⑬ 八邪：八邪穴，为两手手背五指缝间共八个穴位的总称。
⑭ 四关：两肘关节和两膝关节，此指四个关节处的五俞穴。
⑮ 本神：精神。　朝(cháo 潮)：聚拢，集中。
⑯ 定脚处：下针时的时候。下句“下手处”义同。
⑰ 调水木：谓灵活选用或补或泻的手法来调理“母”“子”。水木，指五行中的母子关系。水能生木，故水为母，木为子。济“母”以补其不足，夺“子”以平其有馀。一说：指针刺时的补泻手法，理同上。
⑱ 涌泉同璇玑百会：三个分别对应天地人三才的穴位，涌泉在足心为下以应地，璇玑在胸前为中以应人，百会在头顶为上以应天。
⑲ 大包与天枢地机：三个分别对应上中下三部的穴位，大包二穴在乳后为上，天枢二穴在脐侧居中，地机二穴在足胻为下。
⑳ 疑：通“凝”，凝滞。这里泛指疾病。
㉑ 二陵：指阴陵泉、阳陵泉二穴。　二蹻：指阴蹻、阳蹻二穴。　二交：指阴交、阳交二穴。
㉒ 五大：即五体，指两手、两足与头。
㉓ 两间：指二间、三间二穴。　两商：指少商、商阳二穴。　两井：指天井、肩井二穴。
㉔ 两支：指两上肢。支，同“肢”。

大抵取穴之法，必有分寸。先審自意，次觀肉分。或伸屈而得之，或平直而安定①。在陽部筋骨之側②，陷下爲眞③；在陰分郄膕之間④，動脈相應⑤。取五穴用一穴而必端⑥，取三經用一經而可正。頭部與肩部詳分，督脈與任脈易定。明標與本，論刺深刺淺之經；住痛移疼，取相交相貫之逕⑦。豈不聞臟腑病，而求門海俞募之微⑧；經絡滯，而求原別交會之道⑨？更窮四根三結⑩，依標本而刺無不痊；但用八法五門⑪，分主客而針無不效⑫。八脈始終連八會⑬，本是紀綱⑭；十二經絡十二原⑮，是爲樞要。一日取六十六穴之法⑯，方見幽微；一時取一十二經之原⑰，始知要妙。

① 平：平卧。 直：直立或正坐。

② 阳部：诸阳之经及人体的阳面。

③ 真：正确，指正确的穴位。

④ 阴分：诸阴之经及人体的阴面。 郄：古同“卻”，“郤”又同“隙”。 膕（guó 国）：膝后弯。

⑤ 相应：指应指之处。相，特殊副词，有指代作用，雌指取穴时切脉之指。

⑥ 取五穴用一穴而必端：谓要刺一个穴位，如果用五个相近的穴位来确定它，一定准确。下句“取三经用一经而可正”仿此。端，准确。

⑦ 逕：“径”的异体字，路径。此指交叉处，即穴位。

⑧ 门：指以“门”、“海”命名的穴位。以“门”命名者共二十二个，以“海”命名者凡五个。 俞：指五俞穴（见前“四关”注）。 募：指位于胸腹部体表与脏腑有密切关系的一些反应点（穴位），均脏腑精气聚集的地方。

⑨ 原：指十二经的原穴。十二经各有一个原穴，合称“十二原穴”，是脏腑原气所经过留止的穴位。 别：指十五别络。 交：指两经或数经相交之穴。 会：指八会穴，为古人概括的与某些生理功能有关的八个重要穴位：气之会膻中，血之会膈俞，骨之会大杼，筋之会阳陵泉，髓之会绝骨（又称“悬冲穴”），脉之会太渊，脏之会章门，腑之会太仓（中脘）。

⑩ 四根：耳根、鼻根、乳根、脚根。 三结：胸结、肢结、便结。

⑪ 八法：指用针八法，为迎随、转针、手指、针投、虚实、动摇、提按、呼吸。 五门：指天干的配合，为十天干隔五相合，即甲与己合，乙与庚合，丙与辛合，丁与壬合，戊与癸合。 《针灸大成》：“五门者，天干配合，分于五也。甲与己合，乙与庚合之类是也……或以井、荥、俞、经、合为五门。”

⑫ 主客：指正气与邪气。

⑬ 八脉：指奇经八脉。 八会：八会穴，人体中脏、腑、气、血、筋、脉、骨、髓八者精气会聚的八个穴位。 《难经·四十五难》：“经言八会者，何也？然，府会太仓（中脘）、藏会季胁（章门）、筋会阳陵泉、髓会绝骨（悬钟）、血会膈俞、骨会大杼、脉会太渊、气会三焦外一筋直两乳内也（膻中）。热病在内者，取其会之气穴也。”

⑭ 纪纲：法度，纲领。

⑮ 十二原：指五脏及膏、肓的十二个原穴，为肺之原太渊、心之原大陵、脾之原太白、肝之原太冲、肾之原太溪（以上均左右各一）以及膏之原鸠尾、肓之原脖胦（气海）。 《灵枢·九针十二原》：“五脏有疾，当取之十二原。”

⑯ 六十六穴：十二经中井、荥、输、原、经、合各穴的总称。即阴经井、荥、输（原穴同）、经、合，每经五穴，共三十穴；阳经井、荥、输、原、经、合，每经六穴，共三十六穴。总计六十六穴。子午流注针法就是以六十六穴为基础的。

⑰ 时：时辰。

原夫補瀉之法，非呼吸而在手指；速效之功，要交正而識本經[①]。交經繆刺[②]，左有病而右畔取；瀉絡遠針[③]，頭有病而脚上針。巨刺與繆刺各異[④]，微針與妙刺相通[⑤]。觀部分而知經絡之虛實，視沉浮而辨臟腑之寒溫。

① 交正：交经与正经。
② 刺法名。《素问·缪刺论》："缪刺，以左取右，以右取左。"又："有痛而经不病者，缪刺之，因视其皮部有血络者尽取之。"指人体一侧络脉有病而针刺对侧络脉的方法。缪，这里是交叉的意思。
③ 泻络远针：泻逐络脉病邪时，要采用远针刺法(距发病部位较远的地方取穴针刺)。
④ 巨刺：刺法名。九刺之一。《灵枢·官针》："巨刺者，左取右，右取左。"即人体一侧有病而选取对侧经穴治疗的刺法。　与缪刺各异：《素问·缪刺论》谓巨刺用于"邪客于经"之病，并"必中其经，非络脉也"。其与缪刺两者均于痛处对侧取穴，但巨刺刺经，缪刺刺络。
⑤ 针：刺。

且夫先令針耀①，而慮針損；次藏口內，而欲針溫。目無外視，手如握虎；心無內慕②，如待貴人。左手重而多按③，欲令氣散；右手輕而徐入④，不痛之因。空心恐怯⑤，直立側而多暈⑥；背目沉掐⑦，坐卧平而沒昏。

① 且夫：连词，表提起，无实义。　耀：光。
② 内慕：耐心牵挂或乱想他事。
③ 左手：压手，即用以辅助性地进行按压的手。
④ 右手：刺手，即用针的手。
⑤ 空心恐怯：谓空腹患者针刺时易生惊恐。空心，空腹。
⑥ 直立侧而多晕：谓患者直立、侧位受针时如果姿势不正，会常常晕针。多，常。
⑦ 背目：谓避开患者的目光。

推於十干十變①，知孔穴之開闔；論其五行五臟，察日時之旺衰。伏如橫弩②，應若發機③。陰交陽別而定血暈，陰蹻陽維而下胎衣。痹厥偏枯，迎隨俾經絡接續④；漏崩帶下，溫補使氣血依歸。靜以久留，停針待之。必准者，取照海治喉中之閉塞；端的處⑤，用大鍾治心內之呆痴。

① 十干十变：指气血流注随日、时而变的情况。《灵枢·卫气形》："谨候其时，病可与期；失时反候者，百病不治。"
② 横：准备，准备好。　弩：弩弓，又称窝弓，用机械发射的弓。
③ 发机：扣动机关。机，弩牙，发射箭的机关。
④ 俾(bǐ 比)：使。
⑤ 端的：果然；的确。

大抵疼痛實瀉①，痒痳虛補。體重節痛而俞居②，心下痞滿而井主③。心脹咽痛，針太冲而必除；脾冷胃疼，瀉公孫而立愈。胸滿腹痛刺內關，脇疼肋痛針飛虎。筋攣骨痛而補魂門，體熱勞嗽而瀉魄戶。頭風頭痛，刺申脈與金門；眼痒眼疼，瀉光明於地五[④]。瀉陰郄止盜汗，治小兒骨蒸；刺偏歷利小便，醫大人水蠱[⑤]。中風環跳而宜刺，虛損天樞而可取。

① 疼痛实泻：谓疼痛属于实证，要采用泻法针刺。下句之“痒麻虚补”仿此。
② 俞：指五输穴中的俞穴。 居：当，任。这里与下句之“主”互文，为主治之意。
③ 痞满：痞塞满闷。 井：指五输穴中的井穴。 主：主治。
④ 于：通“与”。 地五：即地五会穴。
⑤ 水蛊：病名，即水鼓，多因饮酒过量，损伤脾胃，水湿停聚所致。《辨证录・臌胀门》：“人有水肿既久，遍身手足俱胀，面目亦浮，口不渴而皮毛出水，手按其肤如泥，此真水鼓也。”

由是午前卯後[①]，太陰生而疾溫[②]；離左酉南[③]，月朔死而速冷[④]。循捫彈努[⑤]，留吸母而堅長；爪下伸提[⑥]，疾呼子而噓短。動退空歇[⑦]，迎奪右而瀉涼；推內進搓[⑧]，隨濟左而補煖[⑨]。

① 午前卯后：指辰、巳两个时辰，即7～11时。午前，午时（11～13时）之前，即11时之前。卯后，卯时（5～7时）之后，即7时之后。
② 太阴：月。 生：指月的由隐没而始生直至圆满。 疾温：迅速采用补法刺治。
③ 离左酉南：指未、申两个时辰，即13～17时。离，指午时。离为八卦之一，象征火，於十二星次则指鹑火，而鹑火与十二时辰相配配午，故云。 左：后。“离左”即13时之后。 酉：酉时，为17～19时。 南：前。酉南，即17时之前。
④ 月朔：月的别名。 死：指月的由圆始缺直至隐没不出。 冷：指用泻法刺治。
⑤ “循扪弹努”二句：意为治疗虚证，要以补“母”为法则，刺时要留针长久，同时采用循扪、弹努的手法。 弹努：同“弹怒”，以指轻弹针柄，震动针身，以增强针感与效应。 留吸母：谓在患者吸气时进针，然后留针长久，以补其“母”。这是虚则补母的针法。 坚长：长久。
⑥ “爪下伸提”二句：意为治疗实证时，要以泻“子”为法则，采用爪下、伸提的手法，刺罢在患者呼气时迅速出针。 爪下：切而下针。 疾呼子：谓在患者呼气时疾速出针，以泻其“子”。这是实则泻其子的针法。
⑦ “动退空歇”二句：意为捻动着退针，停针，用迎法，针右旋，可泻之使凉。 空歇：指停针。 夺：与下文“济”相反，指泻法。
⑧ “推内进搓”二句：意为推纳着进针，转针，用随法，针左旋，可补之使暖。 内：同“纳”。 搓：谓转针。 济：指补法。
⑨ 煖：“暖”的异体字。

慎之！大患危疾，色脈不順而莫針；寒熱風陰，饑飽醉勞而切忌。望不補而晦不瀉[①]，弦不奪而朔不濟[②]。精其心而窮其法，無灸艾而壞其皮；正其理而求其原[③]，免投針而失其位。避灸處而加四肢[④]，四十有九[⑤]；禁刺處而除六腧[⑥]，二十有二。

① 望：望日，为夏历每月的十五日。 晦：夏历每月的月底。
② 弦：指弦日，含上弦日与下弦日。上弦为夏历每月的初七、初八，下弦为每月的二十二、二十三。 朔：夏历每月初一。
③ 正：厘辨；弄清楚。 原：指疾病之原。
④ 四肢：指四肢末梢的井穴。
⑤ 有：通“又”。
⑥ 六腧：指六腑的输穴。

抑又聞高皇抱疾未瘥①，李氏刺巨闕而後甦②；太子暴死爲厥③，越人針維會而復醒。肩井曲池，甄權刺臂痛而復射④；懸鍾環跳，華佗刺躄足而立行⑤。秋夫針要兪而鬼免沉痾⑥，王纂針交兪而妖精立出⑦。取肝兪與命門，使瞽士視秋毫之末⑧；刺少陽與交別，俾聾夫聽夏蚋之聲⑨。

① 高皇：所指不明。以作者的身份、语气等情况，疑指元世祖忽必烈。
② 李氏：以高皇疑指元世祖言，疑指其时侍医李善长。 甦：“苏”的异体字。
③ “太子暴死为厥”二句：事见本教材《扁鹊传》。
④ 甄权：唐代名医。《旧唐书·方术列传》载，随鲁州刺史库狄嵚患风痹，不能挽弓，甄权针其肩髃，迅即治愈，复能射箭。
⑤ 躄(bì 避)足：跛足。华佗刺躄足而立行之事见《三国志·华佗传》裴松之注引《佗别传》。
⑥ 秋夫：徐秋夫，南朝宋医家。《南史·张融传》称，夜有鬼求秋夫治其腰痛，托以草人，秋夫下针即愈。 痾(kē 科)：“疴”的异体字，病。
⑦ 王纂：宋代医家。《太平御览》卷七百二十二引《异苑》称，一女为狐妖所惑，日渐瘦弱。纂下针后，狐妖疾从该女被中逃出，病除体愈。事又见《古今医统》。
⑧ 瞽士：瞎子。
⑨ 蚋(ruì 瑞)：蚊虫。

嗟夫！去聖逾遠，此道漸墜。或不得意而散其學①，或愆其能而犯禁忌②。愚庸智淺，難契於玄言③；至道淵深，得之者有幾？偶述斯言，不敢示諸明達者焉，庶幾乎童蒙之心啓④。

① 得意：掌握精髓。
② 愆(qiān 千)：失误，指治疗上失误。
③ 契：符合。
④ 庶几：副词，表期望，希望。

重点词语

1. (不)窮　2. 原(夫)　3. 水初下漏　4. (要識)迎隨　5. (須明)逆順　6. 蠲(邪)　7. (本神)朝　8. (交經)繆刺　9. 左手　10. 右手　11. 橫弩　12. 發機　13. 俾(經絡接續)　14. 端的　15. 午前卯后　16. 離左酉南　17. 留吸母　18. 疾呼子　19. (迎)奪　20. 望(不補)　21. 晦(不瀉)　22. 弦(不奪)　23. 朔(不濟)　24. (得)蘇　25. 沉痾　26. (夏)蚋　27. 得意　28. 愆(其能)　29. (難)契　30. (示)諸　31. 庶幾

练习六

标点下列短文并解释或语译加点的词语

（一）凡爲醫師當先讀書凡欲讀書當先識字字者文之始也不識字義甯解文理文理不通動成窒礙雖詩書滿目於神不染觸途成滯何由省入譬諸面牆亦同木偶望其拯生民之疾苦顧不難哉故昔稱太醫今曰儒醫太醫者讀書窮理本之身心驗之事物戰戰兢兢求中於道造次之際罔敢或肆者也外此則俗工耳不可以言醫矣（選自明·繆希雍《神農本草經疏》）

（二）今庸醫處療皆恥看本草或倚約舊方或聞人傳說或遇其所憶便攬筆疏之俄然戴面以此表奇其畏惡相反故自寡昧而藥類違僻分兩參差亦不以爲疑脫或偶爾值差則自信方驗若旬月未瘳則言病源深結了不反求諸己詳思得失虛構聲稱多納金帛非惟在顯宜責固將居幽貽譴矣其五經四部軍國禮服若詳用乖越者猶可矣止於事跡非宜耳至於湯藥一物有謬便性命及之千乘之君百金之長何不深思戒慎邪（《重修政和經史證類備用本草》引陶弘景）

（三）世之常言皆曰人之所愛莫如身胥靡乞丐之民使戕其身未有樂之者張子曰世未嘗有愛其身者而愛害其身者方且日夜與其身爲仇遑遑乎惟恐其害之不至也而何有萬一之愛於身乎天下之物其害壽命而致病者莫如飲食男女之際節嗜味遠聲色呼吸屈伸以期于久壽此有生之大務也且世之人有日夜自勉于久壽而若急于飲食男女之際者乎使勉于益生之道如進其所甚憎而使奪其害生之欲如聞其所甚愛彼其爲愛生亦不足爲矣老子曰人常不畏死奈何以死懼之夫人未有語之以死而不畏者也而日夜之所爲則取死之道過半矣（選自宋·張耒《張耒集》卷四十七）

（四）予貧喜書舊積千餘卷今倍之未足也肆有新刊知無不市人有奇編見無不錄故環室皆書也或曰嗜書好貨鈞爲一貪貪書而饑不若貪貨而飽貪書而勞不若貪貨而逸人生不百年何自苦如此答曰今人予不知之自古不義而富貴者書中略可考也竟何如哉予少安於貧壯樂於貧老忘於貧人不鄙夷予之貧鬼不揶揄予之貧書之賜也如彼百年何樂之有哉（選自宋·許棐《獻丑集》）

（五）阿丈人揖朱黃君而問曰吾膠漆二友爲梅屋校讎有功請各第而言之黃君曰辭訛理舛非我莫攻點謬畫差非我莫蓋且中央色也當受衆彩北面朱君赭容奮髯而怒曰句讀我判四聲我分又文之美惡我標我準實破暗之燈火拯謬之丹砂也彼雌其名而不雌伏耶阿丈人評之曰朱君事業果赫赫滿人目然頻濯髮者易禿苦用心者早衰外澤顏色者內未必無枯槁之疾黃君曰然請書爲主人養生之鑒（選自宋·許棐《獻丑集》）

（六）嶺南以人面竹爲拄杖蓋竹之奇也其節疏密不齊密則節相去不以寸前平後擁擁處傴僂下向類人之背平處上方下銳類人之面竹由是而得名予始見之謂如顧愷之所譜筃篣者是必中

實偶有折杖剖視之其心洞洞然也嗟乎竹類人之面而人不類竹之心也人心不同如面謂面之生不一而人心隨之今竹之面如一其心之虛亦如一過人遠矣夫具耳目口鼻之用者必謂之人而其心或非也人面而人心者固稱矣人面而心不然者果人也歟竹無耳目口鼻之用偶以體似故人面目之曾不知中虛且直心與面如一彼非特人面而心亦人矣世必有人其面竹其心者吾謂之君子(選自宋·鄭剛中《北山文集》)

三十七

医案四则

医案，又称病案，是中医诊治疾病的书面记录。其内容包括症状、辨证、立法、处方、用药以及有关其他情况，体现了中医理、法、方、药的具体运用。《史记·扁鹊仓公列传》中所载西汉名医淳于意的二十五例“诊籍”，是我国现存最早的医案。历代医案数量浩博，内容宏富，至明清时期，著辑更盛。它是我国医学遗产中的重要组成部分，在中医图书目录中自成一类。

（一）朱丹溪治滞下案

导学

本文选自《古今医案按·痢》，据光绪癸未（公元1883年）吴江李龄寿藏本排印。编者俞震（公元1723～1795年），字东扶，号惺斋，嘉善（今属浙江）人，清代雍正、乾隆年间名医。性喜搜集方案，所辑《古今医案按》，选案广泛，按语切当，在医案著作中颇具影响。文章通过患者自述，介绍了朱丹溪采取先补后攻之法为其治愈滞下病的经过，反映了朱氏洞察病机，把握标本，因证立法的治疗特色。

学习本篇文章，要求掌握重点词语、语法现象；了解医案中病人的症状，了解丹溪先补后攻治愈滞下的方法及其依据。

葉先生名儀[①]，嘗與丹溪俱從白雲許先生學[②]。其記病云：

歲癸酉秋八月[③]，予病滯下，痛作，絶不食飲。旣而困憊，不能起床，乃以袵席及薦闕其中[④]，而聽其自下焉。時朱彦修氏客城中[⑤]，以友生之好[⑥]，日過視予，飲予藥，但日服而病日增。朋游譁然議之[⑦]，彦修弗顧也。浹旬病益甚[⑧]，痰窒咽如絮，呻吟亘晝夜[⑨]。私自虞，與二子訣，二子哭，道路相傳謂予死矣。彦修聞之，曰：“吁！此必傳者之妄也。”翌日天甫明，來視予脉，煮小承氣湯飲予。藥下咽，覺所苦者自上下，凡一再行，意泠然[⑩]。越日遂進粥，漸愈。

朋游因問彥修治法。答曰："前診氣口脉虚，形雖實而面黄稍白。此由平素與人接言多，多言者中氣虚。又其人務竟已事，恒失之饑而傷於飽。傷於飽，其流爲積[11]，積之久爲此證。夫滯下之病，謂宜去其舊而新是圖，而我顧投以參、朮、陳皮、芍藥等補劑十餘貼[12]，安得不日以劇？然非此浹旬之補，豈能當此兩貼承氣哉？故先補完胃氣之傷[13]，而後去其積，則一旦霍然矣[14]。"衆乃斂衽而服[15]。

① 叶仪：字景翰，金华（今属浙江）人，元末明初学者，曾受业于许谦，著有《南阳杂稿》。

② 白云许先生：即元代理学家许谦。详见《丹溪翁传》注释。

③ 癸酉：指元顺帝元统元年（公元1333年）。

④ 衽（rèn 认）席：床席。衽，"袵"的异体字，床席。　荐：垫席。

⑤ 客：客居，旅居。

⑥ 友生：朋友。此指同学。

⑦ 朋游：老朋友。

⑧ 浃（jiā 佳）旬：满一旬，整十天。浃，周匝，周遍。

⑨ 亘（gèn 艮）：持续。

⑩ 泠（líng 零）然：清妙貌。

⑪ 流：演变，变化。

⑫ 顾：反而，却。　贴：同"帖"，量词。

⑬ 完：足，充足。

⑭ 霍然：消散貌，此指疾病迅速痊愈。

⑮ 敛衽：整理衣襟，表示敬意。

（二）沈明生治吐红案

导学

本文选自《续名医类案·吐血》，据人民卫生出版社1957年影印信述堂本排印。编者魏之琇（公元1722～1772年），字玉璜，号柳洲，钱塘（今浙江杭州）人，清代医学家。《续名医类案》为续补明·江瓘《名医类案》而作，全书分类清楚，选案广泛，反映了各家流派的学术经验。

文章叙述沈明生"舍症从脉"，用"血脱益气"的方法治愈吐血症的经过，体现了沈氏辨证准确，心有定见，不为虚言所惑。

学习本篇文章，要求掌握重点词语、语法现象及修辞手法；了解沈明生用"血脱益气"法治愈吐血证的方法。

沈明生治孫子南媳[①]，賦質瘦薄，脈息遲微，春末患吐紅，以爲脾虛不能攝血，投歸脾數劑而止[②]。慮後復作，索丸方調理，仍以歸脾料合大造丸數味與之[③]。復四五日後，偶値一知醫者談及，乃駭曰："諸見血爲熱，惡可用參、耆、河車溫補耶？血雖止，不日當復來矣。"延診，因亟令停服，進以花粉、知母之屬。五六劑後，血忽大來，勢甚危篤。此友遂斂手不治[④]，以爲熱毒已深，噬臍無及[⑤]。子南晨詣，慍形於色，咎以輕用河車，而盛稱此友先識。初不言曾服涼藥[⑥]，且欲責效於師[⑦]，必愈乃已。沈自訟曰："既係熱症，何前之溫補如鼓應桴[⑧]，今祇增河車一味，豈遂爲厲如是[⑨]？且斤許藥中，乾河車僅用五錢，其中地黃、龜板滋陰之藥反居大半，纔服四五日，每服三錢，積而計之，河車不過兩許耳。"遂不復致辨[⑩]。往診其脈，較前轉微，乃笑曰："無傷也，仍當大補耳。"其家咸以爲怪，然以爲繫鈴解鈴[⑪]，姑聽之。因以歸脾料倍用參、耆，一劑而熟睡，再劑而紅止。於是始悟血之復來，由於寒涼速之也[⑫]。

因嘆曰："醫道實難矣。某固不敢自居識者，然舍症從脈，得之先哲格言，血脫益氣，亦非妄逞臆見。今人胸中每持一勝算[⑬]，見前人用涼，輒曰：'此寒症也，宜用熱。'見前人用熱，則曰：'此火症也，應用涼。'因攻之不靈，從而投補；因補之不效，隨復用攻。立意翻新，初無定見。安得主人、病人一一精醫察理，而不爲簧鼓動搖哉[⑭]？在前人，蒙謗之害甚微；在病者，受誤之害甚鉅[⑮]。此張景岳'不失人情'之論所由作也。"

① 沈明生：名时誉，华亭(今上海松江)人，明末清初医家，著有《医衡》等。
② 归脾：方名。指归脾汤，出自《济生方》。功用健脾益气，补血养心。
③ 大造丸：方名。又名河车大造丸，出自《景岳全书》。功用补肾填精，益气养血。
④ 敛手：缩手。表示不敢妄为。
⑤ 噬(shì 士)脐：比喻后悔不及。语出《左传・庄公六年》。噬，咬。
⑥ 初：原本。
⑦ 责：求，求取。
⑧ 如鼓应桴(fú 浮)：喻疗效迅速。桴，鼓槌。
⑨ 厉：祸害。
⑩ 致：尽，极。 辨：通"辩"。
⑪ 系铃解铃：亦作"解铃系铃"。佛教禅宗语。谓虎项金铃唯系者能解。比喻谁做的事出了问题，仍须由谁去解决。语出宋代惠洪《林间集》。
⑫ 速：招致。
⑬ 胜算：能够制胜的计谋。
⑭ 簧鼓：喻动听的巧伪之言。簧，乐器中有弹性的薄片，吹之则振动发声。
⑮ 钜："巨"的异体字。

（三）张志聪治水肿案

导学

本文选自《侣山堂类辨》卷上，据1983年人民卫生出版社刊本排印。作者张志聪（公元1610～1674年），字隐庵，钱塘（今浙江杭州）人，清代著名医家。业医数十年，钻研医理颇深，在杭州胥山建侣山堂，聚同道及生徒数十人论医讲学，从学者甚众。《侣山堂类辨》是张氏与学友及其弟子探讨医理、讲论方药、钻研学术的专题论集，内容广泛，同时采用了医论、医案、医话等形式，言简意赅，引人入胜。

文章所述水肿由肺气内闭，失于宣发，伤及脾气元气所致，故前用渗利逐水之法治疗无效。张志聪先用发散宣肺之法以消肿，继以六君子汤加减扶正培本，标本兼顾，疗效显著。

学习本篇文章，要求掌握重点词语；熟悉急则治其标、缓则治其本的治疗原则，了解发汗行水治疗水肿的方法。

予在苕溪治一水腫者①，腹大膚腫，久服八正散、琥珀散、五子五皮之類②，小便仍淋漓，痛苦萬狀。予曰："此雖虛證，然水不行則腫不消，腫不消則正氣焉能平復？"時值夏月，予不敢用麻黄，恐脱陽而汗漏不止；以蘇葉、防風、杏子三味各等分，令煎湯溫服，覆取微汗，而水即利矣。

次日，至病者之室。床之上下，若傾數桶水者，被褥幃薄③，無不濕透。病者云："昨服藥後，不待取汗而小水如注④，不及至溺桶，而坐於床上行之，是以床上如此也。至天明，不意小水復來，不及下床，是以被褥又如是也。今腹滿腫脹俱消，痛楚盡解，深感神功之救我！"予曰："未也，此急則治其標耳。子之病，因火土傷敗，以至水泛，乃久虛之證也。火即人之元氣，必待脾氣元氣復，而後可保其萬全⑤。"予即解維⑥，寫一六君子方⑦，去甘草，加蒼朮、厚朴、炮薑、熟附子，每日令濃煎溫服。即以此方合丸藥一料⑧，每日巳未時服之，即止其湯藥。

半載後，病者之兄備土物來謝⑨，曰："吾弟已全愈矣。"予曰："如此之證，水雖行而正氣不復，後仍腫脹，而死者比比⑩……邪之所湊，其正必虛⑪。若初腫之時，行去其水，正氣易於平復。醫者不知發汗行水之法，惟以疏利之藥利之，腫或減，而無尾閭之泄⑫，猶以鄰爲壑耳⑬。如久服疏利之藥，則正氣日消；水留日久，則火土漸滅。然後以此法行之，無濟於事矣。"

① 苕（tiáo条）溪：地名。今浙江吴兴。

② 八正散：方名。出自《太平惠民和剂局方》。功用清热泻火，利水通淋。　琥珀散：方名。有多种同名方。功用多为活血调经，利尿通淋。　五子五皮：五子五皮汤（饮）。

方名。有多种同名方。功用多为化痰平喘，利水消肿。
③ 帏(wéi 围)薄：又作“帏箔”，帐子和帘子。
④ 小水：小便。
⑤ 万全：完全痊愈。
⑥ 解维：即解缆，解开船缆。
⑦ 六君子方：即六君子汤。有多种同名方，疑此系出自《医学正传》卷三引《局方》者。功用健脾补气，和中化痰。
⑧ 即：即或，或者。
⑨ 土物：土产品。
⑩ 比比：频频，接连不断。
⑪ “邪之所凑”二句：邪气侵入之处，正气必定虚弱。语见《素问·评热病论》。
⑫ “无尾闾”句：指水湿没有下泄之处。
⑬ “以邻”句：把邻国当成排泄洪水的沟壑。语出《孟子·告子下》。这里比喻行水消肿的方法不当，就会使邻近的脏腑受害。

(四) 豁痰流气通经案

导学

本文选自清·周鍈编的《王氏医案》卷一，据清咸丰元年(公元1851年)吟香书屋刻本排印。周鍈为王孟英好友，所编《王氏医案》，记录了王氏的部分治疗验案。

文章叙述了王孟英以豁痰流气法治愈患者的汛愆之证，强调治病必须审因求本，对证施治，切忌“头痛治头，脚疼疗脚”。

学习本篇文章，要求掌握重点词语，了解辨证施治是治愈本病的关键。

張養之令侄女[①]，患汛愆而飲食漸減[②]。于某與通經藥，服之尤惡穀[③]。請孟英診之[④]，脈緩滑，曰：“此痰氣凝滯，經隧不宣[⑤]，病由安坐不勞，法以豁痰流氣[⑥]，勿投血藥[⑦]，經自流通。”于某聞而笑曰：“其人從不吐痰。血有病而妄治其氣，脹病可立待也。”及服孟英藥，果漸吐痰而病遂愈。養之大爲折服。予謂世人頭痛治頭，脚疼療脚，偶中而愈，貪爲己功；誤藥而亡，冤將奚白[⑧]？此《寓意草》之所以首列《議病》之訓也[⑨]。

① 令：敬词。尊称他人亲属。
② 汛愆：指月经误期。汛，涨退有定时的潮水。此喻月经。愆，过失，此指误期。
③ 恶(wù 误)谷：厌食。
④ 孟英：王孟英，名士雄，晚清名医。行医于沪杭，对温病尤有研究，着有《温热经纬》等。

⑤ 经隧：指经络。 宣：通畅。

⑥ 豁痰流气：化痰利气。豁，消散。

⑦ 血药：指调经活血药。

⑧ 白：诉说，申诉。

⑨《寓意草》：清代名医喻嘉言的医案集。卷首列有医论两篇，《议病式》是第二篇，制定议病的程序格式以教导门人。 训：教诲，教导。

重点词语

1. 滯下 2. 衽席 3. 薦 4. 闕(其中) 5. 浹(旬) 6. 亘 7. 泠然 8. 顧(投) 9. (補)完 10. 霍然 11. 斂衽 12. 噬臍 13. 初(不言) 14. 責(效) 15. 如鼓應桴 16. (爲)厲 17. 系鈴解鈴 18. 速(之) 19. 簧鼓 20. 鉅 21. 幃薄 22. 小水 23. 解維 24. 土物 25. 比比 26. 以鄰爲壑 27. 汛愆 28. (不)宣 29. 豁(痰) 30. (奚)白

三十八
医话四则

医话，中医著述的体裁之一，即有关医药内容的随笔小品。它随手笔录，不拘一格，内容包括读书和临证的心得、学术评论以及掌故、见闻等等，篇幅短小，写法灵活多样，或夹叙夹议地说理，或简洁生动地述事，往往含义深刻，意味隽永。

（一） 书方宜人共识说

导学

本文节选自《吴医汇讲·书方宜人共识说》，据上海科学技术出版社2000年《中国医学大成续集》影印本排印。作者顾文烜，字雨田，号西畴，吴县（今属江苏）人，乾隆年间医家。《吴医汇讲》是我国最早的具有刊物性质的医学文献，由清代乾隆年间医家唐大烈主编，每年刊一卷，共出十一卷，发表了江浙一带四十多位医家近百篇论文。

文章批评了医生开方写草书、用药物异名的现象，提出医生书写药方时，“字期清爽，药期共晓”，以免耽误治疗，贻害病人。

学习本篇文章，要求掌握重点词语、语法现象；熟悉药物异名的现象，了解“字期清爽，药其共晓”的道理。

國家徵賦，單曰易知[①]；良將用兵，法云貴速。我儕之治病亦然。嘗見一醫方開小草，市人不知爲遠志之苗，而用甘草之細小者。又有一醫方開蜀漆，市人不知爲常山之苗，而另加乾漆者。凡此之類，如寫玉竹爲萎蕤，乳香爲薰陸，天麻爲獨搖草，人乳爲蟠桃酒，鴿糞爲左蟠龍，竈心土爲伏龍肝者，不勝枚舉。但方書原有古名，而取用宜乎通俗。若圖立異矜奇[②]，致人眼生不解，危急之際，保無誤事？

又有醫人工於草書者，醫案人或不識，所係尚無輕重[③]。至於藥名，則藥舖中人豈能盡識草書乎？孟浪者約略撮之而貽誤，小心者往返詢問而羈延[④]。可否相約同人，凡書方案，字期清爽[⑤]，藥期共曉？

① 易知：即易知由单。明清时期缴纳田赋的单据。单上写明田地等级与面积、人口数目、应缴款项及起交存留等，使纳赋者一目了然。

② 立异矜奇：标新立异，夸耀争奇。

③ 轻重：偏义复词，义偏于“重”。紧要。

④ 羁(jī 机)延：耽搁，延误。

⑤ 期：必。

（二）治痰嗽

导学

本文选自《医说》卷四，据上海科学技术出版社1984年影印本排印。作者张杲，字季明，新安(今安徽歙县)人，南宋医家。其家三代业医，张杲继承家学，又博览群书，广征博引，著成《医说》一书。该书广泛集录南宋以前各种文史著作中有关医论、医学典故及医家事迹等史料，内容丰富，颇具文献研究价值，但也间有芜杂之弊。

文章记述了北宋医官李防御借用民间验方治愈徽宗宠妃痰嗽病的故事，从而说明民间的医疗经验是不可轻视的。

学习本篇文章，要求掌握重点词语，了解民间单方验方在治疗疾病中的重要价值。

綬帶李防禦[①]，京師人。初，爲入內醫官。直嬪御閤妃苦痰嗽[②]，終夕不寐，面浮如盤。時方有甚寵，徽宗幸其閤[③]，見之，以爲慮，馳遣呼李。李先數用藥，詔令往內東門供狀[④]，若三日不效，當誅。

李憂撓伎窮[⑤]，與妻對泣。忽聞外間叫云[⑥]：“咳嗽藥一文一貼，喫了今夜得睡[⑦]。”李使人市藥十貼，其色淺碧，用淡虀水滴麻油數點調服[⑧]。李疑草藥性獷，或使臟腑滑泄，併三爲一，自試之，既而無他。於是取三貼合爲一，携入禁庭授妃，請分兩服以餌。是夕嗽止，比曉面腫亦消[⑨]。內侍走白，天顔絕喜，錫金帛，厥直萬緡[⑩]。

李雖幸其安，而念必宣索方書，何辭以對？殆亦死爾。命僕俟前賣藥人過，邀入坐，飲以巨鍾[⑪]。語之曰：“我見鄰里服汝藥多效，意欲得方，儻以傳我[⑫]，此諸物爲銀百兩，皆以相贈不吝。”曰：“一文藥安得其直如此？防禦要得方，當便奉告：只蚌粉一物，新瓦炒令通紅，拌青黛少許爾。”扣其所從來[⑬]，曰：“壯而從軍，老而停汰[⑭]。頃見主帥有此[⑮]，故剽得之，以其易辦，姑藉以度餘生，無他長也。”李給之終身[⑰]。

① 绶带：古代用来系官印的丝带。常用不同颜色来标识官员的身份和等级。 防御：宋代医官名称。
② 直：同"值"。逢，遇。 阁："阁"的异体字。
③ 徽宗：宋徽宗赵佶。北宋皇帝，公元1100～1125年在位。 幸：皇帝亲临其地称幸。
④ 供状：写保证书。名词活用作动词。
⑤ 忧挠：忧虑困扰。
⑥ 呌："叫"的异体字。
⑦ 喫："吃"的异体字。
⑧ 虀水：即腌菜的酸水。《本草纲目·水部·齑水》："主治吐诸痰饮宿食。"虀，"齑"的异体字。
⑨ 比晓：等到天亮。比，及，等到。
⑩ 缗(mín民)：成串的钱。古代通常以一千文钱为一缗。
⑪ 巨钟：大酒杯。钟，古代盛酒的器皿。
⑫ 傥：假设连词，倘若，如果。
⑬ 扣：通"叩"，询问。
⑭ 停汰：停职淘汰。
⑮ 顷：当初，昔日。
⑯ 给(jǐ己)：供养。

（三） 三折肱医不三世不服其药辨

导学

本文选自《友渔斋医话六种》之《橘旁杂论》，据1937年上海大东书局《中国医学大成》本排印。作者黄凯钧（公元1752～1820年），字南熏，号退庵居士，嘉善（今属浙江）人，清代医家。《友渔斋医话六种》包括了黄氏的六种笔记体医著，即《一览延龄》、《橘旁杂论》、《上池涓滴》、《肘后偶钞》、《证治指南》、《药笼小品》等，记录了作者在读书、辨证、辨药、治疗等方面的心得感悟。

文章对著名医学成语"三折肱知为良医"和"医不三世，不服其药"提出了自己的一家之言："三折肱"体现了古代医家治病用药态度郑重，"三世"乃指三世之书。

学习本篇文章，要求掌握重点词语，了解对二句医学名言的不同观点。提示我们对古人之言可以怀疑，可以持有自己的观点。

《左傳》云："三折肱知爲良醫也①。"從未有人註及三折肱之意。予謂古之醫者，自備藥籠，至病家診治後，向籠取藥，或君臣未配，或輕重失宜，取而復置，置而復取，總以鄭重爲事，此爲三折肱也。

又《禮記》云："醫不三世，不服其藥②。"後註者多以世業之謂，非也。醫必父而子，子而孫，如是其業則精，始服其藥，若傳至曾元[3]，更爲名醫矣。其間賢者不待言，其不肖者若何[4]？因其世業，而安心服其藥，設爲所誤，生死攸關，雖愚者不爲也。况醫道可通僊道，遠數十百年，偶出一豪杰之士，聰明好學，貫微徹幽，然而上世并非醫者，捨是人而必求所謂三世者，有是理乎？凡醫者必讀上古《神農本草》、《黄帝素問靈樞經》及仲景《傷寒論》三世之書，方爲有本之學，從而服藥，庶無誤人。三世者，三世之書也。漢儒謂《神農本草》、《黄帝素問》、《元女脈訣》爲三世之書[5]，聊記以質博學之君子[6]。

① “三折肱”句：对“三折肱”的理解，历来多有不同。本文的解释，可备一家之说。三，多次。语出《左传·定公十三年》。

② “医不三世”二句：语出《礼记·曲礼下》。

③ 元：“玄”的避讳字。指玄孙。以自身为第一代，玄孙则为第五代。

④ 不肖：不成材。

⑤ “汉儒”句：唐代孔颖达《礼记注疏》：“三世者，一曰《黄帝针灸》，二曰《神农本草》，三曰《素女脉诀》，又云《夫子脉诀》。”《黄帝针灸》与《素女脉诀》、《夫子脉诀》均已亡佚。

⑥ 质：就正，请评定。

（四）脉理不可臆断

导学

本文选自《对山医话》卷一，据1937年上海大东书局《中国医学大成》本排印。作者毛祥麟，字对山，上海人，清末医家。所著《对山医话》，为平时研究医学的心得随笔，先在《医学报》上单篇连载，后汇编成书。

文章通过自身经历，说明凭脉决证虽有一定效验，但如果缺乏全面考察，仅据脉象而主观臆断，则不免失误。

学习本篇文章，要求掌握重点词语、语法现象；了解脉理复杂，必须结合四诊全面考察疾病。

余初讀《靈》、《素》諸書，覺其經義淵深，脈理錯雜，每若望洋意沮[1]。繼復併心壹志[2]，徧覽前賢注釋，有所疑，則鎮日默坐苦思而力索之[3]，乃漸通五運六氣、陰陽應象之理。每調氣度脈，浪決人生死[4]，亦時或有驗。

憶昔避兵鄉里，對巷有吳某晨起方灑掃，忽仆地不語，移時始醒。延余診視，仍能起坐接談。按脈則勢急而鋭，眞有發如奪索者[5]，蓋腎氣敗也。危期當不越宿，遽辭以出[6]，人咸不之信。詎日未昃[7]，而氣絶矣。又布商周某，偶感微疾，就余診視。余曰：“今所患勿藥可愈。惟按心脈獨堅，濕痰阻氣，氣有餘即是火，火鬱不散當發癰。”時周腦後生細瘡，累累若貫珠[8]。余曰：“君以此無所苦，一旦勃發，爲害非淺，亟宜慎之。”彼終不爲意。及明春，果以腦後毒發而死。據此，則憑脈決證，似乎如響斯應矣[9]。

豈知脈理微茫，又有不可臆斷者。余有戚某過余齋，形色困憊，詢知患咳經月，行動氣喘，故來求治。診其脈至而不定，如火薪然[10]。竊訝其心精已奪，草枯當死。戚固寒士，余以不便明言，特贈二金[11]，惟令安養，時已秋半。及霜寒木落，往探之，而病已痊。細思其故，得毋來診時日已西沉，行急而咳亦甚，因之氣塞脈亂，乃有此象歟？然惟於此而愈不敢自信矣[12]。

① 望洋：仰视貌。喻力不从心，无可奈何。亦作“望羊”、“望阳”等。

② 并心壹志：一心一意，专心致志。

③ 镇日：终日，整天。

④ 浪：轻率，随便。

⑤ 夺索：争夺之绳索。此喻脉象引长而坚劲，为死肾脉。语出《素问·平人气象论》。

⑥ 遽(jù 巨)：急忙。

⑦ 讵(jù 巨)：岂料，岂知。　昃(zè 仄)：日西斜。

⑧ 累累：连贯成串貌。

⑨ 如响斯应：如同回声应和。比喻必有应验。响，回声。

⑩ 如火薪然：如同刚燃烧的火焰摇晃不定。《素问·大奇论》有“脉见如火薪然，是心精之予夺也，草干而死”句。然，同“燃”。

⑪ 二金：二两白银。

⑫ 惟：思。

重点词语

1. 矜奇　2. 輕重　3. 孟浪　4. (字)期　5. 直(嬪)　6. 儻(以)　7. 扣(其)　8. 頃(見)　9. 給(之)　10. 不肖　11. (以)質　12. 望洋　13. 鎮日　14. 浪(決)　15. 詎　16. 昃　17. 如響斯應　18. (薪)然　19. 惟(於此)

三十九 药论四则

药论，即指以药物的名物、产地、种植、采收、炮制、性味、功能、剂量、煎服等内容中的某一项或数项为中心论题的文章。药论散见于各种医药专著或文史科技杂著中，一般篇幅简短，主题鲜明。

（一）采 药

导学

本文选自《梦溪笔谈》卷二十六，据1975年文物出版社影印元刊本排印。作者沈括，有关介绍参见《良方·自序》。

文章对拘泥于在二月、八月采药的旧法进行了驳斥，论证了应根据药用部位、药物生长情况以及地理气候条件不同而灵活决定采药时间的道理。

学习本篇文章，要求掌握重点词语、语法现象；了解选择采药时间应遵循的一般原则。

古法採草藥多用二月、八月，此殊未當[①]。但二月草已芽，八月苗未枯，採掇者易辯識耳，在藥則未爲良時。大率用根者[②]，若有宿根[③]，須取無莖葉時採，則津澤皆歸其根。欲驗之，但取蘆服、地黄輩觀[④]：無苗時採，則實而沈；有苗時採，則虚而浮。其無宿根者，即候苗成而未有花時採，則根生已足而又未衰。如今之紫草[⑤]，未花時採，則根色鮮澤；花過而採[⑥]，則根色黯惡。此其效也。用葉者，取葉初長足時；用牙者，自從本説；用花者，取花初敷時[⑦]；用實者，成實時採。皆不可限以時月。緣土氣有早晚[⑧]，天時有愆伏[⑨]。如平地三月花者，深山中則四月花。白樂天《遊大林寺》詩云[⑩]："人間四月芳菲盡，山寺桃花始盛開。"蓋常理也。此地勢高下之不同也。如筀竹筍有二月生者[⑪]，有三、四月生者[⑫]，有五月方生者，謂之晚筀；稻有七月熟者，有八九月熟者，有十月熟者，謂之晚稻。一物同一畦之間，自有早晚。此物性之不同也[⑬]。嶺嶠微草[⑭]，凌冬不凋[⑮]；并汾喬木[⑯]，望秋先隕[⑰]。諸越則桃李冬實[⑱]，朔漠則桃李夏榮[⑲]。此地氣之不同也[⑳]。一畝之稼，則糞溉者先牙；

一丘之禾，則後種者晚實。此人力之不同也。豈可一切拘以定月哉？

① 殊：极，很。
② 大率（shuài 帅）：大抵，通常。
③ 宿根：多年生草本植物，秋冬季茎叶枯萎，而根仍存活于土中，来年可重新发芽。
④ 芦服：即萝卜。
⑤ 紫草：紫草科多年生草本植物，以根入药。
⑥ 花：原本无，据知不足斋丛书本《苏沈良方》补。
⑦ 敷：展开，开放。
⑧ 缘：因为。
⑨ 愆伏：气候寒热失常。冬季应寒不寒，称愆阳；夏季应热不热，称伏阴。愆，过度。伏，藏。
⑩ 白乐天：唐代大诗人白居易，字乐天。　大林寺：寺名。在江西庐山香炉峰顶。
⑪ 筀（guì 桂）竹：竹子的一种，叶细节疏。笋入药用，治小儿痘疹不出。
⑫ 三：原本无，据知不足斋丛书本《苏沈良方》补。
⑬ 物：原本无，据知不足斋丛书本《苏沈良方》补。
⑭ 岭峤（qiáo 乔）：五岭的别称。此泛指我国南方。
⑮ 凌：越过。
⑯ 并汾：宋代有并州和汾州，均在今山西省境内。此泛指我国北方。
⑰ 望：临近。
⑱ 诸越：即百越，古代对南方越人的总称。越，古代民族，又称“粤”，居住在江、浙、闽、粤一带。此泛指我国南方。
⑲ 朔漠：北方沙漠地区。此泛指我国北方。
⑳ 也：原本无，据知不足斋丛书本《苏沈良方》补。

（二）黄　耆

导学

本文节选自《本草蒙筌》，据上海科学技术出版社2000年《中国医学大成续集》影印本排印。作者陈嘉谟（公元1486～约1570年），字廷采，祁门（今属安徽）人，明代药物学家。所著《本草蒙筌》凡十二卷，载药742种，用问答体裁介绍药物的产地、性味、采集、贮藏、辨别、功用、有效组方等，所附按语每有发明之处，颇便于初学者。

选文是作者为黄耆（今作黄芪）所加的按语，阐述了黄芪与人参功用的异同，强调运用时其剂量、配伍应当随证而施。

学习本篇文章，要求掌握重点词语，熟悉文中所述黄芪与人参功用的异同，了解施治时配伍应用方法。

參、耆甘溫，俱能補益，證屬虛損，堪並建功[①]。但人參惟補元氣調中，黃耆兼補衛氣實表，所補既略差異，共劑豈可等分？務尊專能，用爲君主，君藥宜重，臣輔減輕。君勝乎臣，天下方治；臣強於主，國祚漸危[②]，此理勢自然。藥劑倣之[③]，亦不可不注意也。如患內傷，脾胃衰弱，飲食怕進，怠惰嗜眠，發熱惡寒，嘔吐泄瀉，及夫脹滿痞塞，力乏形羸，脉息虛微，精神短少等證，治之悉宜補中益氣，當以人參加重爲君，黃耆減輕爲臣；若係表虛，腠理不固，自汗盜汗，漸致亡陽，併諸潰瘍，多耗膿血，嬰兒痘疹，未灌全漿[④]，一切陰毒不起之疾[⑤]，治之又宜實衛護榮[⑥]，須讓黃耆倍用爲主，人參少入爲輔焉。是故治病在藥，用藥由人，切勿索驥按圖，務須活潑潑地。先正嘗曰[⑦]：醫無定體[⑧]，應變而施；藥不執方[⑨]，合宜而用。又云：補氣藥多，補血藥亦從而補氣；補血藥多，補氣藥亦從而補血。佐之以熱則熱，佐之以寒則寒。如補中益氣湯，雖加當歸，當歸，血藥也，因勢寡，則被參、耆所據，故專益氣僉名[⑩]；又當歸補血湯，縱倍黃耆，黃耆，氣藥也，爲性緩，亦隨當歸所引，惟以補血標首[⑪]。佐肉桂、附子少熱，八味丸云然；加黃蘗、知母微寒，補陰丸是爾[⑫]。舉隅而反，觸類而推，則方藥之應乎病機，病機之合乎方藥，總在君臣佐使之弗失，纔致輕重緩急之適中。時醫不以本草加工[⑬]，欲望製方如是之通變合宜者[⑭]，正猶學射而不操夫弓矢，其不能也決矣[⑮]。

① 并：全都。
② 国祚（zuò 坐）：国家的命运。
③ 倣："仿"的异体字。
④ "未灌"句：指痘疹贯脓不透彻，多由气血不足所致。灌浆，即贯脓。
⑤ 阴毒：此指痘疹疮疽属阴证者。
⑥ 实卫护荣：充实卫气，护育营气。
⑦ 先正：亦作"先政"，前代的贤人。此指前代的名医。
⑧ 定体：指固定不变的治法。
⑨ 执：拘泥。
⑩ 佥（qiān 谦）名：即签名，引申指为方剂命名。佥，同"签"。
⑪ 标首：题写在开头，引申指为方剂命名。
⑫ 补阴丸：方名。有多种同名方，亦多用黄柏、知母。此疑指《丹溪心法》之大补阴丸或补阴丸，后世名虎潜丸。
⑬ 以：按照。　加工：此指多花工夫使处方更加完美。
⑭ 通变：犹变通。
⑮ 决：必然。

（三）菊

导学

本文节选自《本草纲目》卷十五，据1993年上海科学技术出版社影印明金陵初刻本排印。作者李时珍，有关介绍参见《〈本草纲目〉原序》。

选文为《菊》的“发明”部分，依据菊的生长特点，阐明其功效主治，并旁征博引，介绍了菊多方面的作用。

学习本篇文章，要求掌握重点词语、语法现象及修辞手法，熟悉菊的功效主治，了解菊的生长特点。

菊春生夏茂，秋花冬實，備受四氣，飽經露霜，葉枯不落，花稿不零①，味兼甘苦，性稟平和。昔人謂其能除風热，益肝補陰，蓋不知其得金水之精英尤多②，能益金水二臟也。補水所以制火，益金所以平木；木平則風息，火降則热除。用治諸風頭目③，其旨深微。黄者入金水陰分，白者入金水陽分，紅者行婦人血分，皆可入藥。神而明之，存乎其人。其苗可蔬，葉可啜，花可餌，根實可藥，囊之可枕④，釀之可飲，自本至末，罔不有功。宜乎前賢比之君子⑤，神農列之上品⑥，隱士采入酒斝⑦，騷人餐其落英⑧。費長房言九日飲菊酒，可以辟不祥⑨。《神仙傳》言康風子、朱孺子皆以服菊花成仙⑩。《荆州記》言胡廣久病風羸，飲菊潭水多壽⑪。菊之貴重如此，是豈群芳可伍哉⑫？

① 稿：通“槁”，枯槁。
② 金水：此指秋冬二季。
③ 诸风头目：指各种因风邪所致的头目疾患。
④ 囊：装入口袋。活用作动词。
⑤ “前贤”句：三国魏·钟会所撰《菊花赋》有“早植晚发，君子德也”句，故云。
⑥ “神农”句：《神农本草经》分药为三品，菊属上品，故云。
⑦ “隐士”句：晋代陶渊明诗文中常并言菊与酒，故云。斝（jiǎ 甲），古代的铜制酒器，似爵而较大。
⑧ “骚人”句：屈原《离骚》有“夕餐秋菊之落英”句，故云。骚人，诗人，此指屈原。英，花。
⑨ “费长房”二句：据南朝梁·吴均《续齐谐记》，东汉学子桓景随方士费长房游学，长房告之：“九月九日汝家中当有灾，急去，令家人各作绛囊，盛茱萸以系臂，登高饮菊花酒，此祸可除。”后果如其说。 辟：避免。
⑩ “神仙传”句：《神仙传》为晋·葛洪所撰，康风子、朱孺子未见于该书。据唐·李汾《续神仙传》卷上言，朱孺子为三国时人，服饵黄精十馀年，后煮食根形如犬、坚硬如石之枸

杞,遂升云成仙而去。

⑪ “荆州记”二句:据晋·盛弘所撰《荆州记》载,东汉太尉胡广任南阳太守时,其父患风羸,饮菊潭水而愈。

⑫ 伍:同列。

(四) 制药论

导学

本文选自《医学源流论》卷上,据乾隆二十二年(公元1757年)半松斋刻本排印。作者徐大椿,有关介绍参见《徐灵胎先生传》。

文章阐述药物炮制的机理、方法虽各有异,其根本目的则都是“欲取其利而去其害”,并谴责炮制药物“必求贵重怪僻之物”的错误做法。

学习本篇文章,要求掌握重点词语、语法现象,熟悉药物炮制的目的,了解各种炮制方法的名称。

製藥之法,古方甚少,而最詳于宋之雷斆[①],今世所傳《雷公炮炙論》是也。後世製藥之法,日多一日,內中亦有至無理者,固不可從,若其微妙之處,寔有精義存焉。凡物氣厚力大者[②],無有不偏,偏則有利必有害。欲取其利而去其害,則用法以製之,則藥性之偏者醇矣[③]。其製之義又各不同,或以相反爲製[④],或以相資爲製[⑤],或以相惡爲製[⑥],或以相畏爲製[⑦],或以相喜爲製[⑧]。而製法又復不同,或製其形,或製其性,或製其味,或製其質。此皆巧于用藥之法也。古方製藥無多,其立方之法,配合氣性。如桂枝湯中用白芍,亦即有相製之理,故不必每藥製之也。若後世好奇眩異之人[⑨],必求貴重怪僻之物,其製法大費工本,以神其說。此乃好奇尚異之人造作以欺誑富貴人之法,不足憑也。惟平和而有理者爲可從耳。

① 雷斆(xiào效):南朝宋药学家。擅长药物炮制,所著《雷公炮炙论》,是我国最早的制药专著,原书已佚,其内容散见于后代本草书中。

② 气厚:性味浓烈。气,此指药物的性味。

③ 醇:纯正平和。

④ 相反:此指使用能产生相反功效的药物或措施来炮制药物的方法。

⑤ 相资:此指使用能协同提高疗效的药物或措施来炮制药物的方法。

⑥ 相恶(wù务):此指使用能降低某方面功效的药物或措施来炮制药物的方法。

⑦ 相畏:此指使用能减轻或消除毒性反应或副作用的药物或措施来炮制药物的方法。

⑧ 相喜:此指使用性能功效类似因而能增强疗效的药物或措施来炮制药物的方法。

⑨ 眩:通“炫”,炫耀。

重点词语

1. (此)殊　2. (已)芽　3. 大率　4. (初)敷　5. 緣(土氣)　6. 愆伏　7. 凌(冬)　8. 望(秋)　9. 國祚　10. 先正　11. 執(方)　12. 僉名　13. 標首　14. 決(矣)　15. 囊(之)　16. 騷人　17. (落)英　18. (可)伍　19. 好奇眩異

四十
《素问》校记四则

校记，是对原书进行核对校勘、订正差错所作的记录，一般兼有注释。本文所选《素问》校记四则，均为清代名儒所作，考证严密，行文简朴，大致体现了他们校释古籍的风格和方法，对于当今阅读、整理古医籍具有一定的启示和借鉴作用。

（一）隐 曲

导学

本文选自《春在堂全书·读书馀录》，据清光绪九年（公元1883年）刊本排印。作者俞樾（公元1821～1907年），字荫圃，号曲园，浙江德清人，清末著名朴学家。主要著作有《群经评议》、《诸子评议》、《古书疑义举例》等，全部著作汇刻为《春在堂全书》二百五十卷。所著《读书馀录》，又称《内经辨言》，是清代研治《内经》的考据名著，全书引《素问》疑难字句四十八条，辨讹文，审字义，明假借，精研博考，为后代研读《素问》提供了良好的借鉴。

文章指出王冰注《阴阳别论》中"不得隐曲"的"隐曲"二字有四失，认为王注同篇后文之"隐曲"为"便泻"较妥，此处"隐曲"应与之义同，并引《左传》为旁证。思维绵密，有理有据，足资启发。

学习本篇文章，要求掌握重点词语，了解作者从医理与文理角度，综合本校与他校法，纠正王冰注释上的"四失"，对"隐曲"之义进行考证的方法。

《陰陽别論》："曰二陽之病發心脾[①]，有不得隱曲，女子不月[②]。"王注曰[③]："隱曲謂隱蔽委曲之事也。夫腸胃發病，心脾受之。心受之則血不流，脾受之則味不化。血不流故女子不月，味不化則男子少精，是以隱蔽委曲之事不能爲也。"

樾謹按：王氏此注有四失焉。本文但言女子不月，不言男子少精，增益其文，其失一也；本文先言不得隱曲，後言女子不月，乃增出男子少精，而以不得隱曲總承男女而言，使經文到置[④]，其失二也；女子不月既著其文，又申以不得隱曲之言[⑤]，而男子少精必待注家補出，使經文詳略失宜，其失三也；《上古天真論》曰："丈夫八歲,腎氣實,髮長齒更;二八腎氣盛,天癸至⑥,精氣溢寫⑦。"是男子之精與女子月事並由腎氣,少精與不月應是同病。乃以女子不月屬之心,而以男子少精屬之脾,其失四也。今按下文云:"三陰三陽俱搏⑧,心腹滿,發盡,不得隱曲,五日死。"注云:"隱曲謂便寫也⑨。"然則,不得隱曲,謂不得便寫。王注前後不照,當以後注爲長。便寫謂之隱曲,葢古語如此⑩。《襄十五年左傳》:"師慧過宋朝私焉。"杜注曰⑪:"私,小便。"便寫謂之隱曲,猶小便謂之私矣。不得隱曲爲一病,女子不月爲一病,二者不得幷爲一談。不得隱曲從下注,訓爲不得便寫,正與脾病相應矣。

① 二阳:即阳明,指手阳明大肠经与足阳明胃经。
② 不月:月经不至。
③ 王:指唐代王冰,撰《黄帝内经素问注》。
④ 到:通"倒",颠倒。
⑤ 申:重复。
⑥ 天癸:指促进人体生长发育和生殖功能所必需的物质。
⑦ 写:同"泄"。
⑧ 三阴:即太阴,指手太阴肺经与足太阴脾经。　三阳:即太阳,指手太阳小肠经与足太阳膀胱经。　搏:指脉至搏指。
⑨ 便写:指大小便。
⑩ 葢:"盖"的异体字。
⑪ 杜:指西晋学者杜预。著有《春秋左氏传集解》,是今传《左传》注解中最早的一种。

(二) 奇　　病

导学

本文选自《黄帝内经素问校义》,据清光绪五年(公元 1879 年)世泽楼刊本排印。作者胡澍(公元 1825～1872 年),字荄甫,一字甘伯,号石生,安徽绩溪人,清末学者。精于小学、经学,中年多病,遂留心医典,撰《黄帝内经素问校义》一卷,惜未就而病逝。《黄帝内经素问校义》引《素问》奥衍词句三十九条,借乾嘉考据之法,旁征博引,校勘讹误,稽核异同,发明古义,对后学研读《素问》大有裨益。

文章从汉字形体及行文句式等方面,说明《四气调神大论》中"身无奇病"的"奇"当为"苛"字之形误,"苛"通作"疴",与"病"为同义复用。

学习本篇文章,要求掌握重点词语,熟悉文中出现的训诂术语,了解作者从形近而误角度,旁征博引,校勘文中讹误的方法。

"唯聖人從之,故身無奇病。"(《四氣調神大論》)

澍案①：此言聖人順於天地四時之道，故身無病，無取於奇病也。王註訓“奇病”爲“他疾”，亦非其義。“奇”當爲“苛”字②，形相似而誤。苛，亦病也，古人自有復語耳，字本作“疴”。《說文》：“疴，病也。”引《五行傳》曰③：“時郎有口疴。”或作“痾”。《廣雅》：“痾，病也。”《洪範·五行傳》：“時則有下體生上之痾。”鄭註曰④：“痾，病也。”通作“苛”。《呂氏春秋·審時篇》：“身無苛殃。”高誘曰⑤：“苛，病。”《至眞要大論》曰：“夫陰陽之氣，淸靜則生化治，動則苛疾起。”《管子·小問篇》曰：“除君苛疾。”“苛疾”即“苛病”也。“疾”與“病”，析言則異⑥，渾言則通⑦。下文“故陰陽四時者，萬物之終始也，死生之本也；逆之則災害生，從之則苛疾不起。是謂得道”，上承此文而言，則“奇病”之當作“苛病”明矣！“苛疾”與“災害”對舉，則“苛”亦爲“病”明矣！王註於本篇之“苛疾”曰：“苛者，重也。”於《至眞要大論》之“苛疾”曰：“苛，重也。”不知此所謂“苛疾”，與《生氣通天論》“雖有大風苛毒”、《六元正紀大論》“暴過不生，苛疾不起”之“苛”異義。《六元正紀大論》註：“苛，重也。”彼以“苛毒”與“大風”相對，與“暴過”相對，此則“苛疾”與“災害”對，與“生化”對，文變而義自殊，言各有當。混而一之，則通於彼者，必閡於此矣⑧。

① 案：通“按”。
② 当为：训诂学术语，用以说明前字为后字的讹文。
③《五行传》：《尚书大传·洪范》中的一节。
④ 郑：指东汉训诂学家郑玄，曾为五经作注，是遍注群经的第一人。所著今仅存《毛诗笺》、《周礼注》、《仪礼注》、《礼记注》，馀多不传，清人有所辑录。
⑤ 高诱：东汉训诂学家，曾为《吕氏春秋》、《淮南子》等书作注。
⑥ 析言：训诂学术语，与“浑言”相对，分析称说之意，主要强调同义词间意义的差异性。
⑦ 浑言：训诂学术语，与“析言”相对，笼统称说之意，主要强调同义词间意义的一致性。
⑧ 阂：阻隔不通。

（三）瘘 易

导学

本文选自《札迻·素问王冰注校》，据清光绪二十年（公元1894年）瑞安孙氏刊本排印。作者孙诒让（公元1848～1908年），字仲容，号籀庼，浙江瑞安人，清末著名经学家、朴学家。一生著述丰富，主要著作有《周礼正义》、《墨子閒诂》、《札迻》等。《札迻》为清代子书校勘名著，全书十二卷，共校书七十七种。其中卷十一为《素问王冰注校》，共校勘训释《素问》十三条，或据《素问》本书而改王冰之误注，或就古音以求古义，或审字体流变以改形讹，精思博考，创获良多。

文章借用《素问》其他章节的类似论述，阐明《阴阳别论》中“痿易”的“易”与《大奇论》中“跛易”的“易”，均当读为“施”，义为“弛缓”，从而纠正了王注之非。

学习本篇文章，要求掌握重点词语，熟悉文中出现的训诂术语，了解作者以本校法类比论述，征引他书佐证，读破通假字的训诂方法。

《陰陽别論篇第七》:“三陽三陰發病,爲偏枯痿易[①],四支不舉。”注云:“‘易’,謂變易,常用而痿弱無力也。”又《大奇論篇》:“跛易偏枯。”注云:“若血氣變易,爲偏枯也。”

案:“易”,竝當讀爲“施”[②]。《湯液醪醴論篇》云:“是氣拒於内,而形施於外。”“施”,亦作“弛”。《生氣通天論篇》云:“大筋緛短,小筋弛長[③];緛短爲拘[④],弛長爲痿。”又云:“筋脈沮弛[⑤]。”注云:“弛,緩也。”《痿論篇》云:“宗筋弛縱[⑥]。”《刺要論篇》云:“肝動則春病熱而筋弛。”《皮部論篇》云:“熱多則筋弛骨消[⑦]。”蓋痿跛之病,皆由筋骨解弛[⑧],故云“痿易”、“跛易”。“易”即“弛”也。王如字釋之[⑨],非經恉也[⑩]。《毛詩·何人斯》篇[⑪]:“我心易也。”《釋文》[⑫]:“易,《韓詩》作‘施’[⑬]。”《爾雅·釋詁》[⑭]:“弛,易也。”《釋文》:“弛,本作‘施’。”是“易”、“施”、“弛”古通之證。

① 痿：四肢软弱无力。

② 竝：“并”的异体字。

③ “大筋”二句：指大筋、小筋或緛短，或弛长，为互文。緛（ruǎn 软），本义为衣服的皱褶，引申为缩短。

④ 拘：拘挛。

⑤ 沮：败，败坏。

⑥ 宗筋：指诸筋会聚所成的大筋，主要功能是约束骨节，使关节能正常活动。

⑦ 消：消损。

⑧ 解弛：松懈，松弛。解，同“懈”。

⑨ 如字：训诂学术语。多音字读本音称如字，与“破读”相对。

⑩ 恉：“旨”的异体字。

⑪ 《毛诗》：即《毛诗诂训传》，为西汉·毛亨训释《诗经》之作，是现存最早的一部随文释义的注疏。

⑫ 《释文》：即《经典释文》。训诂学著作，唐·陆德明撰，为隋以前群经音义总汇。

⑬ 《韩诗》：指西汉·韩婴作注的《诗经》传本。原分内、外二传，今仅存《韩诗外传》。

⑭ 《尔雅》：我国最早的解释词义的专著。旧说周公所撰，实为汉初学者所撰。

（四） 木敷叶发

导学

本文选自《香草续校书·内经素问》，据1963年中华书局刊本排印。作者于鬯（公元1854～1910年），字醴尊，号香草，江苏南汇（今属上海市）人，清末经学家、朴学家。一生博学穷研，著述甚丰，主要著作有《香草校书》、《香草续校书》、《战国策注》等。《香草续校书》凡二十二卷，其中卷二为《内经素问》，载有《素问》校记一百零二条，论述精审，义理详明，对后学者研读《素问》颇有裨益。

文章以通转之训诂方法及古书通借之例，说明《宝命全形论》中"木敷者，其叶发"的"敷"义为"陈"，"发"当读为"废"，进而论证王注之讹误、林校之不明。

学习本篇文章，要求掌握重点词语，熟悉文中出现的训诂术语，了解作者以通转的训诂方法及古书通假之例，训释词义、读破通假的方法。

"木敷者，其葉發。"（《寶命全形論》）

鬯案："敷"與"陳"義本相通。《漢書·宣帝紀》顔注引應劭云[①]："敷，陳也。"《韋玄成傳》注云："陳，敷也。""敷"爲"陳布"之"陳"，亦爲"久舊"之"陳"。凡一字之有分別義，悉由一義之通轉而得[②]。訓詁之法，頗無泥滯。然則，"木敷者，其葉發"，即林校引《太素》云"木陳者，其葉落"也。"木陳"，謂木久舊也。《漢書·文帝紀》顔注云"陳，久舊也"是也。則"木敷"亦若是義矣。

"發"當讀爲"廢"[③]。《論語·微子篇》陸釋引鄭本"廢"作"發"[④]。《莊子·列禦寇篇》陸釋引司馬本"發"作"廢"[⑤]。《文選·江文通雜體詩》李注云[⑥]："凡草木枝葉彫傷謂之廢[⑦]。"此其義也。故"其葉發"者，"其葉廢"也。"其葉廢"，即"其葉落"矣。王注云："敷，布也。言木氣散布，外榮於所部者[⑧]，其病當發於肺葉之中。"此説甚戾[⑨]。木既敷榮，何爲病發？《靈樞·五變篇》云："夫木之蚤花先生葉者，遇春霜烈風，則花落而葉萎。"是謂蚤花先生葉。今止一"敷"字，亦不足以盡此義。且《素問》止言"其葉發"，不言"其葉發病"，安得增設而爲是説也[⑩]？

林《校正》謂"《太素》三字與此經不同，而注意大異"，不知字雖不同，而意實無別也。林言三字不同，"陳"與"敷"也，"落"與"發"也，其一乃指上文"嘶敗"之"敗"字，王本原作"嗄"。説見俞蔭甫太史《餘錄》[⑪]。今浙局本於下文"血氣爭黑"之"黑"字作"異"[⑫]，當屬刊誤，不得爲林指三字之一也。

① 颜：指唐代经学家、训诂学家颜师古。曾奉诏校五经，又注《汉书》。 应劭：汉末经学家、训诂学家。所著《汉书·集解音义》，颜师古注《汉书》时多有引用。

② 通转：训诂学术语。多用于古韵通假。此指字义的转训。

③ 读为：训诂学术语。常用于以本字释通假字。

④ 陆释：即陆德明《经典释文》。 郑本：指东汉·郑玄《论语》注本。

⑤ 司马本：指晋·司马彪《庄子》注本。司马彪，西晋史学家。

⑥《文选》：书名。南朝·梁昭明太子萧统选编，世称《昭明文选》。选录先秦至梁的各体诗文，分为三十七类，凡三十卷。是我国现存最早的文学总集。 李：指李善。唐代著名学者，注《文选》成六十卷。

⑦ 彫：通"凋"。

⑧ 部：循行。

⑨ 戾：违背。此谓违背经文原义。

⑩ "增设"句：谓增字为训。此为训诂之大忌。

⑪ "俞荫甫"句：即俞樾所著《读书馀录》。

⑫ 浙局本：浙江官书局刻本。清同治、光绪年间，在江苏、浙江、广东、湖北等省设立官书局，刻板印书，所印版本通称局板或局本。

重点词语

1. 不月 2.（又）申 3.（俱）搏 4.（澍）案 5. 當爲 6. 析言 7. 渾言 8.（必）闋 9. 緛（短） 10. 沮（弛） 11. 解（弛） 12. 如字 13. 通轉 14. 讀爲 15.（所）部 16.（甚）戾

练习七

一、繁简字填空练习

(一)[后、後]

1. 其( )扁鵲過虢。
2. 病愈( )須淡食以養胃,内觀以養神,
3. 譬如滴水之器,必上竅通而( )下竅之水出焉。
4. 洪惟我( ),勤哀兆庶。
5. 自時厥( ),以迄於今。

(二)[余、餘]

1. ( )宗族素多,向( )二百。
2. 其( )有邪積之人而議補者,皆鯀湮洪水之徒也。
3. 黔首共( )食,莫知之也。
4. ( )幼多疾病,常好醫術。
5. ( )有戚某過( )齋,形色困憊。

(三)[須、鬚]

1. 先生長身廣顙,音聲如鐘,白( )偉然。
2. 形恃神以立,神( )形以存。
3. 若有宿根,( )取無莖葉時採。
4. 然中有毒,( )其疾瘳而止。
5. 切勿索驥按圖,務( )活潑潑地。

(四)[禦、御]

1. 蓋自叔和而下,大約皆以傷寒之法,療六氣之痾,( )風以絺,指鹿爲馬。
2. 臣聞韶衛不並奏,雅鄭不兼( )。
3. 直嬪( )閣妃苦痰嗽。
4. 陳亡入隋,歷尚藥奉( )。
5. 文仲則天初爲侍( )醫。

(五)[發、髮]

1. 木敷者,其葉( )。
2. 壯士之怒,赫然殊觀,植( )衝冠。
3. 丈夫八歲腎氣實,( )長齒更。
4. 故宜夜卧早起於( )陳之春。
5. 難者仍未能明,精處仍不能( )。

(六)[云、雲]

1. 彼何榮勢之( )哉?
2. ( )瑞名官,窮診候之術。

3. 秋採榆仁，冬收（ ）實。
4. 良將用兵，法（ ）貴速。
5. 珠煇玉映，傷燥（ ）乎哉？
（七）［术、術］
1. 醫而不知此，是無（ ）也。
2. 有參（ ）沾脣懼補，心先痞塞。
3. 顧醫之態，多嗇（ ）以自貴，遺患以要財。
4. 及閱其所撰之單，黄耆、白（ ）、附子、乾姜。
5. 太史令尹咸校數（ ）。
（八）［里、裏］
1. 人身不過表（ ），氣血不過虚實。
2. 我見鄰（ ）服汝藥多效，意欲得方。
3. 重建平之防己，棄淮（ ）之半夏。
4. 外爲表，而内爲（ ）。
5. 乃今我（ ）有方士淪跡於醫。
（九）［咸、鹹］
1. 辛多傷肝，（ ）多則傷心。
2. 草木（ ）得其性，鬼神無所遁情。
3. 好學之士，（ ）得向方。
4. 竊聞同命之士，（ ）以畢到。
5. 大甘、大酸、大苦、大（ ），五者充形，則生害矣。
（十）［制、製］
1. 若伯仁，義理精明，（ ）作醇粹，可與游夏之班。
2. 四曰（ ）砭石小大。
3. 興居有至和之常（ ）。
4. 王澤不流，則姦生於下，故辨淑慝以（ ）之。
5. （ ）藥之法，古方甚少，而最詳於宋之雷斅。

二、虚词填空（请按原文将虚词填入空白处）

（一）句尾语气词填空
1. 扁鵲者，勃海郡鄭人（ ）。
2. 飲是以上池之水三十日，當知物（ ）。
3. 當得家書，方欲暫還（ ）。
4. 青黏生於豐、沛、彭城及朝歌（ ）。
5. 一月之間即平復（ ）。
6. 越人非能生死人（ ），此自當生者，越人能使之起（ ）。
7. 吁，余何人（ ），敢妄正先賢之訓？
8. 不憂，天下當無此鼠輩（ ）？
9. 先生得無誕之（ ）？

10. 特以診脈爲名(　)。

(二) 句首语气词填空

1. (　)行，本也；辭，從而生者也。

2. 若翁者，(　)古所謂直諒多聞之益友，又可以醫師少之哉？

3. (　)神仙雖不目見，然記籍所載，前史所傳，較而論之，其有必矣。

4. (　)考其間，瑕疵不少。

5. (　)服藥求汗，或有弗獲；而愧情一集，涣然流離。

6. (　)教之著矣，亦天之假也。

7. (　)田种者，一畝十斛，謂之良田。

8. (　)以蕞爾之軀，攻之者非一途；易竭之身，而外内受敵，身非木石，其能久乎？

9. (　)自軒轅帝同岐伯、鬼臾區等六臣互相討論，發明至理，以遺教后世。

10. (　)爲稼於湯之世，偏有一溉之功者，雖終歸於焦爛，必一溉者后枯。

(三) 句中语气词填空

1. 其爲德(　)，與天地同，與日月并，豈直規規治疾方術已哉？

2. 是役(　)，余誠以前代諸賢注有未備，間有舛錯。

3. 六氣(　)沴，易愆寒燠之宜。

4. 況(　)心理無異，大道不孤。

5. 於是(　)詳求其法，則唯有盡易舊制，顛倒一番。

6. 其於至道未明，而欲冀(　)通神運微，仰大聖上智於千古之邈，斷(　)不能矣。

7. 俾工徒勿誤，學者(　)明。

8. 不謀而遐邇自同，勿約而幽明(　)契。

三、翻译下列各句

1. 中庶子曰："先生得無誕之乎？何以言太子可生也？"

2. 使聖人預知微，能使良醫得早從事，則疾可已，身可活也。

3. 佗語普曰："人體欲得勞動，但不當使極爾。動摇則穀氣得消，血脈流通，病不得生。譬猶户樞不朽是也。"

4. 乙爲方博達，不名一師，所治種種皆通，非但小兒醫也。於書無不闚，他人靳靳守古，獨度越縱舍，卒與法合。

5. 左丘明有云："仁人之言，其利溥哉！"信矣。若翁者，殆古所謂直諒多聞之益友，又可以醫師少之哉？

6. 但競逐榮勢，企踵權豪，孜孜汲汲，惟名利是務，崇飾其末，忽棄其本，華其外而悴其内，皮之不存，毛將安附焉？

7. 鉛翰昭彰，定羣言之得失；丹青綺焕，備庶物之形容。

8. 夫釋縛脱艱，全真導氣，拯黎元於仁壽，濟羸劣以獲安者，非三聖道則不能致之矣。

9. 王澤不留，則姦生於下，故辨淑慝以制治；真氣不榮，則疢動於體，故謹醫砭以救民。

10. 予窺其人，晬然貌也，癯然身也，津津然譚議也，真北斗以南一人。解其裝，無長物，有《本草綱目》數十卷。

11. 雖然，作者謂聖，述者謂明，學者誠能究其文，通其義，化而裁之，推而行之，以治六氣可也，以治内傷可也。

12. 唯用心精微者，始可與言於兹矣。

13. 是以錯節盤根，必求利器；陽春白雪，和者爲誰？

14. 有參朮沾唇懼補，心先痞塞；硝黄入口畏攻，神即飄揚。

15. 豈有新秋月華露湛，星潤淵澄，天香遍野，万寳垂實，歸之燥政，殆至山空月小，水落石出，天降繁霜，地凝白鹵，一往堅急勁切之化，反謂涼生，不謂燥乎？

16. 談何容易！天生一不朽之人，而其子若孫必欲推而納之於必朽之處，此吾所謂悁悁而悲也。

下　编

基 础 知 识

第一章 工具书

导学

通过本章的学习，了解工具书的种类；熟悉《说文解字》、《康熙字典》、新《辞源》、《汉语大字典》、《汉语大词典》、《中医大辞典》、《全国中医图书联合目录》等较常用的工具书的各自特点、用途；学会选择适合的工具书来解决阅读古医籍中的实际问题。培养学生的自学能力、动手能力、综合知识的运用能力。

工欲善其事，必先利其器。学习医古文，阅读古代医籍文献，经常会遇到一些疑难问题，这就需要借助工具书。工具书是读书治学的工具，是“无声的老师”。

所谓工具书，是指广泛汇集某一范围的知识资料，按一定方式加以编排，专供人们查检以解决某方面问题的一种图书。工具书具有解答疑难问题、指点读书门径、提供资料线索与研究成果等多方面的作用。

工具书方面的知识繁多，本章只着重介绍工具书的分类以及一些常用而重要的工具书。

第一节 工具书的种类

工具书的种类很多，主要有字典、词典、书目、索引、类书、丛书、政书、手册、年鉴、年表和百科全书等。

一、字典、词典

字典以解释字的形、音、义和用法为主。词典也写作辞典，以解释词语的意义和用法为主。字典和词典的体例是有区别的，但两者并没有严格的界限。由于古汉语以单音词为主，因而早期的字典也可以说就是词典。我国古代原无字典、词典之名，而是把解释字词的书叫做“字书”。自清初敕编《康熙字典》，始有字典的专称，词典或辞典则更是后起的名称。

字典和词典有综合性的和专科性的。如《新华字典》、《康熙字典》、《说文解字》、《汉语大字典》、《现代汉语词典》、《辞源》、《辞海》、《汉语大辞典》等，各个学科都用得着，没有明显的专业内容，属综合性的工具书。《古书虚字集释》、《诗词曲语词汇释》、《联绵字典》、《中国人名大辞典》、《中医大辞典》、《中药大辞典》等，主要供某种专门学科使用，属专科性的工具书。又如《广韵》等韵书，主要是供查音韵用的，应属专科性的工具书。《甲骨文编》、《经籍籑诂》、《尔雅》、《方言》等，书中的内容和运用的范围都有较强的专业性，也应属于专科性工具书。

二、书目

书目是图书目录的简称，又称目录。它是一种介绍图书基本情况的工具书，用以记录图书的名称、作者、卷数、版本，有的还叙及学术源流、书籍流传、内容评价和收藏情况等。

我国最早的书目是西汉时刘向、刘歆父子分别编写的《别录》和《七略》，但原书早已亡佚。现存最早的目录书是东汉班固的《汉书·艺文志》。此后，历代史书也撰有《艺文志》或《经籍志》，称为史志目录，如《隋书·经籍志》、《宋史·艺文志》等。另外，还有不少官方或私家修撰的目录学著作。官修书目是封建王朝中央政府图书馆的目录，如北宋王尧臣等《崇文总目》、明·杨士奇《文渊阁书目》等。私藏书目主要著录私人藏书的目录，如南宋晁公武《郡斋读书志》、清·钱曾《述古堂书目》、《读书敏求记》等。古代最大的一部目录学专著，是清代乾隆年间由永瑢、纪昀主编的《四库全书总目》，我国清代乾隆年间以前的历代重要著作，基本都被收录于此。查找现存古籍的主要工具书是《中国丛书综录》和《中国古籍善本书目》，我国古代书籍的极大部分都可由此查到。以上综合性书目中皆载有部分医学书目。

关于中医的专科性书目，古代主要有明·殷仲春的《医藏书目》(又名《医藏目录》)、清·曹禾的《医学读书志》、凌奂的《医学薪传》等。近代有裘庆元的《三三医书书目提要》及《珍本医书集成总目》、曹炳章的《中国医学大成总目提要》、陈存仁的《皇汉医学丛书总目》等。解放后出版的中医目录学专著中较为著名的有丁福保等编的《四部总录·医药编》、中国中医研究院和北京图书馆合编的《中医图书联合目录》、郭霭春主编的《中国分省医籍考》、严世芸主编的《中国医籍通考》、薛清录主编的《全国中医图书联合目录》、裘沛然主编的《中国医籍大辞典》等。此外，日本医家尤其是江户末期医学考证学派的学者也编撰了不少有价值的医学书目，如丹波元胤的《中国医籍考》、冈西为人的《宋以前医籍考》等。

三、索引

索引，又称通检、备检、引得。它是将书刊中的资料(如字、词、句、人名、书名、篇名、刊名及内容主题名等)编成条目，按一定的方法排列，并标明出处，专供人们检索有关资料的工具书。

索引的种类很多，按其材料来源可分为书籍索引和报刊索引两大类。书籍索引如叶圣陶主编的《十三经索引》，这是我国较早的一部大型索引工具书。之后有《庄子引得》、《论衡通检》等一些文史古籍的索引。报刊索引如《全国报刊索引》，汇编了中央和全国各地出版的报纸、杂志所载文章的篇目，内容十分丰富。

专门查阅中医药文献的索引，也可分为古医籍索引和中医期刊索引两类。前者如任应秋主编的《黄帝内经章句索引》、顾植山主编的《中医经典索引》等。后者主要有《医学史论文资料索引》，以及可反映近期发表中医药论文情况的《医学期刊中医文献分类目录索引》(后改为《国内期刊中医论文分类目录》)等。此外，还有专题性的论文资料索引，如《中文医史论文索引》、《中药研究资料索引》、《骨科文献资料索引》等。

近年来，由于电子计算机的运用和普及，大大促进了索引等工具书的发展。如李晓光等编的《史记索引》，就是完全利用电子计算机进行的古籍通检。各医药信息研究机构和医药院校研制的一批医学专题资料库和中医药古籍文献资料库，就是当今时代的新型索引工具书。

四、类书

类书是我国古代流传下来的一种汇集各种有关资料、按类编排的工具书。

类书始于三国魏时的《皇览》，今已亡佚。现存的著名类书，唐代有虞世南编《北堂书钞》、欧阳询等编《艺文类聚》、徐坚等编《初学记》，宋代有李昉等编《太平广记》和《太平御览》、王钦若等编《册府元龟》，明代有解缙等编《永乐大典》，清代有陈梦雷等编《古今图书集成》等。《永乐大典》曾是历史上最大的类书，现存七百馀残卷，不到原书的二十分之一。《古今图书集成》一万卷，是现存最大的类书。

历代医学类书中比较著名的，宋代有王怀隐等编《太平圣惠方》、赵佶主编《圣济总录》，明代有朱棣等编《普济方》、张介宾编《类经》、江瓘等编《名医类案》，清代有魏之琇编《续名医类案》，以及《古今图书集成·医部》等。国外学者编写的中国古代医学类书，主要有日本丹波康赖《医心方》、朝鲜金礼蒙《医方类聚》、许浚《东医宝鉴》。

五、丛书

丛书是把原先独立成书的若干种书籍原封不动地汇编在一起，冠以一个总的书名。尽管丛书的体例有别于通常意义上的工具书，但人们习惯上也把它称作工具书。丛书的名目很多，有丛刊、丛刻、汇刻、合刻、丛编等名称。

丛书可分为两大类：一是综合性丛书，二是专科性丛书。一般认为我国最早的综合性丛书是南宋俞鼎孙、俞经合辑的《儒学警语》。古代最大的一部丛书是清代乾隆年间编成的《四库全书》。近代出版的综合性丛书中较为常用的有：张元济辑《四部丛刊》、中华书局编《四部备要》、王云五总编《万有文库》、商务印书馆编《丛书集成》等。

医学专科丛书中，古代比较重要的有元·杜思敬编《济生拔萃》、明·王肯堂辑《古今医统正脉全书》、清·吴谦主编《医宗金鉴》，近代有裘庆元《珍本医书集成》、陈存仁《皇汉医学丛书》等。

六、政书

政书是专门记载我国古代典章制度的工具书。它收集历代或某一朝代政治、经济、军事和文化制度方面的资料，分门别类地加以编排和论述，兼有制度史、文化史和学术史的性质。

我国第一部政书是唐代杜佑的《通典》，此后有宋·郑樵的《通志》、元·马端临的《文献通考》，合称“三通”。清代加入官修的《续通典》、《清通典》、《续通志》、《清通志》、《续文献通考》、《清文献通考》，再加上清末民初刘锦藻的《清续文献通考》一书，就是所谓的政书“十通”。

要查考一代典章制度，可利用“会要”或“会典”，如《三国会要》、《西汉会要》、《元典章》、《明会典》等。

七、手册

手册是简明摘录某一方面经常需要查阅的文献资料或专业知识，以便随时翻检的工具书。手册具有主题明确、内容丰富、类例分明、叙述简要、携带方便等特点。

手册可分为两大类：一类是常识性的，如元·阴时夫的《居家必备》、清·石天基的《万宝全书》;一类是专科性的,集中汇集某一学科或某一方面的专门知识,如各种医学专科手册。中医药方面常用的有《中医方剂临床手册》、《中医儿科临床手册》、《针灸治疗手册》等。

八、 年鉴

年鉴是汇集一年内的各种大事和统计资料、按年度出版的工具书。

年鉴按性质可分为两类:一类是综合性的,所收资料涉及面广泛,如《中国百科年鉴》;一类是专科性的,所收资料仅限于一门学科或专业,如《中国卫生年鉴》、《中国中医药年鉴》(原名《中医年鉴》)。

九、 年表

年表是按年代顺序以表格形式编制的查考时间或大事的工具书。

我国早在周代就有史官记载帝王年代和事迹的"牒记",这是年表的雏形。汉·司马迁著《史记》,创制了《十二诸侯年表》、《六国年表》等,年表的体例已较完备。现在较为常用的年表有方诗铭编《中国历史纪年表》、沈起炜编《中国历史大事年表》等。医学年表有郭靄春编《中国医史年表》等。

十、 百科全书

百科全书是汇集某一方面或各个方面的知识,按照辞典的形式分列条目,并加以扼要说明的大型工具书。

百科全书可分为两种:一是包罗各种知识门类的综合性百科全书,二是只收一个或几个学科词目的专业性百科全书。前者如我国第一部具有中国特色的大型综合性百科全书《中国大百科全书》(74卷),其以学科分卷的第一版已完成出版。最新的《大辞海》,也是具有百科全书性质的特大型综合性辞典,其"医药科学卷"等业已问世。后者如医学百科全书,就是注重反映医学各分支学科重要内容和最新成就的专业参考书,《中国医学百科全书》是1949年以来编纂的规模最大的医药卫生工具书。

第二节 常用工具书介绍

学习和研究中医药学,需要查找的工具书很多。例如要查寻常用字,通常可翻检《新华字典》、《古汉语常用字字典》等。查寻冷僻字、古字、俗字的古义,可翻检《说文解字》、《康熙字典》、《中华大字典》、《汉语大字典》。查寻词语,可翻检《辞源》、《辞海》、《汉语大词典》。查寻虚词,如果一般字典辞书查检不到,还可翻检《助字辨略》、《经传释词》、《词诠》、《古书虚字集释》、《古汉语虚词通释》、《文言文虚词大词典》等。查寻成语典故,如果《辞源》、《辞海》、《汉语大词典》等查检不到,还可翻检《汉语成语大词典》、《中国成语大辞典》等。查寻中医药专门术语,可翻检《中医大辞典》、《中药大辞典》、《中医方剂大辞典》、《中华本草》等。

学习和了解工具书的知识主要是为了应用,而应用的关键又在于能否选择适当的工具书。

下面对一些常用而重要的字典辞书及中医工具书作简要介绍。

一、 一般工具书

《说文解字》

简称《说文》，东汉许慎撰。《说文》是我国最早的有系统的文字学著作，也是第一部按部首编排的字典。全书收字 9 353 个，重文 1 163 个。每个字头用小篆书写，把不同于小篆的古文、籀文等异体字列为重文。

《说文》首创部首编排法，把形旁相同的字汇集为一部，以该形旁作为部首，共分 540 部。部首之间的排列是把形体相近的排在一起，同部首的字又以意义相近为顺序。这样排列，不仅方便寻检，而且有利于探究字义。

《说文》的说解体例，是在每字之下先解释字义，再分析字的结构；对一部分字还说明字音（一般用“读若某”的方式）；有时在说明中还列出古文、籀文、或体、俗体，以供参考；有时还征引经书、古语、方言、俗语、通人（指先秦诸子）之说、秘书、碑碣等作为佐证。

《说文》是我国文字研究史上的一部奠基之作，它的重要贡献除了创立部首、确立六书的理论和体系外，还保存了汉字的篆文资料和古音古义，对于我们今天认识甲骨文和金文，了解词的本义和演变，以及阅读古籍，都具有极为重要的作用。

《说文》的原本今已不传。现在通行的是经宋代徐铉整理过的校定本，称“大徐本”。他的弟弟徐锴著《说文解字系传》，是现存最早的《说文》注本，称“小徐本”。清代研究《说文》的著作最多，成就很大，其中著名的有段玉裁《说文解字注》、桂馥《说文义证》、王筠《说文释例》和《说文句读》、朱骏声《说文通训定声》等。段、桂、王、朱合称“说文四大家”，其中尤以段玉裁的《说文解字注》最为适用。此外，近人丁福保曾将各家对《说文》的解说分别罗列在各字之下，汇编成为《说文解字诂林》，便于人们参考使用。

《康熙字典》

清代张玉书等奉诏编撰，是我国古代收字较多、影响较大的字典。全书收字 47 035 个，按《字汇》的 214 个部首排列，分为十二集。

《康熙字典》的注释体例是先注音后释义。注音先列《唐韵》、《广韵》、《集韵》等韵书的反切，有时还加注直音。释义先列本义，次列引申义或别音别义；每义之下一般都引用古书例句为证。

《康熙字典》的特点：一是收字较多，释义较全，普通字典上查不到的难字、冷僻字、异体字，在这本书中一般都能查到；二是旁征博引，材料丰富，而且字义一般都有书证，书证又往往是最早出处。

该书的缺点主要是引文错漏甚多。现在的通行本后附有王引之的《字典考证》，校正其错误达 2 588 条。因此，在使用此书时，要核对古书原文，参考校勘材料。

《中华大字典》

徐元诰、欧阳溥存等编，1915 年中华书局出版。该书以《康熙字典》为基础，收单字 48 000 馀，略多于《康熙字典》。注音以《集韵》为主，每个音只用一个反切，反切下加注直音，并标明字的韵部。字义分条列举，大致先列本义，次及引申，然后假借，条理清晰。引例均注明书籍篇名，便于核对。并根据王引之的《字典考证》，纠正《康熙字典》引例错误两千多条。

《汉语大字典》

徐中舒主编，湖北辞书出版社、四川辞书出版社1986年至1990年陆续出版。这是一部以解释汉字的形音义为主的大型语文工具书。共收汉字56 000个左右，包括历代古籍中大量的生僻字、异体字、俗别字。全书共8卷，按部首编排，在《康熙字典》214个部首的基础上调整合并为200部首。

每个字的条目一般包括：字头、解形、注音、释义和引证。在字形方面，于楷书单字条目下收列能反映字形发展与演变的甲骨文、金文、小篆和隶书形体，并作简要说明。字音方面，注意反映其历史变化，除标注现代读音，并收列中古的反切、上古的韵部。字义方面，不仅注重收列字的常用义，也考释其生僻义、特殊义及复音词中的词素义。

该书集前代字典之大成，又吸收了近代汉字研究的新成果，力求能历史地、准确地反映出汉字形音义的发展，是我国目前收字较多、单字注音释义较全的一部大型字典。

《古汉语常用字字典》

由《古汉语常用字字典》编写组集体编写，商务印书馆1979年出版。收古汉语常用字3 700多个，附录《难字表》收难字2 600多个。

该书在释义方面很有一些特点：首先，它注意了字义的历史发展，义项的排列次序是先本义后引申义，而后假借义、比喻义，并尽可能地注明字的后起义。其次，注意词义的辨析，标立“[辨]”一项用于古汉语同义词和古今词义异同的辨别，专立“[注意]”一项指出词义在发展中值得注意的地方，并注意说明字义有泛指和特指的区别。

这本字典不仅是阅读古籍很有用的工具书，也是学习古汉语很好的辅助教材。

《尔雅》

《尔雅》是我国第一部训诂专书，也是最早的一部综合性词典。作者已不可考，大约成书于西汉时期。今本《尔雅》共19篇。前3篇为释诂、释言、释训，属于一般的词语训释，多以今语释古语，以通言释方言。后16篇为释亲、释宫、释器、释乐、释天、释地、释丘、释山、释水、释草、释木、释虫、释鱼、释鸟、释兽、释畜，对各种名物进行解释。

《尔雅》解释词语的方式主要是同义互训，即把古书中具有共同意义的词排列在一起，再用一个通行的词去解释。例如：“初、哉、首、基、肇、祖、元、胎、俶、落、权舆，始也。”

《尔雅》辑录了秦汉及其以前的大量词语和训诂资料，其中包含了各方面的广博知识，是阅读先秦古籍的一部重要工具书。但因年代久远，没有注释不容易读懂。较好的注本有晋·郭璞注、宋·邢昺疏的《尔雅注疏》，清代有邵晋涵《尔雅正义》和郝懿行《尔雅义疏》。

《辞海》

《辞海》分旧版和新版。旧《辞海》由舒新城等主编，中华书局1936年出版。新《辞海》在此基础上修订而成，并且每十年修订一次。上海辞书出版社1979年、1989年、1999年已先后三次出版。这是一部以字带词，兼有字典、语文词典和百科词典功能的大型综合性辞典。内容包括成语、典故、人物、著作、历史事件、古今地名、团体组织，以及各学科的名词术语等。所收词目，以解决一般读者在学习和工作中的疑难问题为主，并兼顾各学科的学术体系。仍采用部首检字法，对传统部首进行了调整，设 250 个部首。

1999 年版《辞海》是在 1989 年版的基础上修订而成，共收单字 19 485 个，词目 122 835 条。新增词目大部分是近十年来新出现的词语；并根据形势的变化，对许多条目作了新的解释和新的规范。1999 年版《辞海》有彩图本、普及本、缩印本、彩图珍藏本等多个版本。

《大辞海》

《辞海》编辑委员会编撰，上海辞书出版社出版。《大辞海》将是我国第一部特大型综合性辞典，收词比《辞海》宽，条目比《中国大百科全书》多。计划收录 25 万条词目，全书约 5 000 万字，分 38 卷，篇幅为 1999 年版《辞海》的 2.5 倍。

《大辞海》于 2003 年开始出版，至 2004 年底已完成了《哲学卷》、《医药科学卷》、《法学卷》、《语言学卷》，预计 2015 年可以全部出齐。

《辞源》

《辞源》也分旧版和新版。旧《辞源》由陆尔奎等主编，商务印书馆 1915 年出版。后经过多次修订，1979 年至 1983 年陆续出齐目前通行的新版《辞源》。

新《辞源》修订为阅读古籍用的工具书，删去了旧《辞源》中的现代社会科学、自然科学和应用技术方面的词目，收词限于古典文史范围，时间止于鸦片战争。我国古代的词语、典故、成语、名物、典章制度、人名、地名、书名等，大多可以从中查到。

全书共收词目 10 万条左右。单字下用汉语拼音、注音字母和反切标音。释义注意词语的来源和演变，一般以本义、引申义、假借义为序。所引书证皆标明作者、书名、篇目、卷次。沿用《康熙字典》214 部首编排法。书后附四角号码索引和单字汉语拼音索引。

《汉语大词典》

罗竹风主编，汉语大词典出版社 1986 年至 1994 年陆续出版。这是一部大型的、历史性的汉语语文辞典。全书 5 000 多万字，收词 37 万馀条。所收条目分为单字条目与多字条目。单字条目按 200 个部首归部，与《汉语大字典》相同；多字条目按"以字带词"的原则，列于单字条目之下。全书 12 卷，附录和索引另列 1 卷。

其编辑方针是"古今兼收，源流并重"，主要收录汉语的一般语词。单字以有文献例证者为限，无例证的僻字一般不收。在字形上，繁体字与简化字并用，正体字与异体字并用，单字条目则采用繁体字。在字音上，用汉语拼音字母标注现代音，用《广韵》等反切标注古音。

这部词典内容全面、释义确切、义项完备、书证丰富，具有很高的科学性、知识性、实用性，是阅读古今书籍的重要工具书。

《经籍籑诂》

清·阮元等编。这是一部专门收集唐代以前各种古书训诂资料的专著，是汇集群书注解的大型辞典。共 106 卷，按平水韵编次所训之字，每韵一卷。每字之下，罗列唐以前各种古书注解对这个字的解释，然后列举出处。

此书所收古书材料相当丰富，保存了许多古训的原始材料。唐以前经史、诸子、楚辞、文选以及字书、韵书中的传注训解，无不收录，可以说是汉唐诸家关于文字训诂的总汇，对阅读古文献、研究古代汉语很有参考价值。

《经籍籑诂》按韵目编排，查检不太方便。1936 年世界书局影印本卷首增附笔画索引，可资查阅。

《故训汇纂》

宗福邦等主编，商务印书馆 2003 年出版。全书约为 1 300 万字，是一部全面系统地汇辑先秦至晚清古籍训诂资料的大型语文工具书。

此书可以说是《经籍籑诂》的继承和发展。它拓展了《经籍籑诂》资料辑录的范围，收录了先秦至晚清经史子集 200 馀部重要典籍的训诂资料。其中清人的著作达 100 馀种，大体上囊括了清代训诂的主要成果，也构成了此书最具特色的内容。

在编排体例上，依《康熙字典》214 部首分部归字，较《经籍籑诂》使用方便。在单字条目下，凡有《说文》资料，则先列《说文》，以明字的形体。次列音读，按现代音、中古音和上古韵部三段标注读音。若字有多音，则按以音领义的原则分列音项，音项之下再分列所统属的注项。注语包括本文训诂、义训、形训、声训、通假、异体、同源关系，以及具有异体、通假、同源、同义代用关系的典籍异文等，并摘录原例，详列出处。力求使读者寻检一字而历代训释一览无遗，查阅一训而诸书用例历历在目。

《中国历史大辞典》

《中国历史大辞典》编纂委员会编纂，上海辞书出版社 2000 年出版。这是我国第一部由国家组织编纂的特大型历史专科辞典。收词上起传说中的远古时代，下迄 1911 年的辛亥革命。共收词目 67 154 条，字数达 1 100 万，包罗了中国从先秦到清朝灭亡的各断代史和大量专门史的重要历史内容。举凡历史学科的名词术语、古国朝代、政权年号、民族部落、阶级阶层、历史人物、历史事件、社团组织、史籍文献、典章制度、社会经济、风俗礼仪、文物考古、科技发明、中外关系等，应有尽有，涵括了中国古代政治、经济、军事、思想、文化、教育、法律、科技等各个领域。全书还附有 1 745 幅图片、5 项附表、24 幅各朝代历史地图，被认为是当今世界上最全面、最权威的中国历史百科全书。

二、 中医工具书

《中国医学大辞典》

谢观等编，商务印书馆 1921 年出版，1959 年、1995 年先后重印。这是中国第一部具有现代工具书意义的综合性中医辞典。该书从中国古代医籍中搜集词语约 7 万条，包括病名、药名、方名、身体、医家、医书、医学等 7 大类，取材相当广泛，注释也较详细。如医书类共收古医书(包括日本、朝鲜古医籍)2 000 多种，均标明书名、卷数、作者、年代及内容提要等；病名类先述源流、病因，再讲治法，对名同实异之病，则分条加以阐述。故虽然其中观点较陈旧，但资料相当丰富，仍具有一定的参考价值。

《中医大辞典》

《中医大辞典》编辑委员会编，人民卫生出版社 1995 年出版。共收词目 36 300 馀条，字数达450多万，是一部供医疗、教学和科研工作者使用的大型综合性中医药工具书。该书在原分编本的基础上全面修订而成，内容包括基础理论、医史文献、中药、方剂、内科、妇科、儿科、外科、骨伤科、五官科、针灸、推拿、气功、养生、食疗、现代中医术语、少数民族医学等。较全面地反映了中医药体系的内涵和中医药学发展的历史继承性，同时又客观地反映了当代中医药学的面貌及中西医结合的状况，是目前比较权威的中医药大型综合性辞典。

《中国药学大辞典》

陈存仁等编，世界书局1935年出版，人民卫生出版社1956年重新修订出版。该书从中国历代医药文献中收录各种有关药物的材料，是中国第一部具有现代工具书意义的中药辞典。其对常用药品的诠释较详细，首先说明命名的意义，次述处方名称，并列举古籍中的别名和外文名称，依次阐明产地、形态、种植、性质、效能、成分、主治、用量及历代记述考证等。

《中药大辞典》

江苏新医学院(现南京中医药大学)编，上海科学技术出版社1977年出版。共收录中药5 767味，是一部大型的中药专业工具书。该书以每味中药的正名为辞目，下列异名、基原(药用部分)、原植(动、矿)物、栽培(饲养)、采集、制法、药材、成分、药理、炮制、性味、归经、功用主治、用法与用量、宜忌、选方、临床报道、各家论述、备考等19项，收罗甚为详备。

《中医方剂大辞典》

彭怀仁主编，人民卫生出版社1993～1997年出版。全书收录了上自秦汉、下迄1986年底的1 800多种古今医学文献中有方名的方剂9万馀条，以1911年前的方剂为收集重点，1911年后的择优选录。该书以方名为辞目，按方名首字笔画、笔顺为序排列；同名的方剂按方源的成书年代或创方者的生卒年代先后排列；同方异名者，一般以最早出现的为正辞目，其馀为副辞目。正辞目下设方源、异名、组成、用法、功用、主治、宜忌、加减、方论选录、临证举例、现代研究、备考等12项。副辞目仅列名称与出处，以及与相关止辞目的关系。该书共分11册，前10册为正编，每册书前都有本册方名目录。第11册为附编，附录方名索引、主治病证索引(按临床各科病证分类)、古今度量衡对照表、主要引用书目、勘误表。

《中华本草》

《中华本草》编纂委员会编，上海科学技术出版社1999年出版。全书30卷，另立民族药4卷。收载中药8 980味，插图8 534幅，篇幅达2 800馀万字，引用古今中外文献1万馀种。内容涉及中药品种、栽培、药材、化学成分、药理、炮制、制剂、临床应用等中药及其相关学科的各个方面。无论是中药品种数量和篇幅，还是学术内容广度与深度，均超过了迄今任何一部中药著作，是继《本草纲目》以后对我国本草学发展的又一次划时代总结，具有很高的中医药文献价值和学术价值。

《中国医籍通考》

严世芸主编，上海中医药大学出版社1990～1994年出版。共收载历代古医籍书目9 000馀种，分为4卷。所收书目范围，上溯出土的古代中医药文献，下迄清末民国初期的医著，旁及日本、朝鲜的古医籍，凡历代史志所载和近贤所著的医书均收录。每种书列书名(包括别名)、卷数、作者、存佚情况、各种序跋、提要及该书现有主要版本，有的还加简要按语进行补充说明。该书是我国目前比较全面的医籍目录通考的专著。

《中国医籍大辞典》

裘沛然主编，上海科学技术出版社 2002 年出版发行。这是一部全面反映我国历代中医药学文献概况的书目工具书。全书共计 500 馀万字，收录了上自先秦、下迄 20 世纪末的中医药书目 23 000 馀种，对一些未被辞书收录的珍善本古医籍和流传海外的孤本医籍，也作了拾遗补缺。具有“囊括古今，收录宏富，集医籍之大成”、“辨章学术，考镜源流，为治学所必备”、“以类相从，编排新颖，裨学者之查考”三大鲜明的特色。

《全国中医图书联合目录》

薛清录主编，中医古籍出版社 1991 年出版。该书收录全国 113 家图书馆截至 1980 年底的馆藏书目 12 124 种，比原《中医图书联合目录》增收书目 4 000 多种。分为医经、基础理论、医史、伤寒金匮、诊法、针灸按摩、本草、方书、临证各科、养生、医案医话医论、综合性著作 12 大类，每一大类分别列出二级与三级子目。每一书目依次说明书名卷数、著作年代、著者、版本、收藏馆代号。该书分类比较科学、合理，为检索现存中医著作提供了有利的条件。

第二章
汉 字

导学

通过本章的学习，了解一些文字学知识；熟悉汉字的形成与形体演变，熟悉假借的原则、构制古今字的方式、异体字的结构方式；掌握象形、指事、会意的构造方式及判别方法，掌握古今字、假借字、异体字的概念及识别方法；为今后识别文字，理解字义打下文字学基础。

语言是人类用以交流思想达到相互了解的交际工具。但这种交际工具的作用要受到时间和空间的限制，为了满足人类日益丰富的社会交际的需要，文字便应运而生。

汉字，早在三千多年以前就已经是一种相当发达的文字体系了，那就是殷商时代的甲骨文。而汉字发展到甲骨文，其中经历了一个相当漫长的历史时期。关于汉字的起源问题，前人提出了种种说法，诸如结绳说、八卦说、仓颉造字说等等。随着认识水平的提高和考古学的发现，人们逐渐认识到汉字起源于图画。

方块汉字是表意体系的文字，它经历了由图画到文字画到图画文字，最后到象形文字的发展过程。象形字的出现标志着汉字的产生。

第一节 汉字形体的演变

汉字是世界上最悠久的文字符号体系，也是世界上迄今为止仍在使用着的最古老的文字。现代汉字的形体是古代汉字在各种因素影响下经过“隶变”、“楷化”、“简化”发展演变的结果。汉字形体演变的基本规律是笔画平直化、字形符号化、结构规范化。就汉字发展的历史来看，汉字形体的演变大致经历了以下六个阶段：甲骨文（殷、商）——→金文（西周、春秋）——→篆书（战国、秦朝）——→隶书（汉朝）——→楷、草、行书（魏晋）——→简化字。

甲骨文是刻写在龟甲兽骨上的用以记录占卜的文字，也叫“甲骨刻辞”或“卜辞”，是我国现存的最古老的汉字。它具有图画意味浓厚的字形特点。由于甲骨文字是我国早期的古文字，所以它还没有完全定型，具体表现在：① 繁简无定；② 造字方法无定；③ 方向和部位不定；④ 行款无定。

金文是殷周时代铸刻在青铜器上的铭文。青铜是铜和锡的合金。古人称铜为金，因此叫作金文，也叫作“钟鼎文字”。钟是乐器、鼎是食器，都是常见的用器，故以钟鼎代表一般铜器。又叫作“钟鼎款识”，“款”是刻，“识”是记。金文在形体上跟甲骨文非常接近，但比甲骨文整齐匀称，形体渐趋划一，结构渐趋齐整，笔画一般比甲骨文粗肥、圆转，异体字仍然较多。

篆书包括大篆和小篆两种。大篆也称“籀文”，是春秋战国时代通行于秦国的文字，本是西周晚期周宣王时创新的一种字体，也就是《史籀篇》上的文字。小篆是秦并六国后通行于全国的标准字体。秦始皇统一中国后，实行“书同文”的政策，由丞相李斯等人整理文字，改定字体。小篆用圆转匀称的线条来转写古文字的曲线，笔画均匀一致，笔形圆转勾连，笔势舒展流畅；形体长圆，大小一致；构字成分和方式空前统一，一个偏旁在字中任何位置都基本保持固定的形体，把汉字向前推进了一大步。

隶书的产生，是汉字形体演变史上一个重要转折点。它把小篆圆转匀称的线条改为方折平直的笔画，使汉字完全失去了象形意味，汉字的发展从此走上了点画化、符号化的道路。隶书是汉字从古文字向今文字演变的分水岭，由篆书到隶书的变化，学术界称之为“隶变”。隶变是汉字结构体制的根本变化，在汉字发展史中具有特别重要的意义。隶书的特点是：笔画舒展平直，由此确立了汉字“横、竖、撇、点、折”的基本笔画系统；打破篆书的形体结构体系，根据书写方式和结体部位确定构字成分的具体写法，出现了“隶分”、“隶合”的变化。在篆书中同一个偏旁部首，在隶书中可能分化为不同的形体；而不同的偏旁部首也会因位置的缘故而同化。例如“泰”、“河”、“益”都含有“水”；“奉”、“承”、“举”都有“手”，但在隶书中形体却不相同；隶书中“魚”、“燕”、“鳥”、“馬”、“熱”等字的下面相同的四个点在篆书中却各有不同的来源。

另外，在汉字形体演变的过程中，还潜藏着一个更深层次的规律，这就是汉字形体从形义结合到形义分离，并朝着表音化的方向发展。起源于图画的汉字作为记录汉民族共同语的符号系统，在其发展过程中，图画性不断减弱，符号性不断增强，后来发展到纯表音的符号。这一点，我们可以通过学习汉字的构造，从造字方法的不断改进中得到更为深刻的认识。

第二节 汉字结构的分析

对于汉字结构的分析，可以上溯到春秋时期，例如：“夫文，止戈为武。”（《左传·宣公十二年》）“于文，皿虫为蛊。”（《左传·昭公元年》）“仓颉之作书也，自环者谓之私（厶）也，背私谓之公。”（《韩非子·五蠹》）

到了战国末年，已经基本形成了文字学的理论“六书”。《周礼·地官·保氏》中出现了“六书”之名称，但还没有详细的具体内容。

西汉刘歆的《七略》记载“六书”的具体内容为：象形、象事、象意、象声、转注、假借，这一内容后来保存在东汉班固的《汉书·艺文志》中。

其后郑众在《周礼·保氏注》中也指出：“六书：象形、会意、转注、处事、假借、谐声也。”

许慎的《说文解字·叙》，不仅指出了“六书”之名，并分别给“六书”以具体的解释和定义，终于完善了汉字结构的理论。此六书是：指事、象形、形声、会意、转注、假借。

以上三家之说，不同点主要在于名称的不同和次序的不同。清代以后，一般都采用了许慎六书说的名称和刘歆六书说的次序。这样，六书即为：象形、指事、会意、形声、转注、假借。

“六书”是我国传统的文字学理论，是人们对汉字结构规律的认识。“六书”理论发展到清代，王筠《说文释例》提出了“四体二用”说，认为象形、指事、会意、形声是造字之法，转注、假借是用字之法。这种说法对后世影响很大。

一、“六书”理论的基本内容

（一）象形

许慎《说文解字·叙》：“象形者，画成其物，随体诘诎，日月是也。”

顾名思义，象形是摹拟事物的外部形状造字的方法，是用尽可能简单的线条勾勒事物的轮廓，来表现事物最突出的形状特征。如：

日  象太阳之形。

月 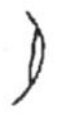 象弦月之形。

水 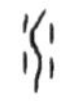 象水流貌。象小河之形。

贝  象海贝之形。

皿  象器皿之形。

心  象心脏之形。

自  象鼻子之形，“鼻”之古字。

豆  象高脚盘之形。

酉  象盛酒之器，亦“酒”字初文。

鸟 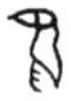 象长尾鸟之形。

隹 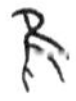 象短尾鸟之形。

人  象人体侧面之形。

左 象左手之形。

右  象右手之形。

身 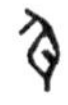 象孕妇大腹之形。

衣  象上衣之形。

凡象形字，《说文解字》都注明“象形”二字或“象……之形”。

象形字是以图画为基础的，但图画决不就是汉字。文字是记录语言的符号系统，它有固定的读音，表示一定的概念，为社会所公认。象形文字的出现是图画发展到文字的一次质的飞跃。

象形字是最基本、最原始的造字方法。一方面，象形字表示的都是具体的实物，作为词来说，多属于语言中的基本词汇，其意义古今变化不大；同时它又是其他一切汉字得以创造的基础，其他的汉字都是在象形字的基础上造成的。另一方面，象形字造字能力低下，它所造的字都是有形可象的自然界和人类社会中的客观实物，诸如人物之形、山川之形、草木之形、鸟兽之形、井邑之形、器物之形。凡这些有形可象之物，都可以“依类象形”，“随体诘诎”，“画而成文”，而对于那些复杂的事物和无形可象的抽象概念，这种造字方法就显得无能为力，于是我们的祖先不得不探索新的造字方法。

（二）指事

许慎《说文解字·叙》：“指事者，视而可识，察而见意，上下是也。”

所谓指事，是用象征性符号或在象形字的基础上加提示符号来表示字义的造字方法。指事字是象形字的进一步发展，其符号作用更为突出，指事字的出现标志着汉字已经开始步入表意阶段。指事字分为两种：一是纯粹的象征性符号，二是在象形字的基础上添加提示性符号。

1. 纯粹象征性符号的指事字　一、二、三、四皆集画而成。上（二）、下（亖）二字是通过两个长短不等线条的位置关系来表现其意义的。

2. 在象形字基础上添加提示性符号的指事字

本　在木之根部添加提示符号。指树根。

末　在木之梢部添加提示符号。指树梢。

亦　在人之两臂之下添加提示符号。“腋”之古字。

元　在人之上添加提示符号。指人之头部。

刃　在刀之口部添加提示符号。以示刀刃之所在。

寸　在手之腕部添加提示符号。以示寸口。

天　在人之上添加提示符号。《说文解字》：“颠也，至高无上。”实为人之头。

甘　在口中添加提示符号。以示舌头。后亦用作动词，意思是品尝。

凡指事字，《说文解字》一般注明“指事”二字或“从……，象……之形”。

指事字的提示符号表意作用是非常突出的，它是文字结构中不可缺少的一个重要部分。

指事字与象形字的共同点即形体上都是不可拆分的，都是独体的“文”。它们的区别就在于提示符号的独特作用。象形字以全部实物形体表意，而指事字则重在提示符号，提示符号之所在就是字义之所在。然而，这只是全体与局部的关系，就指事字所表示的意义看，仍然是比较具体的意义，更为抽象的意义的表现只能有待于新的造字方法。

（三）会意

许慎《说文解字·叙》说：“会意者，比类合谊，以见指㧑，武、信是也。”

比，并也，与“合”同义；谊，义也。比类合谊，就是比合义类。许慎的定义，即两个或两个以上的字的义类合并在一起构成一个新字，从而表现出一个意义。

许慎在《说文解字》中注明会意字时往往用“从某某”或“从某从某”，有时也用“象某某”。现举例分析如下：

从　从二人相随。

北　从二人向背。“背”之古字。

明　从日月。

艸　从二屮，“草”之古字。

益　从水在皿上。“溢”之古字。

盥　从皿从双手从水。会洗手之意。

秉　从又（手）持禾。会秉持之意。

兼　从一又（手）持二禾。会兼括之意。

莫 从日在茻中。"暮"之古字。

步 以前后相承、方向相对的两只脚表示举足前行。

寒 从宀从人从茻从冰。会寒冷之意。

祭 从双手持肉从示。会祭祀之意。

即 从人面对食器而坐。会将食未食之意。

既 从人背对食器而立。会已经食过之意。

会意字的字义是对具体物象的抽象化，其意义和字形之间仿佛隔着一层迷雾。对于会意字的理解，应当通过理念化的领悟，委曲以求其义尽，不要被字形所拘泥。从象形、指事到会意，可以看出人类的进步，即由形象思维到抽象思维的发展轨迹。

(四) 形声

许慎《说文解字·叙》："形声者，以事为名，取譬相成，江河是也。"

所谓"以事为名"，就是指用该形声字所表示的事类来造字，以表示该形声字所属的事类，这就是形声字的"形"；所谓"取譬相成"，就是根据实际语言中人们对该事物的称谓（读音）选取一个同音字（譬）来成全"以事为名"所造的"形"，表示该形声字的读音，这就是形声字的"声"。形声是一种由表示意义类属的形旁加表示读音的声旁来结构汉字的方法，由这种方法造出的字叫做形声字。

形声字是人们在造字过程中找到的一种先进的造字方法。它打破了象形、指事、会意纯粹表义的局限，使汉字具有在表义之时兼表字音的作用。由于形声字的表音作用，使得它和语言的实际更为接近，也使它成为一种造字能力极强的造字方法。

《说文解字》在注解形声字时都注明"从某，某声"。如：

江 从水工声。

河 从水可声。

宇 从宀于声。

肝 从肉干声。

膏 从肉高声。

肓 从肉亡声。

柱 从木主声。

极（極） 从木亟声。

关于形声字，我们应注意下面几个问题：

1. 形声字的结构形式

(1) 左形右声：江、河、理、肺、腑、诂。

(2) 右形左声：期、胡、攻、顶、颠、项。

(3) 上形下声：药、空、草、巅、宇、篇。

(4) 下形上声：基、肓、恭、灸、贡、裳。

(5) 内形外声：问、闻、闷、辩、鳳。

(6) 外形内声：裹、裹、褒、固、闾、氲。

(7) 声居一角：旌、旗、咫、飔、徒、從。

(8) 形居一角：修、颖、题、荆、旭、聖。

另外，由于小篆隶变以后，形体发生了变化，有些形声字不易分析。如"布"（从巾，父声）、

“急”(从心及声)、“年”(从禾千声)、“定”(从宀正声)、“圣”(从耳呈声)等等。

2. 关于形声字的形符

(1) 形声字的形符一般只表示形声字的本义所从属的意义范围。这就是说,形符只表示意义类属,而不表示确切的意义。形符只表示该形声字的意义与形符所代表的事物有关。如以“水”为形符的形声字都与水有关,以“木”为形符的形声字都与树木有关。

(2) 同一形符的字,其意义一般都与该形符有关,是同一类属,但字义并不相同(异体字除外)。如:

江——长江　河——黄河　津——渡口　浒——水边　渴——缺水

涸——水干　沐——洗头　浴——洒身　汗——汗水　汤——开水

清——水清　浑——水浊

(3) 有些意义范围相近的形符在造字时有通用现象,从而导致了异体字的产生。如:

咏——詠　歌——謌　嘆(叹)——歎　(口——言——欠)

雞(鸡)——雞　雉——鴙　雁——鴈　(鸟——隹)

迹——跡　逾——踰　径——迳　(彳——足——辵)

(4) 为了造字美学的需要,形声字形符的笔画有时有所省略(《说文》用“从某省,某声”加以注明)。如:

乔　从高省,夭声。

亭　从高省,丁声。

弑　从殺省,式声。

3. 关于形声字的声符

(1) 声符只代表造字时的古音。同一声符的形声字的读音,在造字时代应该相同,到后来,语音发生了变化,声符的读音因之发生变异,于是出现同一声符的字读音不尽相同的现象。例如:

从“工”得声的字就分化为两类,一是:攻、贡、汞、巩;二是:缸、肛、杠、扛、项、江、豇。

从“京”得声的字,也有两读,一如:景、惊、猄、鲸、倞;二如:凉、晾、倞、谅、椋、辌。

(2) 有些读音相同或相近的声符在造字时有通用现象,同样导致了异体字的产生。如:

线——綫　猿——猨　踪——蹤　蚓——螾　蛇——虵

(3) 为了造字美学的需要,形声字声符的笔画有时有所省略(《说文》用“从某,某省声”加以注明)。如:

鲜　从鱼,羴省声。

犖　从牛,勞省声。

疫　从疒,役省声。

(4) 有义声符——形声兼会意。所谓有义声符,是指形声字的声符除了表示读音之外,还有兼表字义的作用。《说文解字》注释这一类字多用“从某从某,某亦声”或“从某某,某亦声”。如:

诂　《说文》:“训故言也。从言,古声。”邢昺注《尔雅·释诂》:“诂,古也;古今异言,解之使人知也。”

均　《说文》:“平徧也。从土从匀,匀亦声。”

眇　《说文解字》:“一目小也。从目从少,少亦声。”

有义声符的现象是存在的，我们应当承认这一点。但不能把它扩大化，不能误入歧途，不能认为音（声符）同则义同。宋人王圣美就犯了这样的错误。宋人沈括《梦溪笔谈》卷十四说："王圣美治字学，演其义以为右文。古之字书，皆从左文。凡字，其类在左，其义在右。如木类，其左皆从木。所谓右文者，如：戋，小也；水之小者曰浅，金之小者曰钱，歹之小者曰残，贝之小者曰贱，皆以戋为义也。"

（五）转注

许慎《说文解字·叙》："转注者，建类一首，同意相受。考老是也。"

由于许慎对转注的定义简单而模糊，所以自唐至清以迄于今，关于转注之论有几十家之多。其实，转注是形声中"形符"和"声符"的本末易位，形声是以形统义，转注字是以声统义。它正反映了汉字向着表音化方向发展的趋势。由于这是"六书"中争议最大的一个问题，这里不多赘述。

（六）假借

许慎《说文解字·叙》："假借者，本无其字，依声托事，令长是也。"

在文字不能满足人们语言表达需要的时候，就出现了借用同音字来表达该音义结合体的情况，以"救造字之穷"。这种现象我们称之为假借。如：

之　本义是动词，往，借为代词。

汝　本义是河名，借为第二人称代词。

来　本义为麦，借为来往之来。

求　本义皮衣，"裘"之古字，借为请求之求。

西　本义为栖息，"栖"之古字，借为方位名词。

北　本义为后背，"背"之古字，借为方位名词。

其　本义为箕，"箕"之古字，借为代词、副词、连词、语气助词。

焉　本义为焉鸟名，借为语气副词、疑问代词、助词。

亦　本义为腋窝，"腋"之古字，借为副词。

而　本义为颊毛，借为连词等。

然　本义为"燃"之古字，借为连词、代词、词尾等。

莫　本义为日暮，"暮"之古字，借为否定副词、无指代词等。

六书的顺序表现了造字方法不断改进的过程，同时也反映了汉字从表形到表义到表音这一发展趋势（如图 2-1 所示）。假借使得汉字发展到了完全的表音化，但是我们必须看到假借以后再造的字仍然使用形声的方法，这就确保了汉字表意体系的性质。

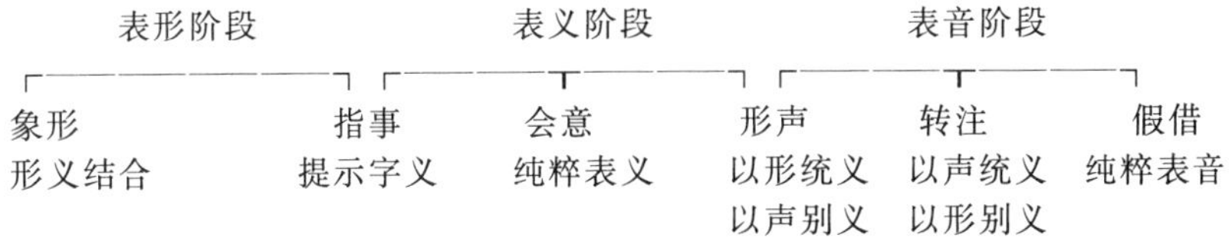

图 2-1　造字方法的演进与汉字发展的趋势

二、汉字部首举例

许慎编写《说文解字》时，根据汉字的形义关系排列汉字，把含有相同表意成分的字排列在一起，并把这种排字方法叫做“分别部居”。每“部”第一个字就是“部首”。这里所谓的部首不是检字法原则的部首，而是文字学原则的部首，是汉字中具有表义作用的构字部件。

1. 冫 《说文》：“冻也，象水凝之形。”段玉裁注：“象水初凝之纹理也。”从“冫”之字多与冰冻、寒冷有关。冰、冷、冻、凛、冽、凝、冱、凄、凉、凌、寒、冬。

2. 宀、广、户、尸 这四个部首都与宫室、建筑有关。

宀 从“宀”之字，如宗、宇、宙、字、宥、宫、寇、容、客、寄、寓等。

广 从“广”之字，如府、庐、庭、庄、庇、序、店、庙、庖、庵、廊等。

户 从“户”之字，如房、扉、戾、扁、扇。

尸 (1) 与宫室有关，如：屋、屏、层(重屋)、届等。

(2) 与人体有关，如：屁、尾、尿、居、屎等。

3. 口、言、欠 这三个部首都与口及其动作有关，且有时通用。如：

咏——詠 咳——欬 歌——謌

4. 鸟、隹 这两个部首都与鸟有关，且有时通用。如：

雉——鴙 雁——鴈

5. 示(礻) 这一部首多与神灵、祭祀有关。如：宗、祖、祭、祀、神、社、祝、祥、祈、祷、祠、祟、福等。

6. 心(忄、⺗) 这一类部首多与心理、思想有关。如：忘、念、思、悠、悲，快、慢、怪、惮、情、怀，忝、恭、慕等。

7. 火(灬) 这一类部首多与火有关。如：烧、烤、燔、燎、炙、灸、灭，蒸、煮、热、熟、然、熬、烹、烈、熊、点等。

但是，“灬”除了是“火”的变体外，还表示：

(1) 动物之腿足。如：烏、焉、馬、鳥。

(2) 魚燕之尾。如：魚、燕。

8. 目、见、臣 这一类部首多与眼睛有关。如：

目——盲、相、盼、省、眄、眇、眚、眸、眿、瞆、瞄、瞬、瞠、睡

见——观、觅、视、览、觉

臣——卧、臨、朢、鑒

9. 页 这一部首，本为人之头颅，以“页”为部首的字多与头有关。如：颜、颂、烦、顶、颠、题、颈、项、领、頜、额、颡、硕、颇、顾、顷、顿。

10. 月 这一部首有两个含义：① 表示月亮，与时间有关。如：期、朝、朔、望、朏、朗、朦、胧等。② “肉”的变体，与肉体有关。如：肌、肓、肝、股、肤、肯、肾、胀、胞、胡、脂、脍、腥等。

11. 彳、止、辵(辶)、走、足 这一组部首都与脚或脚的动作有关。如：

彳——往、征、徂、後、徐、復、循

止——步、武、歧、歱、歴、歷、歸

辶——遵、迟、逐、适、造、迈、过

走——赴、赶、超、越、趋、趟、趣

足——趾、跡、跟、跚、践、踝、踵

12. 手(扌)、又、支(攵)、廾 这一组部首多与手及手的动作有关。如：

手(扌)——拳、挛、挚、掣、摩、摹、擘、攀、擎,扑、执、扬、扶

又——叉、及、友、双、叔、取、受、叙

攴(攵)——敲、寇,收、放、牧、政、救、教

廾——弁、异、弃、弄、弆、弈、戒、兵、弊

13. 邑、阜、厂 这一组部首与地理有关。"邑"(阝右)本为城邑、国名。故从"邑"之字都与城邑、地名、国名有关。"阜"(阝左)本为无石之山,《说文》:"有石之山为山,无石之山为阜。"从"阜"之字都与山、高有关。"厂"本为山崖之义,故从"厂"之字多与山崖有关。分别如下:

邑(阝)——邓、郑、邙、邢、邦、邯、郸、邪、郎、邹、郷、鄢、邮、鄙、邻

阜(阝)——阴、阳、阡、除、陈、阻、防、限、陡、隄、隅、隆

厂——危、厉、原、厝、崖、涯

14. 歹 歹,本为死人之残骨。从"歹"之字多与死亡、危险有关。如:

歹——歼、殁、殃、殆、殇、残、殒、殡

15. 疒 从"疒"之字与疾病有关。如:

疒——瘟、疫、症、瘵、瘾、疤、痕、疯、疚、疲、瘦、痴、瘥、瘳

第三节 古今字与通假字

古今字和通假字属于汉语言文字学中的两个范畴,前者是在汉字发展过程中产生的,后者是由人们用字的不规范造成的,但它们的存在同样给我们阅读古书带来了很大的困难和障碍。清代文字训诂学家段玉裁很强调辨析古今字对阅读古书的重要性,他说:"凡读经传,不可不知古今字。"清代学者朱骏声又特别重视通假,他说:"不知通假者,不可与读古书。"前贤之言,切中肯綮,达识之论,值得深思。

一、 古今字

(一) 古今字及其特征

由于古代汉字的数量较少,难以表达相当丰富的自然界的事物和社会生活的内容,不能满足人们交流思想的需要,于是便有了假借和引申。而引申的结果使一字具数字之用。后来,人们为了避免一字多义给书面表达造成的混乱,就给其中的某一个意义另造新字。这种在造字时间上有先后之次,在字义范围上有大小之别的字,我们称之为古今字。古字和今字,实际上是在某一个意义上产生的先后两种字形。

(二) 今字和古字的结构关系

1. 在古字的基础上添加形符(个别在古字的基础上添加声符)

差——瘥	反——返	共——供	内——纳
求——裘	县——悬	解——懈	□——围
要——腰	益——溢	原——源	支——肢
止——趾	知——智	爪——抓	自——鼻(添加声符)

2. 改变形符

说——悦　赴——讣　没——殁

3. 另造新字

亦——腋　身——娠　食——饲

二、通假字

通假字是古书中存在的意义毫不相关而语音相同或相近的字的借用。通假字在古书中的存在是非常普遍的，清代训诂学家王引之说："往往本字见存，而古本则不用本字，而用同声之字。学者改本字读之，则怡然理顺，依借字解之，则以文害辞。"

语音的相同或相近是通假得以存在的根本原因。如果没有古代语音（上古的声母和韵部）的联系，是不可能通假的。据此通假可分为：

（一）同音通假（声母和韵部完全相同）

厉者造焉而美肥，辄者造焉而善驰。（刘禹锡《鉴药》）

厉——癞（来母双声，月部迭韵）

余锡以方士，而方士用之，犹未能十全。（《素问·至真要大论》）

锡——赐（心母双声，锡部迭韵）

搦髓脑，揲荒爪幕。（《史记·扁鹊仓公列传》）

荒——肓（晓母双声，阳部迭韵）

幕——膜（明母双声，铎部迭韵）

阳胜则身热……能冬不能夏。（《素问·阴阳应象大论》）

能——耐（泥母双声，之部迭韵）

道者，圣人行之，愚者佩之。（《素问·四气调神大论》）

佩——倍（反也）（並母双声，之部迭韵）

魄门亦为五脏使，水谷不得久藏。（《素问·五脏别论》）

魄——粕（滂母双声，铎部迭韵）

《释文》："司马云：'烂食曰魄'，一云'糟烂为魄'，本又作粕。"丹波元简《素问识》直接释"魄通粕"，是食物消化后的糟粕。魄门即粕门，糟粕排泄之门户。

（二）双声通假（声母相同，韵部相近）

病斯世之贸贸也。（吴瑭《温病条辨·叙》）

贸——眊（或"瞀"）（明母双声，幽宵旁转）

疡医掌肿疡、溃疡、金疡、折疡之祝药。（《周礼·天官·疡医》）

祝——注（附着之义）（照母双声，觉侯旁对转）

亡如世鲜知十之才士。（吴瑭《温病条辨·叙》）

亡——无（明母双声，阳、鱼阴阳对转迭韵）

（三）迭韵通假（声母相近，韵部相同）

愿闻其诊，及其病能。（《素问·风论》）

能——态（泥、透旁纽双声，之部迭韵）

阴阳者，万物之能始也。（《素问·阴阳应象大论》）

能——胎（开始，起始）（泥、透旁纽双声，之部迭韵）

疽者……身信而不诎。(《五十二病方》)

信——伸(心、审邻母双声,真部迭韵)

但以刘日薄西山,气息奄奄,人命危浅,朝不虑夕。(李密《陈情表》)

薄——迫(並、帮旁纽双声,铎部迭韵)

第四节　异体字与繁简字

异体字自汉字发生之日便已存在,古人早已注意到了这种现象,并进行过多次整理。尤其是中华人民共和国成立以后,异体字被明确定义,从理论上进一步探讨并作了深入整理。同样,对繁体字也进行了系统的简化。尽管现在异体字已经基本废弃不用,繁体字也已经简化,但它们在古书中的存在,却给我们阅读古书增加了很大的负担。对于传统文化学者来说,就不能不认识异体字和繁体字,同时,要掌握其中的规律,收到执简驭繁的效果。

一、异体字

异体字是指音、义完全相同而形体不同的字。异体字是相对于正体字而言的一个概念。异体字不仅数量多,而且异体字的产生和形成比较复杂。这里主要介绍异体字产生的一般规律和途径。

(一) 造字方法的不同

泪——淚　伞——繖　草——艸　奸——姦　岳——嶽

(二) 相近形符的通用

暖——煖　咏——詠　歌——謌　鸡——雞

煮——煑　雁——鴈　迹——跡　逾——踰　径——逕

(三) 相近声符的通用

线——線　猿——猨　踪——蹤　蚓——螾　蛇——虵

(四) 形符或声符的变体

煮——煑　删——刪　凡——凢　髯——髥　撑——撐　瘤——瘤

(五) 形符与声符的位置不同

略——畧　够——夠　峰——峯　群——羣　秋——秌　惭——慙

应当而且必须指出,形符与声符的位置不同可以产生异体字,但并不是说所有的形符与声符位置不同的形声字都是异体字,有些就不是异体字。如:

紋——紊　帛——帕　吟——含　忠——忡　暈——暉

部——陪　郵——陲　愈——愉　愁——愀　忘——忙

中华人民共和国成立以后,对异体字进行了整理。即在一组异体字中确定一个为标准正体字,其他的一个或几个作为异体字废除。1955 年 12 月,国家公布了《第一批异体字整理表》,收异体字 810 组,被精简的异体字共 1 055 个,后来有所调整。整理异体字的原则是从俗、从简,即保留应用较广的,废除较生僻的,如保留“泪”,废除“淚”;保留便于书写的,废除书写不便的，如保留“峰”，废除“峯”；保留笔画较少的，废除笔画较多的，如保留“凶”，废除“兇”等。确定正体字，废除异体字，减少了人们学习和使用汉字的困难和负担。然而，学习传统文化，读古书还必须认识这些异体字。《汉语大字典·异体字表》共列出约 11 900 组异体字，本书附录有《异体字整理表》，以供参考。

二、繁简字

繁简字指繁体字和简化字。简化字是对汉字笔画的省减。汉字的简化是汉字发展的总体趋势之一。这里所讲的简化字是指 1956 年中国文字改革委员会公布的第一批汉字简化方案——《简化字总表》。

（一）汉字简化的方法和途径

1. 省略　只取繁体字的一部分。如：

飞——飛　号——號　巩——鞏　灭——滅

亩——畝　术——術　余——餘　医——醫

2. 改形　从简改变形符或声符。如：

怜——憐　沟——溝　牺——犧　诉——訴　饮——飲　线——綫

3. 同音代替　用一个笔画简单的同音字替代。如：

了——瞭　姜——薑　郁——鬱　干——乾——幹——榦

云——雲　后——後　谷——穀　升——昇——陞

4. 草书楷化　采用草书的简单笔形加以楷化。如：

东——東　专——專　为——爲　书——書

5. 恢复古字　用初文代替后起字。如：

从——從　网——網　气——氣　云——雲

6. 另造新字　在以上方法都不宜采用的情况下，就另造新字。如：

灶——竈　尘——塵　丛——叢　惊——驚

（二）繁简字的对应关系

简体与繁体大多是一一对应的，但也有一些非一一对应。在汉字简化中，对同音字进行了归并。即用一个笔画较少的字来代替原来的几个同音字，如“只、隻、衹”归并为“只”等。在《简化字总表》中，采用同音归并的方法共精简了 102 个字。例如：

发：（发展）發——（毛发）髮

历：（经历）歷——（历法）曆

几：（几案）几——（几何）幾

纤：（纤细）纖——（纤夫）縴

里：（乡里）里——（表里）裏

借：（借贷）借——（凭借）藉

关于这一问题，请参考教材附录《简繁字对照表》的“说明”部分。

第三章 词 汇

导学

通过本章的学习，了解古今词义的异同；熟悉词义演变的类型；掌握本义与引申义的关系及其引申的方式和规律，以避免死记硬背式学习，为全面系统地理解掌握词义奠定基础。

语言是不断发展变化的。在语音、语法、词汇三大要素中，词汇对于外界事物的反映最为敏感，变化也最为明显。生产的改革，科技的发展，文化的进步，社会制度的更迭，人们认识的深化，都导致语言中不断有新词、新词义出现，旧词、旧词义消亡，古今词汇和古今词义产生种种差异。我们今天阅读古书，面临的主要问题就是古今词义差异带来的理解障碍。因此，正确认识和掌握古今词义差异的有关知识，是十分必要的。

第一节 古今词义的异同

研究古今词义，要有历史观点，这里“古”和“今”是个相对概念。“古”指的是“非今”，无论先秦、两汉、六朝、唐宋，没有流传到今天的意义都是古义；“今”固然指现代，但许多也是古代产生的，所以不论是先秦、两汉、六朝、唐宋……的意义，只要流传到了现代就都叫今义。词义从古义向今义的演变，不是一朝一夕发生的，它们错落不一地发生在各个语言时代，是一个渐进的漫长过程。在几千年的变迁中，语言有继承、有发展，词义有相同、有相异。

一、 古今词义相同

在汉语中，有一些词是古今相同的，如：表示自然现象的名称“雨”、“雪”、“冰”、“霜”等，表示亲属的名称“父”、“母”、“兄”、“弟”等，表示肢体的名称“心”、“耳”、“手”、“口”等。又如：属于动词的“喜”、“笑”、“怒”、“骂”等，属于形容词的“大”、“小”、“方”、“圆”等，属于数词的“一”、“二”、“三”、“四”等。

这些词，古今词义基本相同，概念基本未变，在汉语词汇中只占少数，是汉语的基本词汇。

这些基本词汇有着十分悠久的历史，在甲骨文里许多就已出现，也是语言的继承性、稳固性的主要表现之一。

二、古今词义不同

有些词，从形式看，古今相同；从意义说，迥然有别。如：

《庄子·逍遥游》："我决起而飞，抢榆枋，时则不至，而控于地而已矣。"句中的"抢"(qiǎng)是"突"、"触"的意思，与现代"抢劫"的意思完全不同。

《子虚赋》："怕乎无为，淡乎自持。"句中的"怕"(bó)是"泊"的本字，"恬淡"的意思，与今天"害怕"义无关。

《景岳全书·小儿则总论》："声音雄化与短怯者有异也。"句中的"怯"是"柔弱"的意思。《临症指南医案·虚劳·钟案》："见证已属劳怯，生旺之气已少，药难奏功。"句中的"怯"指身体虚弱，中医特指虚痨病。与今天"害怕"、"胆小"、"怯懦"的意思不同。

《史记·李将军列传》："李广军极简易。"句中的"简易"是"怠慢"、"轻忽"的意思，与今天"简单"、"容易"的意思不一样。

《素问·汤液醪醴论》："亲戚兄弟远近音声日闻于耳。"句中的"亲戚"是"父母"的意思；《孟子·公孙丑下》："寡助之至，亲戚畔之；多助之至，天下顺之。"句中的"亲戚"是"父母兄弟"的意思，与今天所说的"跟自己家庭有婚姻关系的家庭或它的成员"意思不同。

《左传·僖公三十年》："若舍郑以为东道主，行李之往来，供其乏困。"句中的"行李"指秦的外交使节，指人而不指物，今义指出门时携带的包裹箱子等，指物而不指人。

《灵枢·刺节真邪》："虚邪偏客于身半，其入深，内居营卫，营卫稍衰，则真气去，邪气独留，发为偏枯。"《素问·汤液醪醴论》："夫上古作汤液，故为而弗服也。中古之世，道德稍衰，邪气时至，服之万全。"两句中的"稍"是"逐渐"的意思，而不是现代"稍微"、"略微"的意思。

这类情况，有的纯粹是借用旧词的形式表示另一概念，两词之间没有意义上的联系。有的则可能是词义之间的联系已不明显，不为人们所察觉。对于这类词的古今同形异义现象，我们应注意避免以今律古，产生误解。

还有一些古代的词，在词汇的新陈代谢中被历史抛弃了。如：

"豯"(xī)，三个月的猪；"豵"(zōng)，一岁的猪；"豝"(bā)，二岁的猪；"豜"(jiān)，三岁的猪。这些词由于后来词义的概括消亡了。又如：

"劓"(yì)，古代割掉鼻子的刑罚；"刖"(yuè)，古代砍掉脚的刑罚；"笏"(hù)，古代大臣上朝时所拿的手版；"媵"(yìng)，古时随嫁的人。

这些旧词随着历史事物的消亡而被淘汰，只在古书中保存着，在文史资料中使用。我们学习古代汉语时也要了解这一些词。

三、古今词义有同有异

古义和今义既有联系又有差别。特别要注意的是，古今词义在异同的问题上，难处不在同，而在异；不在"迥别"，而在"微殊"。下面从四个方面说明古今词义的差别。

(一) 词义的多少不同

一个词有本义，有引申义，引申义有多有少，这就形成了一词多义现象。一个词古今意义的多少，往往会发生变化，有的旧义消亡了，有的新义产生了。如"池"，古义的前两项是"池塘”、“护城河”,今义的前两项则是“池塘”、“旁边高中间低的地方(乐池、舞池)”。古今相比,其意义有增有减。

古汉语中有不少的词除了具有这个词在现代常有的意义外,还具有这个词在现代所无的某个意义。如“爱”,其一般意义“喜爱”,从古代一直沿用到现在。但是,“爱”在古代还有一个意义,即“吝惜”、“舍不得”,为现代汉语所无。如《老子》:“甚爱必大费,多藏必厚亡。”《孟子·梁惠王上》:“齐国虽褊小,吾何爱一牛?”类似例子甚多,学习时应特别注意这种古有今无的意义。

(二) 词义的侧重点不同

词义侧重点的差别有时很细微,须反复揣摩、深入理解,才能辨别古今表达上的不同。如“售”,古代汉语中,它侧重于行为的结果,指商品已经卖出,《说文·口部》:“售,卖去手也。”《广韵·宥韵》云:“售,卖物出手。”《诗·谷风》:“既阻我德,贾用不售。”郑玄笺曰:“如卖物之不售。”意思是像卖东西不能卖脱手。《文心雕龙·定势》:“是楚人鬻矛誉楯,两难得而俱售也。”意思是两个都很难卖出去。又如《柳河东集·辨伏神文并序》:“世之以芋自售而病乎人者众矣。又谁辨焉?”在古代,读书人皓首穷经,热衷于科举考试,目的是为了“卖予帝王家”,考试中者,就如同货物已经卖出,所以叫“售”,考不中者叫“不售”。《白茅堂集·李时珍传》:“年十四,补诸生;三试于乡,不售。”商品卖出叫“售”,事物传播出去也叫“售”。《脉经·序》:“而遗文远旨,代寡能用;旧经秘述,奥而不售。”现在“售”只侧重于行为的本身(如“零售”、“售票”),而不着眼于东西是否卖出手。

又如“感激”,古代侧重于内向,指内心的感动激发。《晋书·皇甫谧传》:“谧乃感激,就乡人席坦受书,勤力不怠。”句中的“感激”即“感动激发”的意思。《晋书·祖逖传》:“大功不遂,感激发病。”是说感怀愤激而发病。《汉书·淮南王传》:“其群臣宾客,江淮间多轻薄,以厉王迁死感激安。”意思是用淮南厉王被贬而死的事使刘安感发愤激。现在“感激”指衷心感谢,侧重于外向,需施之于人。

(三) 词义的轻重和褒贬性质不同

有些词在发展过程中意义的轻重起了变化,如“恨”,古代的常用义为“遗憾”、“后悔”,词义轻。《史记·商君传》:“寡人恨不用公叔痤之言也。”《针灸秘要》:“惟针不尽传,即传亦不得其秘要,深以为恨。”今义为“仇视”、“怨恨”,词义则重。

又如“怨”,古时常用为“仇恨”、“怨恨”,词义重。《史记·秦本纪》:“缪公之怨此三人入于骨髓。”《极言》:“或有怠厌而中止,或有怨恚而造退。”现在的常用义“责怪”、“埋怨”,词义则较轻。

也有一些词在发展中不但古今词义有差异,而且褒贬性质起了变化。如“谣言”,古代指民间的歌谣谚语,是中性词。《后汉书·杜诗传赞》:“诗守南楚,民作谣言。”今义则指没有事实根据的消息,明显是贬义的。

又如“爪牙”,古代可比喻武臣猛将,为褒义。《国语·越语上》:“夫虽无四方之忧,然谋臣与爪牙之士,不可不养而择也。”现今则只具贬义,比喻坏人的党羽。

(四) 词义所指的名物制度不同

有一些词从古到今中心意义没有什么变化,但是由于古今名物制度的差别,它们的实指却有所不同。如上古和中古时“布”指麻布或葛布,而非现在的棉布。《说文·巾部》:“布,枲(麻)织也。”段玉裁注:“古者无今之木棉布,但有麻布及葛布而已。”《盐铁论·散不足》:“古者庶人耋老而后衣丝,其余则麻枲而已,故命曰布衣。”

又如“尺”，古今所指长度不尽相同。《孟子·许行章》：“虽使五尺之童适市，莫之或欺。”若以今天的尺度去衡量，五尺就不是一般小孩的高度了。原来战国时1尺约合今之16厘米，秦、汉时则约合23厘米，都比今天的一尺要短。

再如《孟子·滕文公上》：“秋阳以暴之。”东汉赵岐注：“秋阳，周之秋，夏之五六月，盛阳也。”周、夏分别指周历和夏历。周正建子，夏正建寅，故相差两个月。如果望文生义，把秋阳看作是秋天的太阳，那就闹笑话了。要认识这类古今词义实指的差异，就需要我们对古代的文化制度和社会生活有一定的了解。

第二节 词义的演变

词的古今义当中，今义都是由古义演变来的。比较今义与古义，可以发现，今义或在古义的基础上扩大了，或在古义的基础上缩小了，或者古义消失转为新义。

一、 词义扩大

词义从古义过渡到新义，所反映的客观事物也随之扩大：或由部分扩大到整体，或由个别扩展到一般，或由狭窄变为宽泛。扩大的结果使古义成了新义外延的一部分，这种演变叫词义扩大。也就是词的古义表示的范围小，今义表示的范围大，古义包含在今义中。这是词义演变的主要现象。例如：

1. 牙、齿　古义分别指大牙和门牙。《说文·牙部》：“牙，壮齿也。”段玉裁注：“壮齿者，齿之大者也。统言之，皆称齿称牙；析言之，则前当唇者称齿，后在辅车者称牙。牙较大于齿。”《宫之奇谏假道》：“辅车相依，唇亡齿寒。”这“齿”即指张开嘴唇就露出的门牙。《华佗传》：“普施行之，年九十余，耳目聪明，齿牙完坚。”句中的“齿牙”与“耳目”对举，则“牙”与“齿”自然有别。现代牙和齿都可以概括门牙和大牙了。

2. 门　古义指两扇的门，室内单扇的门叫户，里巷的大门称闾，宫中的小门称闱。《论语·子张》：“夫子之墙数仞，不得其门而入，不见宗庙之美，百官之富。”这“门”指进院墙的大门。《秦医缓和》：“（大厉）坏大门及寝门而入。公惧，入于室。又坏户。”句中的“门”指大门，“户”指室内的小门。后来不论大门、小门、角门、便门统称为门，于是“门”成为建筑物中供出入的设备的共名了。

3. 精　古义原指优质纯净的上等白米。《论语·乡党》：“食不厌精，脍不厌细。”清代刘宝楠《正义》：“精者，善米也。”《鉴药》：“逾月而视分纤，听察微，蹈危如平，嗜粝如精。”句中的“精”即指优质纯净的米。后来“精”扩大指凡物之纯质，如酒精、香精之类。又往抽象方面扩大，如精华、精纯等。

4. 江、河　“江”古义本来特指长江。《说文·水部》：“江，水。出蜀湔氐徼外岷山，入海。”“河”古义本来特指黄河，不包括一般河流，一般河流用“水”来表示。《说文·水部》：“河，水。出敦煌塞外昆仑山，发原注海。”《孟子·滕文公下》：“水由地中行，江、淮、河、汉是也。”这里的“江”、“河”分别指长江、黄河。《史记·秦始皇本纪》：“浮江，至湘山祠，逢大风，几不得渡。”句中的“江”亦为长江。《史记·项羽本纪》:“将军战河北,臣战河南。”“河”指黄河。后来河成为北方河流的总称,渭河、漳河、漯河、海河等都称河了。再后来“江”、“河”扩展为江水的总称,泛指一切河流。

5. 中国　古义原指国都。《诗经·大雅·民劳》:“惠此中国,以绥四方。”这里的“中国”,指西周国都镐京。后来“中国”扩大为以周的国都为中心的中原地区。《孟子·滕文公上》:“陈良,楚产也,悦周公、仲尼之道,北学于中国。”句中的“中国”指中原地区。“中国”现代扩大为整个中华民族共同居住的地域,这是晚起的意义。

二、 词义缩小

词义有的从原义过渡到新义后,反映客观事物的范围,也随之收敛,由整体到部分,由一般到个别,由宽泛变为狭窄,使新义成了古义外延的一部分,这种演变叫词义缩小。也就是词的古义表示的范围大,今义表示的范围小,今义包含在古义中。例如:

1. 臭　古义本指所有的气味,包括好闻的,难闻的,香气,秽气。《周易·系辞》:“同心之言,其臭如兰。”意思是心心相印的话语,它的气味就像兰草一样芬芳。句中的“臭”泛指气味。当表示秽气时,“臭”前面则冠以“恶”字。《礼记·大学》:“如恶(wù)恶臭。”意即像厌恶臭味一样。后来词义范围缩小,“臭”由泛指气味缩小到专指秽气。

2. 禽　古义原是飞禽和走兽的总称。《白虎通·田猎》:“禽者何? 鸟兽之总名。”《华佗传》“吾有一术,名曰五禽之戏,一曰虎,二曰鹿,三曰熊,四曰猿,五曰鸟。”这五禽既包括走兽,也包括飞禽,足见这里的意思是鸟兽兼指。后来“禽”逐渐专指鸟类。

3. 子　古义原指儿女,不论男性或女性都称“子”。《礼仪·丧服》:“故子生三月,则父名之,死则哭之。”郑玄注:“凡言子者,可以兼男女。”《战国策·赵策四》:“丈夫亦爱怜其少子乎。”句中的“子”指“儿子”。《论语·公冶长》:“(子)以其兄之子妻之。”是说孔子把他哥哥的女儿嫁给南容,“子”指“女儿”。《诗经·小雅·斯干》:“乃生男子……载弄之璋。乃生女子……载弄之瓦。”这里的“男子”,等于说“男孩子”,“女子”等于说“女孩儿”,“男”和“女”都是定语,是限定“子”的性别的。今义“子”专指“儿子”,不再表示女儿了。

4. 金　古义原是金属的通称。《说文·金部》:“金,五色金也。”段玉裁注:“凡有五色,皆谓之金也。下文白金、青金、赤金、黑金,合黄金为五色。”《荀子·劝学》:“锲而不舍,金石可镂。”句中的“金”即泛指金属。后来“金”专指黄金,如《史记·文帝纪》:“不得以金、银、铜、锡为饰。”现在“金”一般指黄色金属。

5. 毒药　古义原来泛指治病的药物。《素问·异法方宜论》:“其病生于内,其治宜毒药。”张介宾注:“毒药者,总括药饵而言,凡能治病者,皆可称为毒药。”亦指作用峻猛之药。《灵枢·论痛》:“肠胃之厚薄坚脆亦不等,其于毒药何如?”今义指能危害生物体生理功能并引起死亡的药物,其范围不仅小于治病的药物,也小于作用峻猛之药。

三、 词义转移

词义在发展过程中,新义与原义之间,彼此没有类属关系,它们是靠现实中的某种关联,如修辞上的关联,语法上的关联,某种事实上的关联,甚至某种偶然的关联而联结在一起的,这种由事物的关联发展出的词义,叫做转移。也就是说词的古今意义所表示的概念内涵不同,今义产生以后,古义不再存在,古今意义之间存在着一定的联系。例如:

1. 领　古义指脖子。《左传·昭公七年》："引领北望。""引领"即伸长脖子。《灵枢·痈疽》："如牛领之皮。""牛领"即牛脖子。后来因为脖子和衣领的部位相关，于是把衣服围绕脖子的部分也叫领了。《荀子·劝学》中"若挈裘领"的"裘领"就是皮袄的领子。这是部位相关引起的转移。

2. 脚　古义为小腿。《说文·肉部》："脚，胫也。"段玉裁注："膝下踝上曰胫。"《素问·水热穴论》："三阴之所交结于脚也。"三阴指足太阴、足少阴、足厥阴，其所交之处正是小腿，此"脚"所指即胫，也就是小腿。古代"足"字方与现在的"脚"义相当。如《伤寒论·序》："按寸不及尺，握手不及足。"后来"脚"的词义由"小腿"转变为"足"，如《千金要方·论风毒状》："然此病发，初得先从脚起，因即胫肿。"句中"脚"与"胫"对言，"脚"指"足"无疑。而"脚"的原始义"小腿"现已不再存在，但与后起义"足"属人体相邻的部位，古今意义之间存在着一定的联系。

3. 走　古义为快速行走，相当于今义的"奔跑"。《说文·走部》："走，趋也。"段玉裁注："《释名》曰：'徐行曰步，疾行曰趋，疾趋曰走。'此析言之，许浑不别也。今俗谓'走'徐'趋'疾者非。"段玉裁的意思是说，许慎把"走"解释为"趋"，不加区别，那是浑言，即笼统称说，而刘熙在《释名·释姿容》中认为"趋"、"走"二字有"疾行"、"疾趋"的区别，"走"在速度上快于"趋"。《灵枢·天年》："人生十岁，五藏始定，血气已通，其气在下，故好走；二十岁，血气始盛，肌肉方长，故好趋；三十岁，五藏大定，肌肉坚固，血脉盛满，故好步。"这里说十岁喜"走"，二十岁喜"趋"，三十岁喜"步"，下文讲四十岁喜"坐"，六十岁喜"卧"。随着人体的生长衰老，逐步趋于懒散，可见句中的"走"字用的是《释名》"疾趋"即"奔跑"这一古义。后来"走"的"奔跑"义消失，转移为"行走"的意思，相当于古代的"徐行"即"步"。现在"走"的"奔跑"义保留在奔走相告、走马观花等成语中，其古今意义之间具有一定的联系。

4. 涕　古义为眼泪。《说文·水部》："涕，泣也。"段玉裁注："按'泣也'二字，当作'目液也'三字，转写之误也。"目液即眼泪。古代表示"鼻涕"义另用"泗"或"洟"。如《诗·泽陂》："寤寐无为，涕泗滂沱。"毛传："自目曰涕，自鼻曰泗。"《易·萃卦》："赍咨涕洟，无咎。"孔颖达疏："自目出曰涕，自鼻出曰洟。"《扁鹊传》："流涕长潸，忽忽承睫，悲不能自止，容貌变更。"句中的"涕"即指眼泪，而非鼻涕。后"泪"字出，取代了表示"眼泪"义的"涕"，而"涕"便逐渐转移为"鼻涕"义，如《素问·解精微论》："脑者，阴也；髓者，骨之充也。故脑渗为涕。"唐代王冰注："鼻窍通脑，故脑渗为涕，流于鼻中矣。"现在的"涕"，其"眼泪"义表现在感激涕零、痛哭流涕等固定词语中，而其常用义则为鼻涕。"涕"的古义"眼泪"与今义"鼻涕"都是面窍的分泌物，在意义上存在着一定的联系。

5. 大夫　上古国君之下有卿、大夫、士三级，因此，"大夫"成为任官者通称。《扁鹊传》："当晋昭公时，诸大夫强而公族弱，赵简子为大夫，专国事。"句中的"大夫"就是官阶名。由于太医的官位相当古大夫，宋以后为表尊敬对一般医生也称为"大夫"。这是由于修辞原因而造成的词义转移。

第三节　词的本义和引申义

词义的单位称义项。词义有多少繁简的不同：只有一个义项的词，称单义词；有多个义项的词，称多义词。古汉语词汇中的单义词数量很少，绝大多数是多义词。一词多义，这是古汉语词汇的一个特点，也是学习的难点之一。词的多义性主要是由词义引申造成的，因而分辨本义和引申义，探讨词义引申的方法及规律，有助于解决这一难点，从而更好地掌握古汉语的词义。

一、 词的本义

词的本义，应该是指这个词产生时的意义。但是，由于语言的历史要比文字的历史悠久得多，那些早在汉字产生之前就已出现的汉语词汇，它们当初的意义是什么，因没有文献可考，人们无从得知。因此，词义学所说的词的本义，通常是指文献语言材料所能证明的最初的意义，即词在文献语言所使用的众多意义中作为引申派生起点的那个意义。引申是词义的基本运动形式，它的立足点和出发点是词的本义。在一个多义词的几个义项中，明确了词的本义，就把握了维系整个词义系统的枢纽，诸多的引申义便有了理解的基础。

例如"字"：

(1)《论衡·气寿》："字乳亟数。"句中的"字"，义为"生育"。《说文·子部》："字，乳也。"段玉裁注："人及鸟生子曰乳。"

(2)《左传·成公十年》："又不能字人之子而杀之。"句中的"字"，义为"养育"。

(3)《说文解字·叙》："字者，言孳乳而浸多也。"句中的"字"，义为"文字"，含"孳乳"意。

(4)《礼记·曲礼上》："男子二十，冠而字。"句中的"字"，义为"取表字"。

(5)《书·康诰》："于父不能字厥子，乃疾厥子。"句中的"字"，义为"爱"。

(6)《正字通·子部》："女子许嫁曰字。"句中的"字"，义为"许嫁"。

在这些例句中，例(2)、(3)、(4)三个义项都是由例(1)"生育"义引申派生出来的。"养育"是"生育"义的引申；古人把独体象形字称为"文"，而把两个或两个以上的独体字组合而成的合体字叫做"字"，因为合体字是由独体的"文"孳乳衍生出来的；古人生而命名，到生育年龄方取"字"；例(5)义"爱"当由"养育"义派生而来；例(6)义"许嫁"当由"取表字"义派生而来，《礼记·曲礼上》："女子许嫁，笄而字。"综上所述，"字"的例(2)至例(6)各义项都是直接或间接由例(1)"生育"义派生而来，"生育"义是引申的起点，是其他各义项的派生源头，故为"字"的本义。

探讨词的本义，必须借助词的书写形式，即文字。文字的构造，是按照造字时代这个词所表示的意义拟定的。因而词的本义，一般来说可在字形上得到反映。因此，分析汉字的形体结构，是掌握本义的一个基本方法。这里所说汉字的形体结构，是指现在能见到的最古的文字资料，如甲骨文、金文、篆文等，因为这些古文字相距汉字产生的时代较近，较能反映出汉字的本来意义。根据目前的情况，凡用小篆能解决问题的用小篆，否则便须求之于甲骨文、金文。许慎的《说文解字》就是通过分析汉字的小篆形体来阐述本义的工具书。例如"息"，上部为"自"(篆文像鼻子的形状)，下部为"心"。《说文·心部》认为"息"字"从心自"，是个会意字，因此它的本义就是呼吸。《素问·平人气象论》："人一呼脉再动，一吸脉亦再动，呼吸定息脉五动。"句中的"息"用的便是本义。其余"喘促"、"脉搏"、"休息"、"增长"等义，都是由"息"的"呼吸"这一本义引申而来的。

分析词的本义，还必须考察文献语言资料用例。字的形体结构只是造字时从一个角度来反映词义，并不能说一定等于当时实用的词义。只有在组词成句的具体语言环境中，词义才能充分地显示出来。因此，有了字形证明的本义，还有待于文献语言资料的考核和验证。文献语言资料，一是古代经史子集等历史文献，二是《说文》、《尔雅》等古代字典辞书，三是甲骨文、金文及新出土的文物资料。例如："朝"的古文字形体像日月同处于草丛中。就客观实际而言，这种景象并不限于晨旦，每月初八九前后的昏暮时候也可能出现。所以，光凭字形，无法断定"朝"的本义是晨旦还是昏暮，甚至还可能解释为"从艸，明声"的"萌"字。但一结合文献资料用例，如《尔雅·释诂下》之"朝，早也"，《左传·昭公元年》之"朝不谋夕"等等，就知道它只能是"朝"字，本义只能是晨旦。由此可见，词的本义虽然与字形结构相吻合，但如果不能从文献语言资料里取得必要的例证，那么这个本义的正确性便值得怀疑。反之，字形结构所反映的词义与该词在文献语言资料中所具有的意义相一致，那么这一本义就是正确而可信的。

二、 本义和引申义的关系

在多义词的几个意义中，由本义发展出来的意义叫做引申义。本义和引申义的关系，从疏密程度上来说，主要表现为直接引申和间接引申两个方面。由本义直接派生出来的意义，称为直接引申义，这种引申叫做直接引申；不是由本义直接派生而由前一引申义再引申的意义，称为间接引申义，这种引申叫做间接引申。例如上面所举："息"字，本义是"呼吸"，从呼吸的反复不停，可引申为"增长"，"增长"便是"息"的直接引申义。由"息"的"呼吸"这一本义引申为"增长"，就是直接引申。从"增长"义又可引申出它的结果"利息"义，"利息"便是"息"的间接引申义。由于"息"的本义"呼吸"和引申义"利息"之间还存在中间环节，因此它属于间接引申。

下面以《辞源》的"极"字（商务印书馆 1980 年版第 1593 页）为例，说明本义和引申义的这两种关系。《辞源》中的"极"共设十四个义项，其中前九个义项（这里选录其中的部分例句）依次是：

（1）屋脊之栋。《庄子·则阳》："孔子之楚，舍于蚁丘之浆，其邻有夫妻臣妾登极者。"

（2）顶点，最高地位。《世说新语·文学》："不知便可登峰造极。"旧时也指君位，南朝宋鲍照《鲍氏集·河清颂序》："圣上天飞践极，迄兹二十有四载。"

（3）中，中正的准则。《书·君奭》："作汝民极。"传："为汝民立中正矣。"

（4）至，达到最高限度。《国语·鲁语下》："齐朝驾，则夕极于鲁国。"《史记·李斯列传》："当今人臣之位无居臣上者，可谓富贵极矣。"

（5）尽，终了。《诗·唐风·鸨羽》："悠悠苍天，曷其有极。"

（6）远。《楚辞·九歌·湘君》："望涔阳兮极浦，横大江兮扬灵。"

（7）边境。《尔雅·释地》："东至于泰远，西至于邠国，南至于濮鈆，北至于祝栗，谓之四极。"注："皆四方极远之国。"

（8）最，很，狠。汉王充《论衡·本性》："告子之以决水喻者，徒谓中人，不指极善极恶也。"《晋书·索紞传》："（宋）桷手把两杖，极打之。"

（9）疲困。《汉书·王褒传·圣主得贤臣颂》："匈喘肤汗，人极马倦。"

由此看来，一个"极"字的词义竟是如此纷繁，似乎漫无纲纪，很难掌握，其实只要掌握它的本义和引申义的各种联系，表面看来似乎杂乱无章的词义，也就如珠在贯了。"极"的本义是屋的脊檩。《说文·木部》："极，栋也。""栋"也称脊檩。《辞源》把它作为第一个义项是正确的。屋之脊檩是一屋的顶点，因此引申为"顶点"。这是直接从本义引申出来的词义，称为直接引申义。在封建社会，帝王的地位最高，因此又引申为"最高地位"、"君位"。这个意义不是直接从本义“屋脊之栋”引申出来的，而是从引申义“顶点”引申出来的，它和本义的关系是间接的，所以称为间接引申义。屋脊之栋处于一屋的中心地位，不偏不倚，所以又直接引申为“当中”，再由“中”加以引申，便有“中正的准则”之意。对于一座具体的房屋来说，脊檩已经到了最高的限度，所以又直接引申为“至”以及“达到最高限度”。达到极限就有“穷尽”之义，因此，又间接引申为“穷尽、终了”。动作行为达到最大极限，形容这种程度也称“极”，因而又间接引申为程度副词“最、很、狠”义。人们使用精力超过一定的限度就会疲倦，所以又间接引申为“疲困”。“极”又可直接引申为“远”，由“远”间接引申为“边境”。

有关“极”的本义和引申义的关系，如图 3－1 所示。

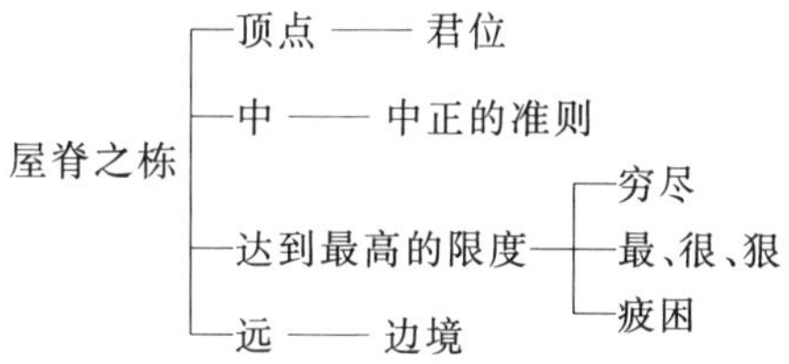

图 3－1 “极”的本义及引申义

三、 词义引申的方式与规律

(一) 引申的方式

从词义引申的方式看，一般可归纳为放射式、链条式和综合式三种。

1. 放射式 即以本义为中心，在同一层次上向不同方向直接引申，如同太阳向四周放射光线一样，每个引申义之间的关系是并列的。也叫辐射式或并列式。

例如“节”，《说文·竹部》：“节，竹约也。”段玉裁注：“约，缠束也。竹节如缠束之状。”据此，“节”的本义应为竹之缠缚处，即竹约。将竹约的“缠缚”义用于树木，便为木节。《灵枢·五变》：“匠人磨斧斤，砺刀削，斫材木，木之阴阳……至其交节，而缺斤斧焉。”用于骨骼，便为骨节。《素问·五藏生成》：“诸筋者，皆属于节。”用于体穴，便为穴位。《素问·调经论》：“人有精、气、津、液、四支、九窍、五藏、十六部、三百六十五节，乃生百病。”用于时节，便为节令。《素问·四气调神大论》：“立春之节，初五日，东风解冻。”用于音乐，则为节奏。《伤寒论集注·辨阳明少阳病脉证》：“《诗》云：‘嘤声哕哕。’谓呃之发声有序，如车銮声之有节奏也。”用于文章，便为章节。《伤寒论翼·太阳病解》：“仲景以其或然或否，不可拘定，故散见诸节。”用于德行，便为气节。《伤寒论·序》：“降志屈节，钦望巫祝。”用于伦理，便为礼节。《灵枢·淫邪发梦》：“客于股肱，则梦礼节拜起。”用于事理，便为法度。《良方·自序》：“医诚艺也，方诚善也。用之中节也，而药或非良，奈何哉？”用于动作，便为节制。《素问·阴阳应象大论》：“喜怒不节，寒暑过度，生乃不固。”

这样，有关“节”的放射式引申便如图 3－2 所示。

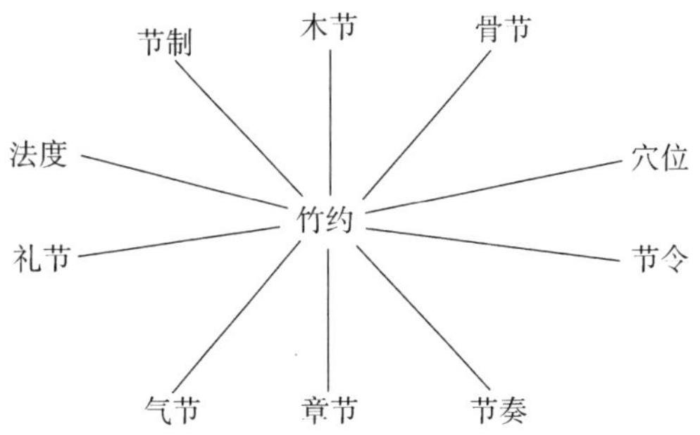

图 3－2 “节”的放射式引申

2. 链条式 即以本义为起点，向同一方向递相引申，如同链条般一环一环地延伸。也叫连锁式或递进式。

例如“绳”，《说文·糸部》：“绳，索也。”《灵枢·禁服》：“寸口主中，人迎主外，两者相应，俱往俱来，若引绳大小齐等。”其中的“绳”即为“绳索”之本义。由绳索引申为木工用以正曲直的墨线。《灵枢·逆顺肥瘦》：“故匠人不能释尺寸而意短长，废绳墨而起平木也。”由正曲直的墨线引申为标准。《局方发挥》:“仲景诸方,实万世医门之规矩准绳也。”

由标准引申为按照一定的标准去纠正。《本草纲目·原序》:“复者芟之,阙者缉之,讹者绳之。”

绳索——墨线——标准——纠正

图 3-3 “绳”的链条式引申

这样,有关“绳”的链条式引申便如图 3-3 所示。

3. 综合式 在词义引申过程中,单纯的放射式和单纯的链条式均相对少见,往往是两式交叉进行的综合式引申。

例如“轻”,《说文·车部》:“轻,轻车也。”段玉裁注:“引申为凡轻重之轻。”《周礼·车仆》:“轻车之萃。”郑玄注:“轻车,所用驰敌致师之车也。”这是“轻”的本义。《素问·阴阳应象大论》:“因其轻而扬之,因其重而减之,因其衰而彰之。”这是“轻”的直接引申义,即轻重之轻,亦即分量小。由分量小引申为价值低。《时病论·医家嫉妒害人论》:“夫医以苏人之困,拯人之危,性命为重,功利为轻。”由分量小引申为用力少。《针经指南·标幽赋》:“右手轻而徐入。”由分量小引申为程度浅。《汗下吐三法该尽治病诠》:“夫邪之中人,轻则传久而自尽。”由分量小引申为轻捷。《灵枢·海论》:“髓海有余,则轻劲多力。”由分量小引申为轻浮。《温病条辨·治病法论》:“治上焦如羽,非轻不举。”由分量小引申为轻率。《不失人情论》:“若辈贪功,妄轻投剂。”由分量小引申为轻视。《伤寒论·序》:“若是轻生,彼何荣势之云哉?”

由“轻车——分量小——价值低”、“轻车——分量小——用力少”等组成的引申属于链条式;由“分量小”分别与“价值低”、“用力少”、“程度浅”等组成的引申属于放射式。

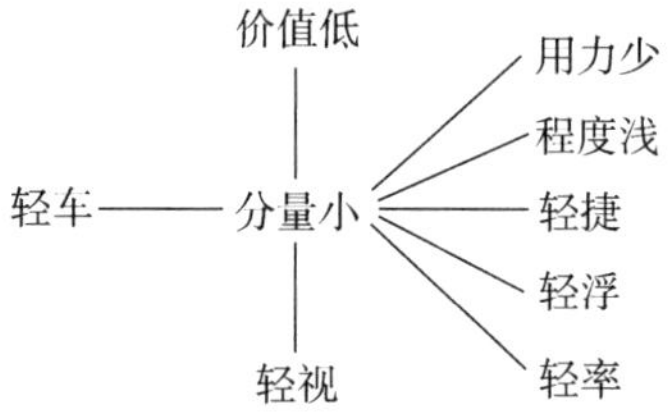

图 3-4 “轻”的综合式引申

这样,有关“轻”的综合式引申便如图 3-4 所示。

(二)引申的规律

从本义和引申义所表示的内容范围或概念特点来看,词义引申的一般规律是由特定到一般,由具体到抽象,由部分到全体。这是由汉字的表意性特点,社会的逐步发展,交际的日益密切,以及人们对客观事物的认识不断深化等原因造成的。词义引申的一般规律主要表现在以下三个方面。

1. 由特定到一般 本义是具有某一特征的特定事物,演变为具有该事物特征的一般事物,特定义与一般义之间存在着一定的联系。这种由特定义向一般义变化的现象,是词义引申的一条基本规律,也是词义扩大的一条最重要的途径。

例如“褊”,《说文·衣部》:“褊,衣小也。”段玉裁注:“引申为凡小之称。”《丹溪翁传》:“罗名知悌……得金刘完素之再传,而旁通张从正、李杲二家之说。然性褊甚,恃能厌事,难得意。”这里的“褊”即由“衣小”之本义所引申的“心胸狭小”义。

又如“绪”,《说文·糸部》:“绪,丝端也。”段玉裁注:“端者,草木初生之题也,因为凡首之称。抽丝者,得绪而可引,引申之,凡事皆有绪可缵。”《类经·序》:“由是偏索两经,先求难易,反复更秋,稍得其绪。”这里的“绪”即由“丝端”之本义所引申的“端绪”义。

他如:“硕”,由“头大”的本义引申为凡大之称;“药”,由“治病草”的本义扩大为能治病的各种药物;“皮”,本指鸟兽之皮,扩大用于人与物的表面等等。

2. 由具体到抽象 汉字属于表意文字,多用以描摹物体的形貌,因而它所表达的本义往往比较具体,随着社会的发展、认识的深化和交际的需要,一些词的意义便不断被引申,逐渐向抽象化方面变化。

例如"道",《说文・走部》:"道,所行道也。"段玉裁注:"《毛传》每云'行,道也。'道者,人所行,故亦谓之行。道之引申为道理,亦为引道。"可知"道"的本义为人所行之道。《华佗传》:"佗行道,见一人病咽塞。"其中的"道"用的就是本义。后来"道"便逐渐引申为"道理"、"学说"、"技艺"、"方法"、"标准"等抽象义。《黄帝内经素问注・序》:"伏羲、神农、黄帝之书,谓之三坟,言大道也。"句中的"道"指道理;《甲乙经・序》:"本性命,穷神极变,而针道生焉。"句中的"道"指学说;《类经・序》:"古有针砭,九法搜玄,道超凡矣。"句中的"道"指技艺;《病家两要说》:"又若以己之心度人之心者,诚接物之要道,其于医也则不可。"此"道"指方法;《病家两要说》:"察之之方,岂无其道。"此"道"指标准。

又如"经",本义为"织从丝",即织物的纵线,引申为量度、治理、经历、自缢等等。再如"间",本义为"隙",指门户的空隙,引申为中间、隔开、差别、嫌隙、参与、乘间、离间、更迭、顷刻、近来等等,都是由具体义演变成为抽象义。

词义由特定到一般和由具体到抽象的引申,有时交织一处,不能截然划分。如上例"道",由"人所行道"引申为"道理"、"学说"、"技艺"、"方法"、"标准"等,固然属于具体义引申为抽象义,但由人所行之道引申为其他事物的通行之道,便属于特定义引申为一般义了。如《徐灵胎先生传》:"惟近城十余港,乃入江放道。"《灵枢・胀论》:"廉泉玉英者,津液之道也。"《灵枢・忧恚无言》:"咽喉者,水谷之道也。"《素问・气交变大论》:"以道留久,逆守而小,是为省下。"

3. 由部分到全体　词的本义所指与引申义所指存在部分与全体的关系,即本义是引申义的某一部分,或者说引申义可以包含本义。

例如"市",《说文・冂部》:"市,买卖所之也。"段玉裁注:"《释诂》曰:'之,往也'。"可见"市"的本义是集中进行交易的场所,即集市。引申为城镇、城市。如《汉书・梅福传》:"(福)变名姓,为吴市门卒云。"集市之于城市,是部分与全体的关系。

又如"宇",本义为屋边,即屋檐。《说文・宀部》:"宇,屋边也。"《易・系辞下》:"后世圣人易之以宫室,上栋下宇,以待风雨。"引申为"屋",《楚辞・招魂》:"高堂邃宇。"东汉王逸注:"宇,屋也。"屋檐当为"屋"的某一部分。

词义引申是一个相当复杂的过程,又是一种有规律的语言运动,研究词义引申可以揭示词义的系统性。学习古汉语,应该养成分析本义和引申义,以及分析引申义之间关系的习惯。善于分析本义和各引申义之间的联系,认识词义引申的方式和规律,从而穷源竟委,举一反三,学习时收到以简驭繁的效果,对于掌握古书词义,提高阅读能力,有许多裨益。

第四章 语 法

导学

通过本章的学习，了解词类活用与特殊语序的含义；熟悉词类活用的主要类别与特殊语序的表现类型；掌握词类活用的条件与特殊语序的识别方法，准确理解中医药古代文献。

语法是语言结构的规律，包括词法和句法两大部分。词法研究词的结构规律，句法研究句子的结构规律。古今汉语语法大致相同，也有相异之处，本章学习的重点是古今汉语语法的不同之处。

第一节 词类的活用

汉语中的词汇，从语法角度讲都属于一定的类别，都有特定的语法功能。如名词在句中作主语、宾语、定语，它的前面可以有形容词、代词、数量词和名词修饰，但不能有副词和能愿动词，后面不能带宾语。动词在句中作谓语，能受副词的修饰，及物动词后面带宾语，不及物动词后面不带宾语。形容词在句中作谓语、定语和状语，能受副词修饰等。这些基本功能古今相同。但是古汉语中某些词汇在一定的语言环境中，可以临时改变词性和功能，改变意义，这种语言现象就叫做“实词活用”。它是古代汉语中一种比较普遍的语言现象。

一、 名词的活用

（一）名词活用作动词

在一定条件下，名词可以临时改变词性活用作动词。活用的条件，是我们识别词类活用的关键。

1. 两个名词连用　两个名词连用，如果既不是并列关系，又不是偏正关系，必有一个名词活用，活用后变成动宾结构或主谓结构。

或识契真要，则目牛无全。（《黄帝内经素问注·序》）

阴阳既立，三才位矣。（《类经·序》）

“目”、“位”，名词活用作动词，译为看、位置确定。

2. 名词和“而”连接

市有先死者，则市而用之。（《大医精诚》）

颈处险而瘿。（《养生论》）

“而”作连词，经常连接动词或动词性词组，不连接名词。当“而”连接名词时，名词活用作动词。“市”、“瘿”活用作动词，译为买、长瘿瘤。

3. 名词在副词后面

非其友不友。（《丹溪翁传》）

经之有《难经》，句句皆理，字字皆法。（《类经·序》）

副词的语法功能是修饰动词和形容词，名词受副词修饰时，活用作动词。后“友”、“理”、“法”活用作动词，译为结交、合乎道理、合乎法则。

4. 名词后面跟有介宾词组

不翼以说，其奥难窥。（《类经·序》）

其瓶盛得三升以来，以六一泥泥于火畔，炙之令干。（《雷公炮炙论·白矾》）

补语是放在动词后面补充说明动词的，当其接在名词后面，而句中又没有其他动词时，名词活用作动词。“翼”、“泥”活用作动词，译为辅助、涂抹。

5. 名词前面有能愿动词

其苗可蔬，叶可啜，花可饵，根实可药。（《药论四则》）

若当针，亦不过一两处。（《华佗传》）

能愿动词是用在动词之前起辅助作用，表示可能、必要或愿望的词，主要有“能”、“欲”、“可”、“当”等。如果名词放在其后，便活用作动词。“蔬”、“饵”、“药”、“针”，活用成动词，意义变成作蔬菜食用、吃、入药和针刺。

6. 名词前面有“所”字

闻子敬所饵与此类。（《与崔连州论石钟乳书》）

所下之物止余些小。（《医贯·痢疾论》）

“所”字是特殊指示代词，放在动词或动词性词组前面，组成“所”字结构，指代动作的对象。当名词放在其后，便活用作动词。“饵”、“下”活用作动词，译为服食、泻下。

7. 名词后面有宾语

知我罪我，一任当世。（《温病条辨·叙》）

囊之可枕。（《药论四则》）

句子中只有他动词可以带宾语，如果名词后面带宾语，便活用作动词。“罪”、“囊”活用作动词，译为怪罪、用口袋装。

（二）名词活用作状语

在句子中，名词出现在谓语前面，如果不是主语，便活用作状语。名词活用作状语，有多方面的作用。

1. 表示比喻

一时学者咸声随影附，翁教之亹亹忘疲。（《丹溪翁传》）

思邈于阴阳、推步、医药无不善，孟诜、卢照邻等师事之。（《新唐书·孙思邈传》）

“声”、“影”、“师”，名词活用作状语，比喻像声音一样、像影子一样、像对待老师一样。

2. 表示凭借、依据

存其可济于世者，部居别白，都成一篇，名之曰“串雅”。（《串雅·序》）

夫神仙虽不目见。（《养生论》）

“部”、“目”，名词活用作状语，表示按照部类、凭借眼睛。

3. 表示处所、时间

于是诸医之笑且排者，始皆心服口誉。（《丹溪翁传》）

小臣有晨梦负公以登天。（《秦医缓和》）

“心”、“口”、“晨”，名词活用作状语，表示动作的地点在心里、在口中，时间在早晨。

另外，“日”在句中活用作状语，常有以下两种意义：

(1) 表示动作行为的经常性。译作“每日”或“天天”。

翁自幼好学，日记千言。（《丹溪翁传》）

咸日新其用，大济蒸人。（《黄帝内经素问注·序》）

(2) 放在动词或形容词前，也可以表示情况在逐渐发展。译作“一天天地”或“一天比一天”。

夫何著方者日益多，注方者不再见。（《医方集解·序》）

时朱彦修氏客城中，以友生之好，日过视予，饮予药，但日服而病日增。（《医案四则》）

两句中“日”均为名词活用作状语。上句“日”译为一天比一天，下句“日”分别译为每天、一天天地、一天比一天。

4. 表示方法、工具

家人车载欲往就医。（《华佗传》）

余欲针除其疾病，为之奈何？（《宝命全形论》）

“车”、“针”，名词活用作状语，表示用车、用针。

5. 表示方位或趋向　上下、左右、前后、东西南北等方位名词活用作状语，多表示方位或趋向。

疾者前入坐。（《华佗传》）

上以疗君亲之疾，下以救贫贱之厄，中以保身长全，以养其生。（《伤寒论·序》）

“前”、“上”、“下”、“中”，名词活用作状语，表示向前、对上、对下、对自己。

名词活用作状语，往往在谓语前面可以找到主语或补出省略了的主语。但是当主语不易判断，或是无主句时，必须根据上下文意来判断名词是否活用作状语，不可脱离原文。名词活用作状语的语译原则，是在名词之前加上介词，译成介宾词组。

二、形容词的活用

（一）形容词活用作动词

当形容词后面带宾语、前面有能愿动词或“所”字结构时，形容词也可以临时改变词性活用作动词。

人每贱薄之。（《串雅·序》）

闻贵妇人，即为带下医。（《扁鹊传》）

吾既穷而在下，泽不能至远，其可远者，非医将安务乎？（《故丹溪先生朱公石表辞》）

有数者能异之，无数者同之。（《史记·扁鹊仓公列传》）

俱头痛身热，所苦正同。（《华佗传》）

形容词“贱薄”、“贵”，后面带了宾语，活用作动词，轻视、尊重。“远”、“异”，前面有能愿动词，活用作动词，达到远处、区别不同。“苦”前面有“所”字，活用作动词，译为患。

（二）形容词活用作名词

一般情况下形容词不充当主语或宾语。如果形容词处在主语或宾语的位置上，表示与形容词的性质或状态相关的人或事物时，形容词活用作名词。

其精过于承蜩。（《良方·自序》）

踰月而视分纤，听察微。（《鉴药》）

形容词“精”处在主语的位置上，活用作名词，指的是“精湛的技术”。形容词“纤”、“微”处在动词“分”、“察”的宾语的位置上，活用作名词，译为“纤细的东西”、“细微的声音”。

三、 动词的活用

动词活用作名词

动词的语法功能是作谓语，一般不充当主语或宾语。但是有时动词在一定的语言环境中被当作与这个动词有关的人或事物的名称，处于主语或宾语的位置时，就活用作名词。

踰月而视分纤，听察微。（《鉴药》）

夫欲视死别生，实为难矣。（《伤寒论·序》）

动词“视”、“听”在句中作了主语，活用作名词“眼”、“耳”。动词“死”、“生”在句中分别作“视”、“别”的宾语，活用作名词，译为“不治之证”和“可治之证”。总之，要鉴别词类是否活用，主要看它在句中的位置，前后有哪些词与它结合，构成什么样的句法关系，具备什么语法特点等等。

四、 数词的活用

数词活用作动词

数词前面有副词修饰，或后面带宾语时，活用作动词。

特以三方鼎峙，风教未一。（《千金要方·论风毒脚气》）

两之以九窍之变，参之以九藏之动。（《周礼·医师章》）

数词“一”受副词修饰，数词“两”、“参”后面带宾语，均活用作动词，译为统一、再次诊察、再三诊察。

总之，要鉴别词类是否活用，主要看它在句中的位置，前后有哪些词与它结合，构成什么样的句法关系，具备什么语法特点等等。

五、 使动用法

一般的句子中，谓语的意思是主语发出的，使动用法则有不同。使动用法谓语的意思不是主语发出的，而是主语具有“使宾语怎么样”的意思。使动用法中的谓语动词可能原本就是动词，也有的由名词或形容词活用作动词而变成。

（一）动词的使动用法

动词的使动用法主要是不及物动词的使动用法。不及物动词（生、死、活、愈、出、归、起等）当其后面带宾语时，便活用作使动用法。

臣能生之。(《扁鹊传》)

吾卧病久,非精于医者,不能以起之。(《丹溪翁传》)

“生”、“起”是不及物动词,用作使动用法,使……活、使……痊愈。

古代汉语中还有少数及物动词具有使动用法,常见“饮”、“食”二字的使动用法。

仍用防风通圣饮之,愈。(《丹溪翁传》)

饮以消石一齐。(《史记·扁鹊仓公列传》)

时朱彦修氏客城中,以友生之好,日过视予,饮予药。(《医案四则》)

天食人以五气,地食人以五味。(《素问·六节藏象论》)

辨别“饮”、“食”是及物动词还是使动用法,关键要看“饮”、“食”后面的宾语,若宾语是可以直接食用的食品、药物,“饮”、“食”是及物动词;若其宾语是人,二字则属于使动用法。当然分析时也不能脱离语言环境。“用防风通圣”为介宾词组,在句中作状语,因此“饮”后的“之”代病人,“饮”为使动用法。“以消石一齐”为介宾词组,作“饮”的补语,“饮”的宾语“之”(代病人)这里省略了,“饮之”是使之饮。“饮予药”是丹溪翁使我喝药,“饮”为使动用法。“食人”是使人食的意思,“食”为使动用法。

(二)形容词的使动用法

形容词的使动用法是主语使宾语具有这个形容词所表示的性质或状态。

过当则伤和,是以微其齐也。(《鉴药》)

久服去三虫,利五脏,轻体,使人头不白。(《华佗传》)

形容词“微”、“利”、“轻”,用作使动用法,意思是使剂量微小、使五脏通利,使身体轻便。

(三)名词的使动用法

名词的使动用法是主语使宾语所代表的人或事物成为这个名词所代表的人或事物。

虑此外必有异案良方,可以拯人,可以寿世者。(《与薛寿鱼书》)

病在表而不在里,反以寒药冰其里。(《攻里发表寒热殊途笺》)

“寿世”是使世人长寿,“冰其里”是使体内寒冷,“寿”、“冰”,使动用法。

使动用法从其内部结构看,是以动宾形式表达了兼语式的内容,因此可以用兼语的句式语译它。有些不及物动词的使动用法,语译时也可以在这个动词前面加上一个适当的动词,组成一个述补结构的词组来语译。如“此可以活人”(《华佗传》)一句,“活”是使动用法,可以译成救活。

六、意动用法

意动用法是谓语表示的意义不是主语发出的,而是主语认为宾语怎么样,或主语把宾语当作谁或什么。意动用法是主语主观上的认为,客观未必如此,宾语不发生变化。活用作动词的形容词和名词有意动用法。

(一)形容词的意动用法

形容词的意动用法是主语主观上认为宾语具有这个形容词的性质或状态。

舍客长桑君过,扁鹊独奇之。(《扁鹊传》)

虽曰贱畜贵人,至于爱命,人畜一也。(《大医精诚》)

“奇”、“贱”、“贵”,是形容词的意动用法,认为……奇、认为……低贱、认为……高贵。

对于活用作动词的形容词,区别是使动用法还是意动用法,主要根据上下文的逻辑关系和文意，同时也可以看宾语是否发生了变化。意动用法是主语主观上的认为，客观未必如此，宾语不发生变化；使动用法则是主语使宾语怎么样，客观上宾语发生了变化。例如“匠人斫而小之”与“登东山而小鲁，登泰山而小天下”两句话。前句“小之”是使动用法，宾语“之”因为工匠的砍伐而变小；后句“小鲁”、“小天下”是人登上东山和泰山后的主观感觉，认为鲁国小了，认为天下小了，而客观上鲁国与天下的大小未发生一丝一毫的变化，故“小”是意动用法。

（二）名词的意动用法

名词的意动用法，就是主语把宾语看成或当作这个名词所表示的人或事物。

扁鹊过齐，齐桓侯客之。（《扁鹊传》）

余子万民，养百姓，而收其租税。（《灵枢·九针十二原》）

“客之”是以之为客，“子万民”是把万民当作孩子。“客”、“子”均为名词意动用法。

七、 为动用法

为动用法就是“为宾语动”，它是指谓语所表示的动作行为是为了宾语而发生的，含有替（为、给、对、因为、为了）宾语怎么样的意思。

佗脉之曰。（《华佗传》）

孔安国序《尚书》曰。（《黄帝内经素问注·序》）

感往昔之沦丧，伤横夭之莫救。（《伤寒论·序》）

“脉之”即为他诊脉。“序《尚书》”即为《尚书》作序。“感”、“伤”，是为从前家族的沦落衰败而感叹，为死去的人不能救治而悲伤。

第二节 古汉语的特殊语序

古代汉语的语序与现代汉语基本相同，主语在谓语前，谓语在宾语前，定语和状语在中心语前，补语在中心语后。古代汉语又有一些特殊的语序是现代汉语不常有的，如主谓倒装、宾语前置和定语后置。这些内容需要我们重点掌握。

一、 主谓倒装

为了强调谓语，而把谓语提到主语的前面，叫做主谓倒装。

刘子慨然曰：“善哉医乎！”（《鉴药》）

普依准佗治，多所全济。（《华佗传》）

予窥其人，睟然貌也，癯然身也，津津然谭议也。（《本草纲目·原序》）

“善哉医乎”即“医善乎哉”。“所全济”是“所”字结构，指全部治好的人，在句中作主语，“多”是谓语。“貌”、“身”、“谭议”是句子的主语，“睟然”、“癯然”、“津津然”是谓语，主谓倒装。

二、 宾语前置

在一定条件下，宾语要提到动词之前，构成宾语前置。主要有以下几种情况：

1. 疑问句中疑问代词宾语前置

皮之不存，毛将安附焉？（《伤寒论·序》）

何以言太子可生也？（《扁鹊传》）

“安”为疑问句中动词宾语前置，“何”为介词宾语前置。

2. 否定句中代词宾语前置

其馀五气，概未之及。（《温病条辨·叙》）

下此以往，未之闻也。（《伤寒论·序》）

“未之及”即“未及之”，“未之闻”即“未闻之”。

3. “是”、“之”和“惟（唯）……是”、“惟（唯）……之”格式的宾语前置

苟见枝叶之辞，去本而末是务，辄怒溢颜面。（《丹溪翁传》）

彼何荣势之云哉？（《伤寒论·序》）

唯五谷是见，声色是躭。（《养生论》）

夫惟病机之察，虽曰既审，而治病之施，亦不可不详。（《丹溪心法》）

“末是务”即“务末”，“何荣势之云”即“云何荣势”，“唯五谷是见，声色是躭”即“唯见五谷，躭声色”，“惟病机之察”，即“惟察病机”。这里“是”和“之”为结构助词，宾语前置的标志。

4. 介词宾语前置　介词“以”、“于”的宾语，虽不是疑问代词，有时因强调而提前。

讹以传讹。（《类经·序》）

色以应日，脉以应月。（《素问·移精变气论》）

德之不存，艺于何有？（《东垣老人传》）

“讹以”即“以讹”，“色以”、“脉以”即“以色”、“以脉”，“艺于”即“于艺”，“何有”即“有何”。

三、 定语后置

1. “之……者”定语后置句式　为了突出中心词，有时把定语放到其后，定语后面加上结构助词“者”字作为标志，有时在中心词和后置定语之间另加结构助词“之”。

乡之诸医泥陈、裴之学者，闻翁言，即大惊而笑且排。（《丹溪翁传》）

故医方卜筮，艺能之难精者也。（《大医精诚》）

“泥陈、裴之学”是“医”的后置定语，即拘泥陈、裴之学的医生。“难精”是“艺能”的后置定语，即难以精通的技能。

2. 数量词定语后置　数词或数量词作定语，也常置于中心词之后。

吐黑血数升而愈。（《华佗传》）

解其装，无长物，有《本草纲目》数十卷。（《本草纲目·原序》）

“黑血数升”即数升黑血。“《本草纲目》数十卷”即数十卷《本草纲目》。

第三节 古汉语的常用虚词

古代汉语的虚词包括代词、副词、介词、连词、助词和叹词几类。虚词使用频率高，而且用法灵活，准确掌握各类虚词的用法对于正确理解文意关系很大。

一、 代词

代词是代替词、词组或句子的词。其作用在于行文时避免相同的词语重复出现，以求得文章的简洁明畅。代词可分为人称代词、指示代词和疑问代词三类。

(一) 人称代词

第一人称：吾、予、余、我

第二人称：汝(女)、乃、若、尔、而

第三人称：之、其、彼、渠

反身代词：自、己

(1) 第三人称代词“之”主要用作宾语，“其”主要用作定语或作主谓词组中的主语。

余每览越人入虢之诊、望齐侯之色，未尝不慨然叹其才秀也。(《伤寒论·序》)

自唐以来，虽赖有启玄子之注，其发明玄秘尽多，而遗漏亦复不少。(《类经·序》)

前句“其”作“才”的定语，译为他的。后句“其”作主谓词组中的主语，在古代汉语中没有与现代汉语“他”字完全相同的第三人称代词。若要用第三人称作主语，古代多用重复前面出现的人名，或用省略主语的办法表示，也可用尊称代替第三人称。

另外“之”和“其”还偶尔用作为第一人称和第二人称代词。

先生独能以一刀圭活之。(《与薛寿鱼书》)

既不得其术，从而诬之，予固难与之苦辩，故作此诠。(《汗下吐三法该尽治病诠》)

张锐戒云：“明日早，且忍饥勿啖一物，俟锐来为之计。”(《医说》)

前二“之”代我，后“之”代你。“其”代我的。

(2) 古代汉语人称代词没有单数和复数的区别，需要根据上下文来决定。

下士闻道若张景岳之徒，方且怪而訾之。(《温病条辨·叙》)

虽有忠孝之心，慈惠之性，君父危困，赤子涂地，无以济之。(《类经·序》)

前句“之”代替的是刘完素，后句“之”代替的是前面说的君父百姓。

有时古代汉语还在第一人称代词和第二人称代词后面加“侪”、“辈”、“等”、“属”、“曹”等词来表示复数，意义大致相当于我们这班人、你们这些人等，与我们、你们意义不完全相同。

(3) 古代汉语常用谦称代替第一人称代词，用尊称代替第二人称代词和第三人称代词。同时自称其名表示谦称，称别人的字或官职表示尊称。

臣非能生死人也。(《扁鹊传》)

子以吾言为不诚，试入诊太子。(《扁鹊传》)

君初不以医为名，人亦不知君之深于医也。(《东垣老人传》)

越人非能生死人也。(《扁鹊传》)

唐有王太仆之补削。(《类经·序》)

这里的尊称词和谦称词虽然译为“我”、“您”和“他”,但是它们都是名词。古代汉语中常见的谦称词有寡人、臣、仆、愚人、下人、妾等,常见的尊称词有子、君、先生、夫子、大王、足下、公、卿等。古代汉语中由于有了大量的谦称词和尊称词的应用,加之省略主语的地方很多,因此人称代词的应用比现代汉语少得多。

(二)指示代词

近指代词:是、此、斯、兹、之、然、若、尔

远指代词:彼、夫、其

旁指代词:他、异

虚指代词:或、有

无指代词:莫、靡、无

特殊指示代词:者、所

(1)近指代词相当于现代汉语的“这”、“这个”、“这些”等,远指代词相当于“那”、“那个”、“那些”等。

所以尔者,夫一人向隅,满堂不乐。(《大医精诚》)

夫如是,是医之于医尚不能知,而矧夫非医者。(《病家两要说》)

“尔”、“是”为近指代词这样、这些,下文的“夫”为远指代词那些。

(2)旁指代词“他”、“异”意为“其他的”、“另外的”、“别的”,一般作定语。

求他师而叩之。(《丹溪翁传》)

异日进和药,乃复初。(《鉴药》)

“他”意为其他的。注意不要将其误认为是第三人称代词。“异”意为另外的。

(3)虚指代词,不能或不愿意说出具体的人或物时,就用虚指代词“或”、“有”代替。有时后面接“者”字,构成“有……者”、“或……者”及“或有……者”的形式。译为“有人”、“有的人”、“有的”,只作主语。

而或者谓《素问》、《针经》、《明堂》三书,非黄帝书,似出于战国。(《类经·序》)

小臣有晨梦负公以登天。(《秦医缓和》)

世或有谓神仙可以学得,不死可以力致者。(《养生论》)

(4)无指代词包括“莫”、“靡”、“无”,表示“没有谁”、“没有人”、“没有什么东西(情况)”,大多用在否定副词“不”或能愿动词的前面,一般作主语。

举世昏迷,莫能觉悟。(《伤寒论·序》)

上自坟典,下及传奇,凡有相关,靡不备采。(《本草纲目·原序》)

不惟广裨乎来学,即凡志切尊生者,欲求兹妙,无不信手可拈矣。(《类经·序》)

“莫”意为没有谁,“靡”、“无”均意为没有什么内容。

(5)特殊指示代词“者”、“所”不能单独使用,必须与其他词或词组结合成“者”字结构或“所”字结构后,才能指代一定的人或事物。

1)“者”字结构:“者”通常放在形容词、动词或动词性词组的后面,组成名词性词组“者”字结构,指代动作行为的主动者或性质状态的表现者,在句中作主语、宾语,有时作判断句的谓语,表示“……的人”或“……的事物”。“者”字还可以放在数词后,表示“几种”、“几类”、“几

样”等。

作者谓圣，述者谓明。(《温病条辨·叙》)

其中有兼言风者，亦有兼言湿者。(同上)

予昧者也。(《鉴药》)

有此一者，则重难治也。(《扁鹊传》)

“作者”、“述者”作主语，“兼言风者”作“有”的宾语，“昧者”作判断句的谓语，“一者”意为一种。

2)“所”字结构：“所”字放在动词或动词性词组前面，组成名词性结构“所”字结构，指代动作行为的对象，在句中作主语、宾语和定语，有时作判断句的谓语。表示“……的人”或“……的事物”。

府君胃中有虫数升，欲成内疽，食腥物所为也。(《华佗传》)

不独仲景之书所未言者不能发明。(《温病条辨·叙》)

血脉荣卫之通涩，固非耳目之所察。(《大医精诚》)

况予所论三法，识练日久，至精至熟。(《汗下吐三法该尽治病诠》)

“所为”指“造成的病”。“所未言者”意同“所未言”，指未谈到的内容，“者”代替行为的对象。在“所”字结构前，还可以用动作行为的主动者作定语来修饰它，并在定语之后加结构助词“之”字。“耳目之所察”意为耳目察觉到的事情。在“所”字结构后面加名词“三法”，具体指出了“所”指代的对象，译作论述的三法。

(三) 疑问代词

谁、孰、何、曷、胡、奚、安、焉、恶

“孰”主要用于选择问句，译为“哪一个”。“何”、“曷”、“胡”、“奚”主要询问事物、原因，也可询问处所，译成“怎么”、“哪里”、“什么”。“安”、“焉”、“恶”主要询问处所，也询问原因，译成“哪里”、“怎么”。

头痛者救头，脚痛者救脚，而孰本孰标谁知？(《不失人情论》)

皮之不存，毛将安附焉？(《伤寒论·序》)

惧伤我，焉逃之？居肓之上，膏之下。(《秦医缓和》)

二、 副词

副词具有修饰动词和形容词的作用，在句中作状语或补语。可以分为程度副词、范围副词、时间副词、肯定与否定副词、语气副词和指代性副词六种。

(一) 程度副词

表轻度：少、稍、略、颇

表重度：颇、殊、至、甚、极、最、太

表比较：愈、益、弥、尤

第一组表示轻度“稍微”、“略微”，第二组表示重度“很”、“最”、“非常”，第三组表示比较“更加”、“越发”。

其中“少”、“稍”、“颇”这三个词古今意义变化比较大。“少”在古汉语中是程度副词，表示“稍微、略微”的意义，相当于现代汉语的“稍”。而古汉语中的“稍”，则主要作时间副词，意为“渐渐、逐渐”。

妇稍小差。(《华佗传》)

纵少觉悟,咸叹恨于所遇之初,却不知慎众险于未兆。(《养生论》)

“稍”意为逐渐。“少”意为稍微。

唐代之后,“稍”出现“稍微”的义项,但是时间副词仍在大量使用。

反复更秋,稍得其绪。(《类经・序》)

稍有得处,辄著数言。(《本草纲目・原序》)

两个例句均取自明代作品,前句“稍”为逐渐之意。后句意为稍微。这提醒我们判断词义要有时代的概念,同时必须符合上下文义。

程度副词“颇”既表示重度“很”,又表示轻度“稍微”。

至成帝时,以书颇散亡,使谒者陈农求遗书于天下。(《汉书・艺文志・序》)

夫邪之中人,轻则传久而自尽,颇甚则传久而难已,更甚则暴死。(《汗下吐三法该尽治病诠》)

(二)范围副词

小范围副词:唯(惟、维)、独、特、弟(第)、但、徒、直、仅、止

大范围副词:皆、悉、尽、咸、举、毕、俱、胜、通

第一组表示小范围“只”、“仅”,第二组表示大范围“都”、“全”。

人体欲得劳动,但不当使极耳。(《华佗传》)

巨细通融,岐贰毕彻。(《类经・序》)

“但”古今差别最大。古代汉语中“但”译为只、仅仅,现代汉语是转折连词。“通”、“毕”译为全都。

(三)时间副词

表过去:已、既、业、尝、向

表现在:方、适、会、始、乃、甫、当

表将来:将、且、欲、行

表终竟:卒、终、竟

表经常:常、多、素、向

表短暂:立、应、即、猝、暴、亟、斯须、须臾、无何、食顷、寻

表频率:重、复、更、屡、数

古代汉语时间副词数量多,意义与今多有不同。

第一组“已”、“既”、“业”,相当于“已经”;“尝”,相当于“曾经”;“向”,相当于“从前”、“刚才”。第二组“方”、“适”、“会”,相当于“正、正在”;“始”、“乃”、“甫”、“当”,相当于“刚刚”。第三组“将”、“且”、“欲”、“行”,相当于“将要”、“快要”。第四组“卒”、“终”、“竟”,相当于“最终”、“终于”、“最后”。第五组“常”、“多”,相当于“经常”;“素”、“向”,相当于“平素”、“一向”。第六组“立”、“应”、“即”、“猝”、“暴”、“亟”相当于“立即”、“马上”;“斯须”、“须臾”、“无何”、“食顷”相当于“一会儿”;“寻”,相当于“随即”、“不久”。第七组“重”、“复”、“更”相当于“又”、“再”;“屡”、“数”,相当于“屡次”、“多次”。

其中“业”、“当”、“多”、“寻”、“复”、“更”需要注意掌握。

宋臣高保衡等叙业已辟之。(《类经・序》)

当得家书,方欲暂还耳。(《华佗传》)

府君胃中有虫数升，欲成内疽。（同上）

胎死，血脉不复归，必燥着母脊，故使多脊痛。（同上）

佗遂下手，所患寻差。（同上）

百余日复动，更呼佗。（同上）

“复”、“更”都是表示动作重复发生的副词，它的意义相当于现代汉语的“再”、“又”、“再一次”、“又一次”，动作的次数可以是两次，也可以是多次，要与古代汉语的数量词“再”，表示“二次”、“第二次”区分开来。

（四）肯定、否定副词

肯定副词：固、必、果、竟、良、诚、信、确

否定副词：不、弗、罔、靡、莫、无、勿、毋、未、非

第一组表肯定：“固”，相当于“本来”；“必”，相当于“一定”；“果”、“竟”，相当于“果然”；“良”、“诚”、“信”、“确”，相当于“的确”、“确实”。第二组表否定：“不”、“弗”、“罔”、“靡”、“莫”、“无”，表示一般的否定，相当于“不、没有”；“勿”、“毋”，主要表示禁止，相当于“不要”，也可作“不”、“没有”讲；“未”，相当于“还没有”；“非”，相当于“不是”。

其中“竟”与“非”，需要注意掌握。

后十八岁，成病竟发，无药可服，以至于死。（《华佗传》）

故萍实商羊，非天明莫洞。（《本草纲目·原序》）

“竟”意为果然，正与预料相同。“非”是一个用法特殊的否定副词，它所否定的是整个谓语。“非”还具有撇开和假设的意义，如下句“非”译作如果不是。“莫”为一般否定，译作不能。

（五）语气副词

表反诘：岂、宁、庸、其

表测度：殆、盖、其、庶、庶几

表惊疑：竟、乃、曾

表祈使：幸、唯、其、庶

表谦敬：请、谨、敬、敢、辱、幸、窃、伏

第一组表示反问语气，意思相当于“难道”、“怎么”。第二组表示推测语气，相当于“大概”、“或许”。第三组表示惊疑语气，相当于“竟然”、“简直”。第四组表示“希望”、“但愿”，有时无对译词。第五组用于自己的行为前，对他人表示尊敬。意义相当于“请允许我”、“恭敬地”、“冒昧地”、“承蒙您”等。“窃”、“伏”，则表示自谦，“窃”意义相当于“私下”，“伏”一般也没有对译词。

其中“乃”、“曾”、“请”，需要注意掌握。

而乃放不加思，恣肆颓惰。（《鼻对》）

不能若是，而欲生之，曾不可以告咳婴之儿。（《扁鹊传》）

余宿尚方术，请事斯语。（《伤寒论·序》）

古代汉语常用“乃”表示惊讶竟然。用“尝”表示曾经，而“曾”则主要用作语气副词，用来加强否定语气，义为竟然、简直。

（六）指代性副词“相”、“见”

指代性副词“相”、“见”放在动词前使用，具有指代动作对象的作用。“相”可以指代任何人称，“见”只可以指代第一人称。

相对斯须，便处汤药。（《伤寒论·序》）

父兄见出，妻息长诀。(《皇甫谧传》)
“相”指代病人。“见出”指抛弃我。

三、常用多义虚词

(一) 之

1. 代词 用作人称代词与指示代词。(见前“代词”)
2. 助词
(1) 结构助词
1) 用于定语和中心语之间，作定语的标志，相当于“的”。
夫为医之法，不得多语调笑。(《大医精诚》)
有时这种用法的“之”不能译成“的”。
人之所病，病疾多；而医之所病，病道少。(《扁鹊传》)
有时“之”还有轻微的指代作用，译成“这”、“这样的”。
夫病之一物，非人身素有之也。(《汗下吐三法该尽治病诠》)
2) 用于主语和谓语之间，取消句子独立性，不对译。
分两种情况：一是作句子成分。
危急之际，奚堪庸妄之误投。(《病家两要说》)
子之获是药几神乎。(《鉴药》)
二是作复句的一个小分句。
夫精方之难精，由来尚矣。(《大医精诚》)
良工之治病，先治其实，后治其虚。(《汗下吐三法该尽治病诠》)
3) 用在前置宾语和动词谓语之间，作宾语前置的标志。
不此之责，而反诮我为何哉！(《鼻对》)
彼何荣势之云哉？(《伤寒论·序》)
4) 用在中心词与后置定语之间，与“者”共同作定语后置的标志。
于是诸医之笑且排者，始皆心服口誉。(《丹溪翁传》)
煜煜然红，盖裳之火者半也。(《鼻对》)
(2) 语气助词
久之，鼻忽有声，声与口同。(《鼻对》)
今之奉行，唯八卷尔。(《黄帝内经素问注·序》)
这类“之”字主要是凑足音节或舒缓语气。

此外，助词“之”用在形容词或动词后面，有时只是虚指，没有指代的意义，这时就虚化为语气助词。

极其闻攻则不悦，闻补则乐之。(《汗下吐三法该尽治病诠》)

(二) 其

1. 代词
(1) “其”作代词，可以代人、代事、代物，在句中作定语，作用等于名词后面加“之”。
佗以为其人盛怒则差，乃多受其货而不加治。(《华佗传》)
“其”作指示代词，有时意为“那”、“那种”。

其后，扁鹊过虢。（《扁鹊传》）
(2) 在一定的语言环境中，“其”可以用作第一、第二人称。
言之未竟，知必有阙余之谬而随议其后者。（《类经·序》）
(3) “其”可以作主谓词组的小主语。
若其虚诈，便收送之。（《华佗传》）
(4) “其”可以指代对象中的一部分。译作“其中(的)”。
三人有疑从其二同者，为决断之妙方。（《病家两要说》）
此其故，正以经文奥衍，研阅诚难。（《类经·序》）
2. 副词　“其”作副词，可以表示语气，也可以表示时间。
(1) 表示反诘语气。译作“难道”、“哪里”、“怎么”。
身非木石，其能久乎？（《养生论》）
繇此言之，儒其可不尽心是书乎！（《类经·序》）
(2) 表示测度语气。译作“大概”、“恐怕”、“或许”。
子聪明异常人，其肯游艺于医乎？（《丹溪翁传》）
子之病，其兴居之节舛，衣食之齐乖所由致也。（《鉴药》）
(3) 表示祈使语气。译作“希望”。
凡吾侪同有性命之虑者，其毋忽于是焉。（《病家两要说》）
(4) 表示动作行为就要发生，或事物、情况就要出现。译为“将”、“将要”。
先生年迈齿变，饥寒不赡，转死沟壑，其谁知乎？（《皇甫谧传》）
禀生受形，咸有定分，药石其如命何？（《外台秘要·序》）
3. 连词　表示假设关系。译作“如果”、“假如”。
其在肠胃，酒醪之所及也。（《扁鹊传》）

(三) 以

1. 介词
(1) 介绍动作行为的方式或工具。译作“用”、“拿”、“把”。
不拾以图，其精莫聚。（《类经·序》）
御风以绨，指鹿为马。（《温病条辨·叙》）
(2) 介绍动作行为的凭借、依靠。译作“凭着”、“凭借”、“按照”。
扁鹊以其言饮药三十日，视见垣一方人。（《扁鹊传》）
既非神授，何以得其幽微？（《大医精诚》）
(3) 介绍动作行为发生的原因。译作“因为”、“由于”。
翁以母病脾，于医亦粗习。（《丹溪翁传》）
臣以尪痹，迷于道趣。（《皇甫谧传》）
(4) 介绍动作行为发生的时间。译作“在”。
以冬遇此者为骨痹，以春遇此者为筋痹。（《素问·痹论》）
黄帝问曰：“诊法何如？”岐伯对曰：“诊法常以平旦。”（《素问·脉要精微论》）
2. 连词　“以”作连词使用，作用相当于“而”，可以连接词、词组和句子。
(1) 表示并列关系。译作“而”、“又”、“而且”。
中央者，其地平以湿。（《素问·异法方宜论》）

(2) 表示因果关系。译作"因为"、"由于"。

只如鸡卵一物，以其混沌未分……不得已隐忍而用之。(《大医精诚》)

然所谓温者，寒中之温，以其书本论伤寒也。(《温病条辨·叙》)

(3) 表示顺承关系。译作"而"、"就"、"便"，或不译。

诚知性命之理，因辅养以通也。(《养生论》)

其自用甚者，饮食不节，以致百病。(同上)

(4) 表示目的关系。译作"来"、"用来"、"为了"、"以便"，有时不译。

辞理秘密，难粗论述者，别撰《玄珠》，以陈其道。(《黄帝内经素问注·序》)

故修性以保神，安心以全身。(《养生论》)

(5) 表示修饰关系。用在状语与谓语之间，多无对译词，有时译作"而"或"地"。

而我顾投以参、术、陈皮、芍药十余贴，安得不日以剧？(《医案四则》)

吾卧病久，非精于医者，不能以起之。(《丹溪翁传》)

(6) 连接"来"、"往"、"上"、"下"、"前"、"后"等词，表示时间、方位。译作"往"或直译。

中智以下，谓之自然。(《养生论》)

建安纪年以来。(《伤寒论·序》)

(四) 而

1. 连词

(1) 表示并列关系。译作"和"、"又"、"并且"。

得金刘完素之再传，而旁通张从正、李杲二家之说。(《丹溪翁传》)

死终则各书其所以，而入于医师。(《周礼·医师章》)

(2) 表示顺承关系。译作"就"、"而后"、"因而"、"才"等。

召桑田巫，示而杀之。(《秦医缓和》)

使必待渴而穿井，斗而铸兵，则仓卒之间，何所趋赖？(《病家两要说》)

(3) 表示转折关系。译作"但是"、"却"、"反而"。

患及祸至，而方震栗。(《伤寒论·序》)

若盈而益之，虚而损之……是重加其疾。(《大医精诚》)

(4) 连接状语和谓语表示修饰关系。译作"地"、"着"，或不译。

使深危之病，坐而待亡。(《不失人情论》)

夜分而坐，则低迷思寝。(《养生论》)

(5) "而"放在主谓之间，有时表示假设关系。译作"如果"、"假如"。

使其言而是，则智者所见略同。(《病家两要说》)

(6) 连接"来"、"往"或方位名词，表示时间、方位或范围等。用法同"以"。

盖自叔和而下，大约皆以伤寒之法疗六气之疴。(《温病条辨·叙》)

2. 代词　作第二人称代词，译作"你"。

血脉治也，而何怪？(《扁鹊传》)

而望其生，吾见其死矣。(《大医精诚》)

(五) 则

1. 连词

(1) 表示顺承关系。译作"就"、"才"、"便"、"那么"。

偶然治差一病，则昂头戴面，而有自许之貌。（《大医精诚》）

先生之方能若是，则太子可生也。（《扁鹊传》）

(2) 表示后一部分是对前一部分的解释。译作“就是”、“就”或不译。

使人手摸知所在，在左则男，在右则女。（《华佗传》）

誉之则跖可为舜，毁之则凤可作鸮。（《不失人情论》）

(3) 表示转折关系。译作“却”、“可是”、“倒是”、“反而”。

幸免则自谓己功，致死则不言己过。（《温病条辨·叙》）

盖其遇病施治，不胶于古方，而所疗则中。（《丹溪翁传》）

(4) 表示发现，有“原来已经”的意思。译作“原来(已经)”、“原来是”。

然而尤有不易者，则正在知医一节耳。（《病家两要说》）

太子病血气不时，交错而不得泄，暴发于外，则为中害。（《扁鹊传》）

2. 副词　表示确认、强调。译作“就”、“就是”。

善养生者则不然也，清虚静泰，少私寡欲。（《养生论》）

（六）于(於)

“于”和“於”是同义词，作为介词，两者的差别，主要在书写形式上。先秦一些古籍多“于”、“於”并用，战国后古书多写作“於”。汉字简化后“於”又简化为“于”。

(1) 介绍动作行为发生的时间、地点。译作“在”、“到”、“从”。

士苟精一艺，以推及物之仁，虽不仕于时，犹仕也。（《丹溪翁传》）

使古方时方大明于世，宁不愉快？（《医方集解·序》）

(2) 介绍动作行为的对象。译作“向”、“给”、“对”、“对于”。

修身笃学，自汝得之，于我何有？（《皇甫谧传》）

宁歉于己，而必致丰于兄弟。（《丹溪翁传》）

(3) 介绍比较的对象。古书中一般只用“於”。译作“比”。

夫《内经》之生全民命，岂杀于《十三经》之启植民心？（《类经·序》）

天下之病孰有多于温病者乎？（《温病条辨·叙》）

(4) 介绍动作行为的主动者。译作“被”。

是编者倘亦有千虑之一得，将见择于圣人矣，何幸如之！（《类经·序》）

（七）与

1. 介词　“与”字前后的成分不是并列的。译作“和”、“跟”、“同”。

予固难与之苦辩，故作此诠。（《汗下吐三法该尽治病诠》）

其为德也，与天地同，与日月并。（《类经·序》）

2. 连词

(1) 表示并列关系。

风湿与燥无不兼温。（《温病条辨·叙》）

夫粗工之与谬工，非不误人，惟庸工误人最深。（《汗下吐三法该尽治病诠》）

(2) 表示选择关系。译作“还是”、“或”、“或者”。

第欲以慎重与否观其仁，而怯懦者实似之。（《病家两要说》）

3. 语气助词　“与”同“欤”。译作“吗”、“呢”、“吧”。

精处仍不能发，其何裨之与有？（《类经·序》）

(八) 为

1. 介词

(1) 介绍动作行为的对象。译作“为”、“对”、“替”、“给”。

吾不杀此子,亦终当不为我断此根源耳。(《华佗传》)

(2) 介绍动作行为发生的原因。译作“因为”。

疾发于五脏,则五色为之应。(《良方·自序》)

心肺有病,而鼻为之不利。(《素问·四气调神大论》)

(3) 介绍动作行为的目的。译作“为了”、“为着”。

为身计者,良已左矣。(《鼻对》)

(4) 介绍动作行为的主动者。译作“被”。

此所以相知之难,自古苦之,诚不足为今日怪。(《病家两要说》)

欲令学者思之慎之,勿为陋习所中耳。(《不失人情论》)

2. 语气助词　常与疑问代词相呼应,表示反问。

运用之妙,在于一心,何以方为?(《医方集解·序》)

臭之不察,何以鼻为?(《鼻对》)

(九) 者

1. 特殊指示代词(见代词)

2. 结构助词　定语后置的标志。

问中庶子喜方者。(《扁鹊传》)

3. 语气助词

(1) 用在主语后面,表示提示或停顿,一般不译。

《内经》者,三坟之一。(《类经·序》)

又有吴又可者,著《瘟疫论》。(《温病条辨·叙》)

(2) 用在时间词语后面,舒缓语气,一般不译。

古者丈夫不耕,草木之实足食矣。(《韩非子·五蠹》)

(十) 乃

1. 副词

(1) 表示顺承关系。译作“就”、“便”、“于是”。

佗以为其人盛怒则差,乃多受其货而不加治。(《华佗传》)

翁春秋既高,乃徇张翼等所请,而著《格致余论》。(《丹溪翁传》)

(2) 表示动作在具备一定条件后才施行。译作“才”、“才能”、“这才”。

及治病三年,乃知天下无方可用。(《大医精诚》)

出入十余年,乃呼扁鹊私坐。(《扁鹊传》)

(3) 表示情况出乎意料。译作“竟然”、“居然”。

而乃放不加思,恣肆颓惰。(《鼻对》)

(4) 用在判断句中,加强肯定判断。译作“就是”、“便是”。

《素问》即其经之九卷也,兼《灵枢》九卷,迺其数焉。(《黄帝内经素问注·序》)

兹乃人神之所共耻,至人之所不为。(《大医精诚》)

(5) 表示动作或情况限于某个范围。译作“仅”、“只”。

劲刷理鬓，醇醴发颜，仅乃得之。(《养生论》)

2. 代词 用作第二人称代词，译作“你”、“你的”。

此三者，吾遗恨也。与尔三矢，尔其无忘乃父之志。(《新五代史·伶官传·序》)

(十一) 尔

1. 代词

(1) 第二人称代词。译作“你”、“你的”。

今火帛之臭亦烈矣，而尔顽若不知。(《鼻对》)

岂我居不卜邻，教有所阙？何尔鲁钝之甚也！(《皇甫谧传》)

(2) 指示代词。译作“这”、“这样”。

所以尔者，夫壹人向隅，满堂不乐。(《大医精诚》)

2. 语气助词 译作“罢了”、“了”。

人体欲得劳动，但不当使极尔。(《华佗传》)

今之奉行，惟八卷尔。(《黄帝内经素问注·序》)

3. 词尾 作副词或形容词的词尾，译作“……的样子”。

夫以蕞尔之躯，攻之者非一涂。(《养生论》)

不得于性命之上，率尔自逞俊快。(《大医精诚》)

(十二) 若

1. 代词

(1) 第二人称代词。译作“你”、“你的”。

吾翁即若翁。(《史记·项羽本纪》)

(2) 指示代词。译作“这”、“这样”、“这些”。

盖汗下吐，以若草木治病者也。(《汗下吐三法该尽治病诠》)

若辈贪功，妄轻投剂。(《不失人情论》)

2. 连词

(1) 表示假设关系。译作“假如”、“如果”。

若当灸，不过一二处，每处不过七八壮。(《华佗传》)

(2) 表示选择关系。译作“或”、“或者”。

某为某经之虚若实，可补泻也。(《十四经发挥·自序》)

3. 副词 表示对动作或情况的大体推测，译作“好像”、“似乎”。

苟见枝叶之辞，去本而末是务，辄怒溢颜面，若将浼焉。(《丹溪翁传》)

执拗者若有定见，夸大者若有奇谋。(《病家两要说》)

4. 词尾 译作“……的样子”。

从衰得白，从白得老，从老得终，闷若无端。(《养生论》)

今火帛之臭亦烈矣，而尔顽若不知。(《鼻对》)

(十三) 或

1. 代词 “或”作虚指代词，译作“有人”、“有的人”、“有的”。

所谓医人之情者，或巧语诳人，或甘言悦听，或强辩相欺，或危言相恐。(《不失人情论》)

2. 副词

(1) 表示推测、估量。译作“或许”、“大概”、“也许”。

轻浅之证，或可贪天；沉痼之疾，乌能起废？（《串雅·序》）

（2）表示动作行为交替发生或同时存在。译作“有时”、“有的时候”。

为医或在齐，或在赵。在赵者名扁鹊。（《扁鹊传》）

粗工之治病，或治其虚，或治其实，有时而幸中，有时而不中。（《汗下吐三法该尽治病诠》）

3. 连词

（1）表示假设。译作“如果”。

若元气不伤，虽病甚不死。元气或伤，虽病轻亦死。（《元气存亡论》）

（2）表示选择。译作“或者”。

风痰宿食，在膈或上脘，可涌而出之。（《汗下吐三法该尽治病诠》）

（十四）然

1. 代词　作指示代词，译作“这样”。

大率知其所以，而不知其所以然。（《串雅》序）

遂至火燎切肤，而不知其然，皆子之过也。（《鼻对》）

2. 连词　表示转折。译作“然而”、“但是”、“却”。

窃闻高义之日久矣，然未尝得拜谒于前也。（《扁鹊传》）

然但语及荣利事，则拂衣而起。（《丹溪翁传》）

3. 词尾　用在形容词、副词或动词之后，译作“……的样子”。

而医者安然懽娱，傲然自得，兹乃人神之所共耻，至人之所不为。（《大医精诚》）

（十五）且

1. 连词

（1）表示并列关系。译作“而且”、“并且”、“又”。

或闻而庆予，且哄言曰：“子之获是药几神乎！”（《鉴药》）

于是诸医之笑且排者，始皆心服口誉。（《丹溪翁传》）

（2）表示进层关系。译作“况且”、“而且”。

然犹未敢自信，且惧世之未信之也。（《温病条辨·叙》）

且此非《十三经》之比，盖彼无须类。（《类经·序》）

2. 副词

（1）表示动作即将施行或情况将要发生。译作“将”、“将要”。

有必不可迁就之病情，而复有不得不迁就之人情，且奈之何哉？（《不失人情论》）

（2）表示动作行为是暂时的。译作“姑且”、“暂且”。

夫《内经》十八卷，《素问》外九卷不经见，且不论。（《内经类编·序》）

（3）用于让步分句的前一分句，表示让步关系。译作“尚且”。

一身之理且不达，况于政治也哉？（《鼻对》）

而又有目医为小道，并是书且弁髦置之者，是岂巨慧明眼人欤？（《类经·序》）

（4）用在数量词语之前，表示接近某个数量。译作“将近”、“近”。

时人以为年且百岁，而貌有壮容。（《华佗传》）

（5）表示动作、情况的连续或重复出现。译作“还”、“仍然”。

何以四十以后，饮食奉养如昔，而日且就衰？（《元气存亡论》）

3. 语气助词　用于句首，不译。

且如气口脉盛，则知伤食。(《不失人情论》)

且豆令人重，榆令人瞑，合欢蠲忿，萱草忘忧。(《养生论》)

(十六) 乎

1. 语气助词

(1) 用在句末，表示反问语气。但前面必须有疑问代词、否定副词或“其”、“岂”等词呼应。译作“吗”、“呢”。

夫喜怒不节，饥饱失常，嗜欲攻中，寒温伤外，如此之患，岂由天乎？(《外台秘要·序》)

夫圣人之德，又何以加于此乎？(同上)

(2) 用在句末，表示疑问语气。译作“吗”、“呢”、“呀”。

天下之病孰有多于温病者乎？(《温病条辨·叙》)

或问曰：“所谓伤之者，岂非淫欲之间乎？”(《极言》)

(3) 用在句末，表示测度语气。译作“吧”。

投药治疾，庶几有瘳乎！(《外台秘要·序》)

吾疾其遂瘳矣乎！(《丹溪翁传》)

(4) 用在句末，表示感叹语气。译作“呀”、“啊”、“啦”。

哀乎！趋世之士，驰竞浮华，不固根本。(《伤寒论·序》)

子之获是药几神乎！(《鉴药》)

(5) 用在句末，表示祈使语气。译作“吧”。

子聪明异常人，其肯游艺于医乎！(《丹溪翁传》)

(6) 用在句中，舒缓语气。无对译词。

况乎心理无异，大道不孤。(《温病条辨·叙》)

夫不失人情，医家所甚亟，然戛戛乎难之矣。(《不失人情论》)

2. 介词 “乎”与“于”用法基本相似，常介绍出处、处所，或比较的对象。译作“在”、“于”、“比”。

故天邪发病，多在乎上；地邪发病，多在乎下；人邪发病，多在乎中。(《汗下吐三法该尽治病诠》)

而孝友之行，实本乎天质。(《丹溪翁传》)

(十七) 焉

1. 兼词 兼有介词“于”和指示代词“此”的意义和作用。

学者多诵习而取则焉。(《丹溪翁传》)

今君至于淫以生疾，将不能图恤社稷，祸孰大焉？(《秦医缓和》)

2. 代词

(1) 疑问代词

惧伤我，焉逃之？(《秦医缓和》)

此虽虚证，然水不行则肿不消，肿不消则正气焉能平复？(《医案四则》)

(2) 相当于代词“之”

翁往谒焉，凡数往返，不与接。(《丹溪翁传》)

有灾祸兴，而无改焉，必受其咎。(《秦医缓和》)

3. 语气助词

(1) 用在陈述句末,表示陈述语气。译作"呢"、"呀",有时不译。

乃悉焚弃向所习举子业,一于医致力焉。(《丹溪翁传》)

(2) 用在疑问句后,表示疑问语气。译作"呢"。

彼以补药补我,彼何罪焉?(《汗下吐三法该尽治病诠》)

遂至火燎切肤,而不知其然,皆子之过也,于鼻何罪焉?(《鼻对》)

(3) 用在祈使句末,表示命令、请求、希望的语气。译作"吧"、"呀"。

凡吾侪同有性命之虑者,其毋忽于是焉!(《病家两要说》)

4. 词尾 译作"……的样子"。

翁闻其言,涣焉无少凝滞于胸臆。(《丹溪翁传》)

岑岑周体,如痁作焉。(《鉴药》)

(十八) 诸

1. 兼词

(1) 用在句末,兼有代词"之"和语气词"乎"的意义和作用。

将子诣诸!(《鉴药》)

(2) 用在句中,兼有代词"之"和介词"于"的意义与作用。

得诸见闻,班班可纪。(《丹溪翁传》)

藏诸笥者久之。(《温病条辨·叙》)

2. 代词 相当于代词"之",只作宾语。

倘蒙改而正诸,实为医道之幸。(《格致余论·序》)

好生君子,幸具鉴诸!(《东垣论五脏六腑皆主于脾胃》)

3. 介词 相当于介词"于"。

负晋侯出诸厕,遂以为殉。(《秦医缓和》)

悟而走诸医。(《鉴药》)

练习八

一、填空

1. 工具书的种类很多，按功能来分主要有____、____、____、____、____、____、____、____、____、____、____等。

2. 我国现存最早的目录书是东汉班固著的《________》。

3. 古代最大的一部目录学专著是清代乾隆年间由永瑢、纪昀主编的《________》。

4.《中国医籍考》的作者是________。《宋以前医籍考》的作者是________。《古今图书集成》是现存最大的类书，作者是________。《普济方》的作者是________。《太平圣惠方》的作者是________。

5. 丛书可分为两大类________、________。古代最大的一部丛书是________。

医学专科丛书中，比较重要的有明代王肯堂辑的《________》、吴谦主编的《________》。

6. 我国第一部政书是唐·____著的《通典》，与宋·郑樵的《________》、元·马端临的《________》合称"三通"。

7. 我国最早的按部首编排的字典是东汉________撰的《________》，全书收字________个，重文____个。共分____个部首。

8.《康熙字典》收字____个，分为____个部首，作者________等奉诏编撰。

9. 我国第一部训诂专书是________，也是最早的一部综合性词典。

10.《经籍籑诂》的作者是________，《中国医学大辞典》的作者是________，是中国第一部具有现代工具书意义的综合性医学词典。《中国药学大辞典》的作者是________，是中国第一部具有现代工具书意义的重要词典。

11. 汉字形体演变经历了以下六个阶段________、________、________、________、________、________。

12. 我国现存最古老的汉字是________，也叫________或________。

13. 篆书包括________和________两种。大篆也称________，是春秋战国时代通行于秦国的文字。

14. 许慎在《说文解字·叙》指出了"六书"之名，分别是________、________、________、________、________和________。

15. 许慎《说文解字·叙》："象形者，________，________。日月是也。指事者，视而可识，________，上下是也。会意者，________，________，武信是也。形声者，________，________，江河是也。转注者，________，________，考老是也。假借者，________，________，令长是也。"

16. 通假字可分为________、________和________三类。

17. 古今词义演变的三种形式是________、________、________。

18. 用同音字为另一个字注音的方法叫________。

用两个汉字切出一个新的字音的方法叫做________，其基本原理是上字取________，下字取________。

19. 古籍在流传过程中，由于传抄翻刻等原因，常会有________、________、________、

________、________五类错误。因此需要对其进行校勘，主要的校勘方法有________、________、________、________。

20. 中国古代的三种宇宙学说是________、________、________。

21. 五星是指________________________________五大行星，又称五纬。

22. 金星古称________，又名________、________。

木星古称________，简称________。又名________、________、________、________等。

水星古称________，火星古称________，木星古称镇星、________、________等。

23. 七政，又叫________，即________和________的合称。

24. 古代天文学中三垣包括________、________和天市垣。

25. 二十八宿中，东方苍龙七宿包括____，北方玄武七宿包括________________________________，西方白虎七宿包括________________________，南方朱雀七宿包括________________。

26. 北斗星是由________、________、________、________、________、________和摇光等七星组成。

27. 在古代文献中，一个月某些特殊的日子有特定的名称，其中每月初一叫________，每月十五叫________，二日叫________，三日为________，八日为________或________，十六叫________或________、哉生魄，二十二、二十三叫________，最后一天为________。

28. 十二地支包括____，十个天干包括________________________。

二、解释下列名词

1. 索引
2. 类书
3. 丛书
4. 《说文解字》
5. 《康熙字典》
6. 象形字
7. 指事字
8. 会意字
9. 形声字
10. 古今字
11. 通假字
12. 异体字
13. 直音法
14. 反切法
15. 形训
16. 声训
17. 义训
18. 七政
19. 四象

20. 二十八宿

三、写出下列各句中通假字、古今字、异体字的通行字体

1. 晉侯夢大厲,被髪及地,搏膺而踊。
2. 將食,張,如厠。
3. 諸大夫彊而公族弱。
4. 一撥見病之應,因五藏之輸,乃割皮解肌。
5. 搦髓腦,揲荒爪幕,湔浣腸胃。
6. 中庶子聞扁鵲言,目眩然而不瞚。
7. 乃使子豹為五分之熨,以八減之齊和煮之,以更熨兩脅下。
8. 使聖人預知微,能使良醫得蚤從事,則疾可已,身可活也。
9. 即如佗言,立吐虵一枚,縣車邊。
10. 吾有一術名五禽之戲,一曰虎,二曰鹿,三曰熊,四曰猨,五曰鳥。
11. 臣以尩弊,迷於道趣,因疾抽簪,散髪林阜,人綱不閑,鳥獸為羣。
12. 朋儕頗疾之,密議一席,使妓戲狎。
13. 醫工徧閱方書,無與對證者。
14. 握手如舊相識,具鷄黍為懽。
15. 醫師掌醫之政令,聚毒藥以共醫事。
16. 凡食齊眡春時,羹齊眡夏時,醬齊眡秋時,飲齊眡冬時。
17. 瘍醫掌腫瘍、潰瘍、金瘍、折瘍之祝藥、劀殺之齊。
18. 三曰知毒藥為真。
19. 如臨深淵,手如握虎,神無營於衆物。
20. 戰國從衡,真偽紛争,諸子之言紛然殽亂。
21. 簡編殘蠹,與桐、雷衆記頗或踳駁。
22. 繇是覩奥升堂,皆探其秘要。
23. 至於遒大偕情,懸解先覺,吾常聞之矣。
24. 咸日新其用,大濟蒸人。
25. 内分臟腑,旁注谿谷。
26. 古之人視疾,必訾其聲音。
27. 廼敢奮編摩之志,僭纂述之權。
28. 此余之所以載思而不敢避也。
29. 厲者造焉而美肥,輒者造焉而善馳,矧常病也。
30. 參耆甘温,具能補益。

四、简答题

1. 词义范围的演变主要有哪些表现形式？举例说明。
2. 举例说明"对、换、留、删、补、移"的今译方法。
3. 注释的主要术语有哪些,每一术语各有什么作用？
4. 今译的标准是什么？
5. 举例说明什么是词的本义、引申义、直接引申和间接引申。

第五章
注 释

导学

通过本章的学习，了解医书注释的发展概况，熟悉注释的方法与注释的体例、术语，掌握注释的内容，学会借助前人的注释阅读古书。

时光荏苒，语言递变。因此，阅读古书，常要借助前人注释。

注释的历史源远流长。自书契之兴始，“言语异声，文字异形”的现实，客观上决定了注释应运而生的必然性。注释最初的雏形，是那些散在先秦文献正文中解释词义的语句。作为真正意义上“以扫除古代文献语言文字障碍为实用目的的一种工具性的专门工作”(陆宗达《训诂简论》)，其兴起则在西汉。这一时期，不但出现了以随文释义体式编纂的作品，如现存最早的注释书——《毛诗故训传》，而且产生了诸如《尔雅》、《方言》之类通释语义的专著。东汉以降，被注对象突破了此前儒家著作范围而逐渐扩展，注解的内容、形式和方法不断充实完善，至有清一代臻于鼎盛。

就医书而言，《黄帝内经》中如《素问·针解》、《灵枢·小针解》等已出现以文论方式阐释概念、术语，将释文与正文融合于一体的早期注释形式。魏晋南北朝时期经吕广、皇甫谧、全元起、陶弘景诸家之手，中医训诂专著相继问世。而唐代王冰完成的《黄帝内经素问注》更是中医经典训诂的扛鼎之作，嗣后林亿、成无己、李时珍、张介宾、吴昆、张志聪等踵事增华，终于硕果累累。

第一节 注释的内容

注释的任务在于解释语言，但凡书中涉及而注释者认为有必要解释说明的一切，都属于注释的内容。摘要简介如下：

一、 解释字词

语言中变化最迅速的是词义，词义在书面语言中的载体是文字。因此，解释字词，无疑是注释中最基本、最核心的工作。

(一) 注明字音

语音是语言的要素之一。古注对生僻字或于词性、词义理解有重要影响的多音字常常给予音释。

1. 直音法　即用同音之字为另一个字注音的方法。例如：

能达虚实之数者，独出独入，呿吟至微，秋毫在目。(《太素·知针石》)杨上善注："呿音去，即露齿出气。"

《金匮真言论》：鼽音求　按蹻音脚　燔灼上音烦(《黄帝内经素问注》卷第一)

上例中，杨注是将释音融于注文当中，王注则将释音集中附于卷末。

2. 反切法　是用两个汉字——上字取声，下字取韵(包括声调)——切出一个新的字音的方法。

黔首共饮食，莫知之也。(《太素·知针石》)杨上善注："黔，黑也，渠廉反。"

此例中的"渠廉反"，是杨氏给"黔"注音，即：

渠 q(ú) + 廉(l)ián——黔 qián。

《六微旨大论》：霿音淫　霔音注　涸胡各切　蚑音祁　埏式连切(《黄帝内经素问注》卷十九)

此例中除直音法外，还含有反切法。值得注意的是"涸，胡各切"能准确拼读出来，即：胡 h(ú) + 各(g)é——涸 hé。

而"埏式连切"却难以切出"埏(yán)"今天的正确读音。这主要是由于古今音变或方言差异致成。反切改读的规律较复杂，这里不作深入讨论。

3. 读若法　古注除了上述释音方法外，早期亦有用音近之字为另一个字注音者，其法习称"读若法"。例如：

鼾，卧息也。从鼻，干声。读若汗。(《说文·鼻部》)

对于多音字，还常使用一种标注声调的方法，注明其在句中的具体读音。例如：

劳风法在肺下，其为病也，使人强上冥视。(《素问经注节解·评热病论》)姚止庵注："按：病既在肺，气必喘促。强上者，勉强仰首，俯则喘促故也……强，上声。"

(二) 说明通借、古今、正异关系

古书中借字、古字、异体字是造成阅读障碍的重要因素，前人注释时每多指出它们相对应的本字、今字与正字。例如：

肺咳不已，则大肠受之，大肠咳状，咳而遗失。(《素问·咳论》)高士宗注："失通屎。"

此例高注说明"失"是借字，"屎"为本字。

发生之纪，是谓启敶。(《素问·五常政大论》)王冰注："敶，古'陈'字。"

此例王注点明"敶——陈"为古今字关系。

悲余性之不可改兮，屡惩艾而不迻。(《楚辞·九歌·远游》)洪兴祖注："迻，迁徙也。通作'移'。"

此例洪注指出"迻"为异体，"移"为正体。

(三)训释词义

对于原文中出现的古语雅词、含义宽泛抽象的词语、专业术语，前人往往用语义通俗且形象具体的词句进行训释。如：

趺阳脉迟而缓，胃气如经也。(《伤寒论·辨脉法第一》)成无己注："经，常也。趺阳之脉，以候脾肾也，故迟缓之脉为常。"

此例中成无己以俗语"常"训古语"经"。

岐伯曰：木郁达之，火郁发之，土郁夺之，金郁泄之，水郁折之，然调其气。(《素问·六元正纪大论》)王冰注："达，谓吐之，令其调达也。发，谓汗之，令其疏散也。夺，谓下之，令无拥碍也。泄，谓渗泄之，解表利小便也。折，谓抑之，制其冲逆也。通是五法，乃气可平调，后乃观其虚盛而调理之也。"

此例经文中"达"、"发"、"夺"、"泄"、"折"含义比较抽象，王冰特作具体阐释。

二、 阐释文意章旨

在解释字词的基础上，古注还常将释义的单位扩展到文句、篇章，或串讲，或归纳。例如：

言而微，终日乃复言者，此夺气也。(《素问·脉要精微论》)王冰注："若言音微细，声断不续，甚夺其气乃如是也。"

阴搏阳别谓之有子。(《素问·阴阳别论》)王冰注："阴，谓尺中也。搏，谓搏触于手也。尺脉搏击，与寸口殊别，阳气挺然，则为有妊之兆。何者？阴中有别阳故。"

上两例都是以文句为训释对象进行串讲。又如：

金匮真言论姚按："通篇文义，约分三段：前段泛泛而已；中段言人身之阴阳，分配天地；末段言人之五脏上应五行，配合五方、五音、五味等项，皆一定不易之理，为医宗纲领，故以'金匮真言'命篇，诚重之也。"(《素问经注节解》)

此例乃以篇章为训释对象，揭示文章的主旨。

三、 解析语法现象

古注对影响文意理解的虚词意义、词类活用、语序、省略等语法现象常常加以剖析说明。不过这些语法现象，鲜见以明确术语形式直白，而每多蕴含于串讲大意的过程。例如：

帝曰：厥或令人腹满，或令人暴不知人，或至半日、远至一日乃知人者，何也？(《素问·厥论》)王冰注："暴，犹卒也，言卒然冒闷不醒觉也。不知人，谓闷甚不知识人也，或谓尸厥。"

王冰以"卒"训"暴"，并以"卒然冒闷不醒觉也"串讲"或令人暴不知人"，说明"暴"是副词。

今风寒客于人，使人毫毛毕直，皮肤闭而为热。(《素问·玉机真藏论》)王冰注："客，谓客止于人形也。风击皮肤，寒胜腠理，故毫毛毕直，玄府闭密而热生也。"

王注先以"客止于形也"训"客"，又以"风击皮肤，寒胜腠理"串讲"风寒客于人"，体现"客"活用为动词的语法特点。

四、 说明修辞手段

修辞是运用语言各种材料和各种表现手段，以提高语言表达效果的言语活动。古注对于原文的修辞手段，通常都给予暗示或加以诠释。例如：

治腐肿者刺腐上，视痈小大深浅刺。(《素问·长刺节论》)王冰注："腐肿，谓肿中肉腐败为脓血者。痈小者浅刺之，痈大者深刺之。”

王注以“痈小者浅刺之，痈大者深刺之”串讲“视痈小大深浅刺”一句，说明原文是以下文的“浅”承上文的“小”，下文的“深”承上文的“大”，指出了修辞中的分承现象。

岐伯曰：人有髓海，有血海，有气海，有水谷之海，凡此四者，所以应四海者也。(《太素·四海合》)杨上善注：“十二经水者，皆注东海，东海周环，遂为四海。十二经脉，皆归胃海，水谷胃气环绕，遂为气血髓骨之海故也。水谷之海，比于东海也。”

杨注在阐述了东海与十二经水及其他三海关系的基础上，又特意指出“水谷之海，比于东海也”，不但点明了原文的比喻修辞方法，而且突出了“水谷之海”在人身的重要性。

五、剖析句读及篇章结构

古书没有标点符号，能否分清句读，关系到能否正确理解文意。因此，古注一般通过在应该断句之处加注的方式提示；或在一些句读不易分辨，看法可能分歧之处，通过直接说明或串讲文意的方式作出解析。有时还分析句段或篇章之间的内部联系，说明行文脉络。例如：

小肠谓赤肠大肠谓白肠胆者谓青肠胃者谓黄肠膀胱者谓黑肠下焦之所治也(《难经·三十五难》)滑寿注：“此以五藏之色分别五府，而皆以肠名之也。‘下焦所治’一句属膀胱。”

滑注先以概括之言提示“小肠”等“五府”为并列关系，接着针对“下焦之所治也”一句可能被误解为整段正文的总结之语，特别注明该句应“属膀胱”，从而提示原文标点应为：“小肠，谓赤肠；大肠，谓白肠；胆者，谓青肠；胃者，谓黄肠；膀胱者，谓黑肠，下焦之所治也。”

岐伯曰：伤寒一日，巨阳受之，故头项痛腰脊强。(《素问·热论》)王冰注：“上文云‘其脉连于风府’，略言也。细而言之者，足太阳脉，从巅入络脑，还出别下项，循肩髆内侠脊抵腰中。故头项痛，腰脊强。”

王注提示读者，该篇上文“其脉连于风府”是简略介绍足太阳膀胱经的循行部位，此处所言症状“头项痛腰脊强”的出现，实际正与该条经脉的循行部位有关。显然这样做的目的在于让读者把握经文行文脉络。

六、校勘

古籍在流传过程中，由于传抄翻刻等原因，常会有“讹、衍、夺、倒、错简”五类情况出现。所谓“讹”，又称为“讹文”，是抄刻错误的字；“衍”，又称为“衍文”，指抄刻时误增的字句；“夺”，又称为“脱”或“脱文”，指因水渍、虫蚀、抄刻不慎等原因而亡失的字句；“倒”，又称“倒文”，指句中误倒的文字；“错简”，指位置错乱，本应在彼而误置于此的文字。对于古籍中出现的这些问题，旧注常加校正。其校勘方法，归纳起来一般分为四种。

(一) 对校

即用同一部书的不同版本作核对依据的校勘方法。例如：

不可挂以发者，待邪之至时而发针泻矣，若先若后者，血气已尽，其病不可下。(《素问·离合真邪论》)林亿等新校正云：“按全元起本‘血气已尽’作‘血气已虚’，‘尽’字当作‘虚’字，此字之误也。”

全元起本为《素问》祖本，林亿以之为据校勘“尽”为“虚”之讹误。

以四乌鲗骨一藘茹二物并合之，丸以雀卵，大如小豆，以五丸为后饭，饮以鲍鱼汁，利肠中及伤肝也。(《素问·腹中论》)林亿等新校正云:“按别本‘肠中’一作‘伤中’。”

此例乃林亿据别本对校,指出其异文,以供读者参稽。

(二)他校

即用他书(如所引之书或宗于是书所撰之作)进行校勘的方法。例如:

气虚身热,此谓反也。(《素问·刺志论》)林亿等新校正云:“按《甲乙经》云:‘气盛身寒,气虚身热,此谓反也。’当补此四字。”

《甲乙经》是晋皇甫谧根据《素问》、《针经》和《明堂孔穴针灸治要》而编次的书,林亿等将《素问》与《甲乙经》比较,指出其脱文,属以宗于是书所撰之作进行校勘的他校法。

终始者,脉之纪也。(《难经·二十三难》)徐灵胎注:“《灵枢》终始篇云:‘终始者,经脉为纪。’”

一般认为《难经》大部分内容源于《内经》。此处徐氏以《灵枢·终始》校之,既说明《难经》此文出处,又显示其异以供参核,属于以所引之书校勘的方法。

(三)本校

即以本书内同篇或他篇论述同类问题的文字作勘误依据的方法。例如:

岁火太过,炎暑流行……身热骨痛而为浸淫。(《素问·气交变大论》)林亿等新校正云:“按《玉机真藏论》云:‘心脉太过,则令人身热而肤痛,为浸淫。此云“骨痛”者,误也。’”

考《素问·玉机真藏论》原文为“(夏脉)太过则令人身热而肤痛,为浸淫”。林亿等根据《气交变大论》此处在内容及行文风格上与它的相似性,将两者进行比较印证,得出“骨痛”为误的结论。这是以同书异篇文字为据进行校勘的方法。

燥淫所胜,平以苦湿,佐以酸辛,以苦下之。(《素问·至真要大论》)王冰注:“制燥之胜,必以苦湿,是以火之气味也。宜下必以苦,宜补必以酸,宜泻必以辛。清甚生寒,留而不去,则以苦湿下之。气有馀,则以辛泻之。诸气同。”林亿等新校正云:“按上文‘燥淫于内,治以苦温’。此云‘苦湿’者,‘湿’当为‘温’。文注中‘湿’字三,并当作‘温’。又按《六元正纪大论》亦作‘苦小温’。”

考同篇上文原为“燥淫于内,治以苦温,佐以甘辛,以苦下之”,又《六元正纪大论》亦有治燥,药食宜“苦小温”之说。故林亿等据同篇和异篇中治燥内容校出“湿”当为“温”,不但纠正了经文之讹,而且还指出了王注之误。

(四)理校

即在没有版本依据的情况下,唯据义理、语法、音韵、行文习惯等进行推断的方法。例如:

地有山石,人有高骨;地有林木,人有幕筋。(《太素·卷五·人合》)杨上善注:“‘幕’当为‘膜’,亦幕覆也。膜筋,十二经筋及十二筋之外裹膜分肉者,名膜筋也。”

“膜”、“幕”二字,前者从“肉”,后者从“巾”,本义有别。作为身体组织者,理应取“从肉”之“膜”,而非从“巾”之“幕”。故杨上善据义理加以勘正。

心脉搏坚而长,当病舌卷不能言……肺脉搏坚而长,当病唾血。(《素问·脉要精微论》)林亿等新校正云:“详下文诸藏各言色,而心肺二藏不言色者,疑阙文也。”

考该篇原文下有“肝脉搏坚而长,色不青,当病坠若搏……胃脉搏坚而长,其色赤,当病折髀……脾脉搏坚而长,其色黄,当病少气……”等语句,独此心肺二脏不言及“色”,因而林亿等推论此处有夺文现象。这属依行文习惯校勘的方法。

第二节 注释方法

如前所述，注释中最基本、最核心的工作是解释词义。古注在探求、训释词义时所采用的方法，一般可概括为形训、音训、义训三种。

一、 形训

形训是从分析汉字形体结构入手，来探求和解释其本义的方法。即所谓“学者之考字，因形以得其义”(《广雅疏证·叙》)。

汉字是属于表意体系的书写符号。其中象形、指事、会意三类，字形能比较确切地体现它们所表达的意义；而属于形声结构的一类，字形中的意符亦能体现它所表示的意义属类。正是基于汉字的这一特点，有了因形求义的方法。例如：

灋 刑也。平之如水，从水；廌以触不直者去之，从廌去。(《说文·廌部》)

犬 象形。孔子曰：“视犬之字如画狗也。”(《说文·犬部》)

赤 南方色也。从大火。(《说文·赤部》)

北 乖也。从二人相背。(《说文·北部》)

术 按六书本义，术字篆文，象其根干枝叶之形。(《本草纲目·卷十二·术(释名)》)。

需要指出的是：首先，因形求义的“形”，应是古文字阶段能够体现原始造字意图的字形。如许慎《说文解字》就是根据小篆，或佐之以籀文来分析汉字形义关系的。正因为如此，其大部分解说基本可信。但即便是小篆字形，亦有一部分已难反映原始造字意图，故许慎的说解又存在个别错误。其次，基于文字在初造之时的表意特征，对古籍中有些原本用其本义的字词，如《素问·刺腰痛》“阳明令人腰痛，不可以顾”中的“顾”、《黄帝内经素问注·序》“欲诣扶桑，无舟莫适”中的“适”；因其形而求本义固无不可，但世人用字之时，毕竟常取其引申义或假借义，因此形训一法，实际应用有限。

二、 声训

声训又称“音训”，是以字的读音为线索来探求字词含义的方法。通常以音同、音近之字来训释字词含义。

陈澧云：“上古之世，未有文字，人之言语，以声达意，肖乎意而出音也。文字既作，意与声皆附丽焉。”(《说文解字诂林补遗〈说文声表自序〉》)正是由于义与声、声义与文字存在着这种内在联系，因此，同义字词的古今不同，常常是声韵相转。例如方以智《通雅》曰：“尔、汝、而、若、乃，一声之转。”另一方面，文字孳乳异形，亦每每以声相贯，如“古、诂、故、固、痼”之类。因此，在许多情况下，因声求义不但可行，而且宜行。正如戴震所云：“疑于义者，以声考之；疑于音者，以义考之。”(《六书音韵表序》)

声训这一方式，发端于先秦，如《论语·颜渊》：“政者，正也。”《孟子·滕文公上》：“痒者，养也。”汉代已颇盛行，刘熙《释名》便是声训的代表作。真正从理论上进行系统总结并取得丰硕成果，则是自清乾嘉以降。段玉裁、朱骏声、王氏父子、俞樾、孙诒让等，都是十分重视音义关系的训诂名家。

从声训的实际应用来看，以破通假、求语源者居多。

（一）破通假

王念孙曰："字之声同声近者，经传往往假借。"（《经义述闻序》）王氏此处所谓"假借"是指本义原无关涉，仅凭声音联系（或古音相同；或古音相近）而于行文中一字临时充代另一字的通假现象。对于这种情况，"学者以声求义，破其通假之字，而读以本字，则涣然冰释"。例如：

味过于辛，筋脉沮弛，精神乃央。（《素问·生气通天论》）王冰注："央，久也。"林亿等新校正云："按：此论味过所伤，难作精神长久之解。'央'乃'殃'也，古字通用，如'膏粱'之作'高梁'，'草滋'之作'草兹'之类，盖古文简略，字多假借用者也。"

此例中王冰强解"央"为"长久"，乃不明声训所致之误。林亿等人根据字音并结合文意，认识到这里原文使用的是假借之字，求得其本字为"殃"，文理遂顺。

其不痛不仁者，病久入深，荣卫之行涩，经络时疏，故不通；皮肤不荣，故为不仁。（《素问·痹论》）于鬯云："'通'即读为'痛'。'痛'、'通'并谐'甬'声，故得假借。《甲乙经·阴受病发痹》篇作'痛'，正言也；此作'通'，假字也。不省'通'为假字，则既言'疏'，又言'不通'，义反背矣。而或遂以'通'为误字，则不然。故不烦改'通'为'痛'。"（《香草续校书·内经素问》）

此例于氏从声训的角度论证"通"、"痛"偏旁相同，属于谐声通假，并结合医理及他校证据予以佐证，可谓言之凿凿，令人信服。

总之，破通假的方法是"考之文意，参之古音"。需要注意的是：二字古音相同相近，只是具备了通假的可能性；是否确实找到本字，除要审视以之释义是否文理皆顺外，还要看是否有其它相关古代文献资料的佐证。

（二）求语源

总结语言现象不难发现：词的语音形式与其所表达的事物或意义之间，没有必然的、固有的联系；但人们有时又可能用相同相近的语音形式来表达若干具有某种联系或某种共同点的不同事物或意义。后者正是"音义相关"、"声义同源"现象客观存在的原因。我们常把那些具有共同语源的词称为"同源词"。同源词的特点就在于：读音相同相近，意义相关相通。如上文的"古、诂、故、固、痼"，皆由"古"得声，不离"久、旧"之义；乭、径、泾、经、茎、胫、颈等，皆由"乭"得声，不离"直"义。不仅如此，某些字即便没有共同谐声偏旁，如果确实符合"古音相同相近，彼此词义也相通"的特点，仍可视为同源字。如"疗、愮、药"。

将具有共同语源的词一一寻出，弄清其系统源流，固然属于"求语源"，但因过于专业，有关内容一般仅见于专著之中；古注中更常见的"求语源"的声训形式，还是在推寻事物命名原因过程中所采用的用同源词作注的方法，即以语音为线索，寻求被释词的同源词，以之训解被释词。例如：

蓍，按班固《白虎通》载孔子云："蓍之为言耆也。"老人历年多，更事久，事能尽知也。（《本草纲目·卷十五·蓍》）

此例李时珍所征引的《白虎通》原文，正是从"蓍"、"耆"音近义通的同源词角度，以"耆"释"蓍"。

督脉者，起于下极之俞。（《难经·二十八难》）滑寿注："督之为言都也，为阳脉之海，所以都纲乎阳脉也。”

此例滑氏认为“督”、“都”音近义通，为同源词，故以“都”释“督”。

大法秋宜下。凡服下药，用汤胜丸，中病即止，不必尽剂也。(《伤寒论・辨可下病脉证并治》)成无己注：“汤之为言荡也，涤荡肠胃，溉灌脏腑，推陈燥结，却热下寒，破散邪疫……水能净万物，故胜丸散。”

此例成氏以“荡”释“汤”，从而推寻“汤”之命名由来及其剂型功用特点，显然基于“汤”“荡”古音相同以及“汤”的功用特点能够体现“荡”义。

诚然，用同源词作注，可以沟通被释词与训释词之间语源上的亲缘关系，并有助于人们理会事物命名的缘由；但不可忽视的是：这种声训方法的关键，在于释词与被释词必须具有同源关系。否则，妄用一些只是语音偶然相同相近，而意义原本风马牛不相及的非同源词去训解，则不免有“牵强附会”之嫌。如《释名・释疾病》中的“痔，食也，虫食之也”、“病，并也，与正气并在肤体中也”之类，显属臆断，难以服人。

三、义训

义训是本着“以今释古、以通释僻、以易释难、以具体释抽象”原则而直陈词义的方法。义训区别于形训、声训之处在于：它不是也无需通过字形或声音的辨析而定义。义训的方法主要有：

(一) 直训

即用同义词或近义词加以训释的方法。其常见格式为“某，某也”。例如：

黄帝问曰：用针之服，必有法则焉，今何法何则？岐伯对曰：法天则地，合以天光。(《素问・八正神明论》)王冰注：“服，事也。法，象也。则，准也，约也。”

此例王冰所注皆以单音词释单音词。

帝曰：肠澼便血何如？(《素问经注节解》)姚止庵注：“按：肠澼，痢疾也，今世下利见红白积者是也。”

此例姚注中以“痢疾”释“肠澼”，系以双音词释双音词。

(二) 义界

又称“界说”。是用一个词组或一句话，甚至几句话为被释词下定义或对其内涵进行阐述的方法。即黄侃所云：“义界者，谓此字别于他字之宽狭通别也。凡以一句释一字之义者，即谓之义界。”(《文字声音训诂笔记》)例如：

帝曰：藏象何如？(《素问・六节藏象论》)王冰注：“象谓所见于外，可阅者也。”

三七，肾气平均，故真牙生而长极。(《素问・上古天真论》)王冰注：“真牙，谓牙之最后生者。”

以上两例属于以定义方式解说。

太阳之脉，其终也，戴眼，反折，瘛疭，其色白，绝汗乃出，出则死矣。(《素问・诊要经终论》)王冰注：“戴眼，谓睛不转而仰视也……绝汗，谓汗暴出如珠而不流，旋复干也。”

赤如衃血者死。(《素问・五藏生成篇》)王冰注：“衃血，谓败恶凝聚之血，色赤黑也。”

以上两例属于以描述方式解说，即通过描述被释词所表示事物的形貌、状态等反映出事物的特点。

手如握虎者，欲其壮也。(《素问·针解篇》)王冰注："壮，谓持针坚定也。《针经》曰：'持针之道，坚者为实。'则其义也。"

经病者治其经，孙络病者治其孙络血，血病身有痛者治其经络。(《素问·三部九候论》)王冰注："《灵枢经》曰：'经脉为里，支而横者为络，络之别者为孙络。'由是孙络，则经之别支而横也。"

以上两例属于以引证方式解说，即借助他书文字来协助说明释词。

呻，吟也。从口，申声。(《说文·口部》)段玉裁注："呻者吟之舒，吟者呻之急，浑言之则不别也。"

帝曰：夫子数言热中消中，不可服高梁芳草石药，石药发瘨，芳草发狂。(《素问·腹中论》)王冰注："多饮数溲，谓之热中；多食数溲，谓之消中。多喜曰瘨，多怒曰狂。"

以上两例属于以比较的方式解说，即运用结构相似的训释词句解释意义相近而同中有别的被释词。

帝曰：善。何以知怀子之且生也？岐伯曰：身有病而无邪脉也。(《素问·腹中论》)王冰注："病，谓经闭也。"

毒药攻邪，五谷为养。(《素问·藏气法时论》)王冰注："药，谓金玉土石草木菜果虫鱼鸟兽之类，皆可以祛邪养正者也。然辟邪安正，惟毒乃能，以其能然，故通谓之毒药也。"

以上两例属于以狭义释广义的方式解说，即对概括性较高或比较抽象的词语的含义，进行具体界定。

平心脉来，累累如连珠，如循琅玕，曰心平。(《素问·平人气象论》)王冰注："琅玕，珠之类也。"

少阴所主为疡胗身热。(《素问经注节解·六元正纪大论》)姚止庵注："按：疡，疮属。胗，痱类。是皆君火外达于肌肤而然也。"

以上两例属于以广义释狭义的方式解说，即用外延较大的词语界定外延较小的词语。

故风胜则动。(《素问·六元正纪大论》)王冰注："动，不宁也。"

死心脉来，前曲后居，如操带钩，曰心死。(《素问·平人气象论》)王冰注："居，不动也。"

以上两例属于以否定的方式解说，即在被释词的反义词前，加以否定词的形式进行训释。

第三节 古书注释的体例与术语

一、常见古注的体例特点

(一) 传

多属对原文义理的阐述及事实的充实之类。清人马瑞辰云："盖诂训第就经文所言者而诠释之，传则并经文所未言者而引申之。"(《毛诗故训传名义考》)一般说来，"传"侧重于引申发挥经旨，既可行传者本人之见，亦可引述前人之说，如《毛诗故训传》、《春秋》“三传”等等。

(二) 注

即注解的通称，其内容十分广泛，除释词、串讲、分析句读、阐述义理外，还包括校勘文字、说明典章制度等。唐·贾公彦所云“注者，注义于经下，若水之注物也”，是对“注”命名由来的形象揭示。郑玄的“三礼”注、王冰的《黄帝内经素问注》等，皆为直接以“注”命名的代表之作。

(三) 笺

一般指在前人传注的基础上作进一步的补充说明。前人传注言简意隐者，以具体显豁之言阐释之；乖于己见者，直陈己意以匡正之。东汉郑玄的《毛诗笺》是此体例最早的代表，郑氏云：“注诗宗毛为主，其义若隐略，则更表明；如有不同，即下己意，使可识别也。”（《毛诗正义》引）究其名“笺”之由，多认为与“笺”的“表也，识也”义有关，如《四库全书总目提要》曾云：“康成特因毛传而表识其傍，如今人之签记，积而成帙，故谓之笺。”

(四) 疏

又称“正义”、“义疏”等。其特点在于不仅对古籍原文作注，而且对前人传注的内容进行再注释。所以如此，缘于语言的迅速变化发展或前人传注的过于隐略。南朝经学家皇侃治《礼记》、《论语》、《孝经》等，均撰有“义疏”，惜多亡佚，今仅存《论语义疏》。唐朝孔颖达等所撰五经“正义”虽在采集前人之说上有墨守失察之疵，但其承前启后的贡献，功不可没。

二、常用注释术语简表（表5－1）

表5－1 常用注释术语简表

类别	术语	例句	用途
注字音 释通假	△，读若某	瘥，跛病也。从疒，盍声。读若胁，又读若掩。（《说文》）	一般用于注音有时用于释通假
	△，读如某	竟信其志。（《礼记·儒行》）郑玄注：“信读如屈伸之伸，假借字也。”	
	△，读为某	小腹急痛，泄如下重。（《难经·十六难》）滑寿注：“如读为而。”	一般用于释通假
	△，读曰某	毋令专乡贰师军。（《汉书·李陵传》）颜师古注：“乡读曰向。”	
	△，读作某	厌之令人呼噫嘻。（《素问·骨空论》）吴昆注：“厌读作压。”	
	△，通某	肺咳不已……咳而遗矢（《素问·咳论》）高士宗注：“矢通屎。”	
	△，与某通	人役而耻为役，由弓人而耻为弓。（《孟子·公孙丑上》）朱熹注：“由，与犹通。”	
	△，与某同	肾者，作强之官，伎巧出焉。（《素问·灵兰秘典论》）张介宾注：“伎，技同。”	
	△，之言某也	春日载阳，有鸣仓庚。（《诗·豳风·七月》）郑玄注：“载之言则也。”	一般用于释通假或推究语源
	△，之为言某也	医之为言意也。（《后汉书·郭玉传》）	
诠释词义词性	△，某也	菀陈则除之者，出恶血也。（《素问·针解篇》）王冰注：“菀，积也。陈，久也。除，去也。” 高梁之变，足生大丁。（《素问·生气通天论》）王冰注：“高，膏也。梁，粱也。”	用于直训或用于释通假
	△，某也，某也	发生之纪……土疏泄，苍气达。（《素问·五常政大论》）王冰注：“达，通也，出也，行也。”	
	某为△	天下之民，以比三凶，谓之饕餮。（《左传·文公十八年》）杜预注：“贪财为饕，贪食为餮。”	用于说明近义词之间的细微差别
	某曰△	足太阳脉厥逆，僵仆呕血善衄。（《太素·经脉厥》）杨上善注：“后倒曰僵，前倒曰仆。”	
	某谓之△	望而知之谓之神，闻而知之谓之圣，问而知之谓之工，切脉而知之谓之巧。（《难经·六十一难》）	

（续表）

类别	术语	例句	用途
诠释词义词性	△，谓某也 △，言某也	治之要极，无失色脉，用之不惑，治之大则。（《素问·移精变气论》）王冰注："惑，谓惑乱。则，谓法则也。言色脉之应，昭然不欺，但顺用而不乱纲纪，则治病审当之大法也。"	用于以通俗具体之语对被释词作阐述发挥
	△，某貌 △，某状	腠理开则洒然寒，闭则热而闷。（《素问·风论》）王冰注："洒然，寒貌。闷，不爽貌。" 足太阳之疟……先寒后热，熇熇暍暍然。（《素问·刺疟》）王冰注："熇熇，盛热状。"	用于表示被释词的性质、状态
	△，某属 △，某别	能，熊属。（《说文·能部》） 稗，禾别也。（《说文·禾部》）	用于表明被释词的性质、种属
	△，犹某也	刺病不诊，听病者言在头，头疾痛，为藏针之，刺至骨病已。（《素问·长刺节论》）。王冰注："藏，犹深也，言深刺之。"	用于以引申义解释被释词
	△，所以某也	淇水滺滺，桧楫松舟。（《诗·卫风·竹竿》）毛传："楫，所以櫂舟也，舟楫相配，得水而行。"	用于表明被释词用途
	△，某词也 △，辞也	者，别事词也。（《说文·白部》） 采采芣苢，薄言采之。（《诗·周南·芣苢》）毛传："薄，辞也。"	用于表明虚词
正字误辨异形	△，当为某 △，当作某	此下则因阴，必下脓血，上则迫胃脘，生鬲……难治。（《素问·腹中论》）王冰注："'生'当为'出'，传文误也。" 少阴所至为惊惑恶寒战慓谵妄。（《素问·六元正纪大论》）王冰注："今详慓字当作慄字。"	用于校正讹字
	△，即某 △，同某	蓬生麻中，不扶自直；白沙在泥，与之皆黑。（《大戴礼记·曾子制言上》）王引之注："沙即今之纱字。" 癕，同癰。（《字汇·疒部》）	用于注明异体字或古今字
	△，为某之古体 △，古文某	御，使马也。驭，古文御。（《说文·彳部》）	用于注明古今字
	△，为某之异体 △，为某之俗字 △，或作某	惒，俗"和"字。（《正字通·心部》） 瞠，直视也。或作憆。（《集韵·庚韵》）	用于注明异体字

第六章
标　　点

导学

通过本章的学习，了解错误标点的原因，掌握标点的方法，进而提高阅读古籍、标点古籍的能力。

标点，是指应用现代标点符号对古代书面语言点断或标明，以表示语句的停顿和语气，或标明语句的性质和作用。

古书一般是没有断句的，古人读书要自己断句。古人断句，最早常用“、”号作标志。在文句语意已尽处，点在字的旁边，叫“句”；在文句语意未完而需要停顿的地方，点在两个字的中间，叫“读”(dòu)。两者合称句读，又称句投、句断、句逗等。到了宋代，通俗读物上开始应用圈号(○)作为句号，用点(、)号作为读号，因此句读又称圈点。但是，这样加句读的书，还是很少的，直到清末，一般的书籍仍旧是不断句的。“五四”运动后，白话文才陆续采用了新式标点符号断句，给阅读学习带来了很大的方便。

古人很重视句读的基本训练。《礼记·学记》说：“一年视离经辨志。”就是说，入学一年就要考查“离经辨志”，即句读经典的能力。我们现在经常使用的中医古籍，一般经过了标点整理，阅读起来方便多了。但中医古籍浩如烟海，总数在万种以上，经过整理的还只是一小部分，大多数尚未整理，而且有些标点本也每每存在不当或错误之处。尤其有些电子版古籍，差错很多，使用时必须认真核查原著。因此，标点是阅读和整理古籍的基本功夫。我们为了准确地阅读、使用古籍，就必须了解标点古籍的知识，熟悉标点的一般方法，并在阅读中不断实践，逐步培养、提高自己标点古籍的能力。

第一节　标点的方法

标点是一项综合性的知识训练，没有什么简捷的方法，除了必须具备扎实的古代汉语基础和深厚的古代文化常识，以及系统的专业知识外，主要是要多读古书，反复实践。随着阅读古籍数量的增加，积累的语言知识更加丰富，领悟古人语意的能力渐趋增强，标点断句的功夫自然也就提高了。

在具体的标点实践中，主要注意以下几个方面。

一、反复通读原文，辨明语意

标点古文，必须真正读懂原文。首先要反复通读全文，了解全文的大意，认真研究具体语境中的词汇含义，分析上下文关系，推敲比较，仔细琢磨，反复考虑标点后的每一句话是否都能讲得通，是否都符合情理。

例一：

陶节庵曰。去实热。用大黄。无枳实。不通温经。用附子。无干姜。不热发表。用麻黄。无葱白。不发吐痰。用瓜蒂。无淡豉。不涌。(《医方集解》第62页，上海卫生出版社1957年版)

陶氏原意在于强调枳实、干姜、葱白、淡豉在治疗中的重要作用，而断句者没明白全文的意思及陶氏强调的重点，而是弃枳实、干姜、葱白、淡豉而不用，致使许多句子讲不通，如果照此处方，更要贻误病家。正确的标点应为：

陶节庵曰："去实热用大黄，无枳实不通；温经用附子，无干姜不热；发表用麻黄，无葱白不发；吐痰用瓜蒂，无淡豉不涌。"

例二：

清朝汤文正公抚关时，日给惟荠韭。其公子偶市一鸡，公知之，立召公子，跪庭下责之曰：恶有士不嚼菜根而能作百事哉？即遣去。(王士雄《随息居饮食谱》第146页，江苏科学技术出版社1983年版)

若按上文标点，则很可能理解成汤文正公召来公子后，自己跪于庭下责难之。从常理上看，这完全不符合古代礼仪；从逻辑上看，该责难的是公子。如此错误，乃是误逗的原因。正确的标点是：

清朝汤文正公抚关时，日给惟荠韭。其公子偶市一鸡，公知之，立召公子跪庭下，责之曰：恶有士不嚼菜根而能作百事哉？即遣去。

例三：

龙者，鳞虫之长王，符言其形有九，似头，似驼角，似鹿眼，似兔耳，似牛项，似蛇腹，似蜃鳞，似鲤爪，似鹰掌，似虎是也。(李时珍《本草纲目》第1202页，人民卫生出版社1957年影印本)

上面的断句错误非常多，首先不应该在"王"字后断开，而应断在"长"之后，因为"王符"是人名，他是东汉时期著有《潜夫论》一书的学者。其次，由于粗心，没有仔细揣摩、分析句子结构和上下文的文义，导致了"九"之后的一系列错误断句。下面一连串的句子都存在明显的结构上的毛病，都缺少主语成分。如"似头"究竟似"什么头"；再如"似鲤爪"句，如果"鲤"是鲤鱼，那么"鲤鱼"居然会长出"爪"来，这些明显的语病简直令人啼笑皆非。其实很明显，这是描述"龙"的形态特征的一段文字。正确标点应该是：

龙者，鳞虫之长。王符言其形有九似：头似驼，角似鹿，眼似兔，耳似牛，项似蛇，腹似蜃，鳞似鲤，爪似鹰，掌似虎是也。

二、注意语法现象，重视虚词

古代汉语语法有其独特之处，如实词活用现象比较多，特殊语序也很常见，尤其是虚词使用很普遍。因此，有时可以直接根据这些语法特点来加标点断句。

例一：

然则人之病，非气之病，人人自病耳。夫人秉天之六气以生六腑，秉地之五行以生五脏，由五脏、六腑化生十二经络。五官、九窍、四肢、百骸，此皆有形之质，无一不与天地合；由有形之质生无形之气，以无形之气运有形之质，亦无一不与天地合。盖阴阳和，则万物阜；六气和，则百脉畅，情理自然，反之则病。故曰非气之病，人人自病也。(《医学探源》点校本第234页，上海中医学院出版社1987年版)

这一小段文字中，首句是论点，末句是结论，中间部分是对论点的具体论述。然而论点首先让人疑惑不解。“人之病”当然不是“气之病”，却又为何是“人人自病”呢？仔细琢磨后，我们不难看出，原来这里讨论的“人之病”，是指人体自身平衡失调造成的，而不是“气”使人病的。首句中第一个“病”字是名词，义为疾病。第二个“病”字为使动用法，其宾语是“人”。“病人”的意思是“使人生病”。因此，首句第三个分句中第一个“人”字当属上。由于断句者疏略了“病”字的使动用法，因而造成了误读。同样的道理，这段文字末句中第二分句第一个“人”字也当属上。现标点如下：

然则人之病，非气之病人，人自病耳。夫人秉天之六气，以生六腑；秉地之五行，以生五脏；由五脏六腑，化生十二经络。五官、九窍、四肢、百骸，此皆有形之质，无一不与天地合；由有形之质生无形之气，以无形之气运有形之质，亦无一不与天地合。盖阴阳合，则万物阜；六气如，则百脉畅。情理自然，反之则病。故曰非气之病人，人自病也。

南朝梁·刘勰在《文心雕龙·章句》中指出：“夫、惟、盖、故，发端之首唱；乎、哉、矣、也，送末之常科。”也就是说，某些虚词，具有指示标点的作用。如“夫”、“盖”、“粤”、“第”、“凡”、“设”、“而况”、“然则”等，经常用于句首，一般可在它们的前面断句；“乎”、“哉”、“也”、“矣”、“耶”、“欤”、“耳”、“而已”等，经常用于句尾，一般可在它们的后面断句。根据这些规律，标点时，我们可以结合上下文的具体情况，利用虚词来帮助标点。当然，这必须以文通理顺为前提。

例二：

夫偏风者为风邪偏客于身一边也人体有虚者风邪乘虚而伤之故为偏风也其状或不知痛痒或缓纵或痹痛是也(《太平圣惠方·治偏风诸方》)

句中“夫”出现一次，“也”出现三次，“者”出现二次，“或”出现二次。全文只有八句，每句都有虚词作为标志，为标点提供了便利，现将其标点如下：

夫偏风者，为风邪偏客于身一边也。人体有虚者，风邪乘虚而伤之，故为偏风也。其状或不知痛痒，或缓纵，或痹痛是也。

例三：

人之所藉以生者气也气者何阴阳是也夫阴与阳可以和而平可以乖而否善摄与否吉凶于是乎歧之夫惟摄之不能以皆善也故偏寒偏热之病始莫逃于乖否之余矣(王履《医经溯洄集·积热沉寒论》)

在这段文字中，“者”出现两次，表停顿，“也”出现两次，表止句，可在“者”、“也”后点断。“夫”出现两次，“故”出现一次，可在“夫”、“故”前点断。“而”字出现两次，分别连结“和”与“平”、“乖”与“否”两组形容词，因此也可根据文意在“平”和“否”后逗开。值得注意的是“吉凶于是乎歧之”中的“乎”字，当仔细辨析。在这里，“乎”是句中语气词，起舒缓语气的作用，故不能在此后点断。若在“乎”字后点断，“吉凶于是乎”中只有并列词组“吉凶”和介宾词组“于是”，则不成为句子。可见利用虚词进行句读，也不能死搬硬套。标点如下：

人之所藉以生者，气也。气者何？阴阳是也。夫阴与阳，可以和而平，可以乖而否，善摄与否，吉凶于是乎岐之。夫惟摄之不能以皆善也，故偏寒偏热之病，始莫逃于乖否之余矣。

三、注意文体句式，利用韵脚

古人写文章，常常讲究对偶、排比或押韵，因而形成诗、词、歌、赋等多种文体。中医古籍，也有很多是歌赋体写成的。充分利用古代文体的句式或押韵特点，可以帮助断句。

例一：

医者意也药者疗也医不能活人虽熟读金匮石室之书无益也药不能中病虽广搜橘井杏林之品无当也在昔集验之论伤寒则曰伤寒症候难辨慎勿轻听人言妄投汤药济众之论瘟疫则曰瘟疫不拘于胗古方今多不验弗药无妨(《理瀹骈文》)

该段文字，由以下三组偶句构成，把握了它的句式特点，很容易将标点点出。

医者，意也；

药者，疗也。

医不能活人，虽熟读《金匮》、《石室》之书无益也；

药不能中病，虽广搜橘井、杏林之品无当也。

在昔《集验》之论伤寒，则曰：伤寒症候难辨，慎勿轻听人言，妄投汤药；

《济众》之论瘟疫，则曰：瘟疫不拘于胗，古方今多不验，弗药无妨。

例二：

今夫五藏之有疾也譬犹刺也犹污也犹结也犹闭也刺虽久犹可拔也污虽久犹可雪也结虽久犹可解也闭虽久犹可决也或言久疾之不可取者非其说也夫善用针者取其疾也犹拔刺也犹雪污也犹解结也犹决闭也疾虽久犹可毕也言不可治者未得其术也(《黄帝内经·灵枢·九针十二原》)

文中用比喻的方法论述疾病的形成和治疗。整段文字用了一系列的短句排比构成。正确的标点是：

今夫五藏之有疾也，譬犹刺也，犹污也，犹结也，犹闭也。刺虽久，犹可拔也；污虽久，犹可雪也；结虽久，犹可解也；闭虽久，犹可决也。或言久疾之不可取者，非其说也。夫善用针者，取其疾也，犹拔刺也，犹雪污也，犹解结也，犹决闭也。疾虽久，犹可毕也。言不可治者，未得其术也。

凡属于韵文，例如诗、词、曲、赋以及汤头歌诀等，都可以依靠韵脚来断句。因为韵文的特点除了句式整齐外，还讲究押韵，读之朗朗上口，便于记忆，因而韵脚也就成为标点的重要依据。押韵的规律，一般都在偶句。

例三：

三十六病千变万端审脉阴阳虚实紧弦行其针药治危得安其病虽同脉各异源子当辨记勿谓不然(《女科要旨·杂病》)

句中的“端、弦、安、源、然”都是韵脚。据此，我们可以顺利标点为：

三十六病，千变万端；审脉阴阳，虚实紧弦；行其针药，治危得安；其病虽同，脉各异源；子当辨记，勿谓不然。

例四：

太虚廖廓肇基化元万物资始五运终天布气真灵总统坤元九星悬朗七曜周旋曰阴曰阳曰柔曰刚幽显既位寒暑弛张生生化化物品咸章(《黄帝内经·素问·天元纪大论》)

全文都是四句,属首句不押韵,然后隔句一押韵,前后用了两上韵部,前半部的韵脚分别是"元"、"天"、"元"、"旋"。后半部首句押韵,韵脚分别是"阳"、"刚"、"张"、"章"。标点为:

太虚廖廓,肇基化元,万物资始,五运终天,布气真灵,总统坤元,九星悬朗,七曜周旋,曰阴曰阳,曰柔曰刚,幽显既位,寒暑弛张,生生化化,物品咸章。

第二节 错误标点的原因

古文断句标点的正误,直接关系到对文章意义理解的正误,若对中医药古籍中有关诊断、治疗与用药等方面的内容,出现错误理解断句,严重时会危害到病人的生命。因此分析他人误读的原因,有利于我们引以为戒,正确地断句标点古书。错误标点的原因主要有以下几方面。

一、 不明语意

没有反复钻研原文,词义不清,语意不明,是造成误读的主要原因。

例一:

医家分邪气正气,鄙见以为有顺逆无邪正分;水火,其实有升降无水火。(《戒庵老人漫笔·论医》215页,中华书局1982年版)

标点者由于没有弄清楚全句语意,以致卒不可读。正确标点当作:

医家分邪气、正气,鄙见以为有顺逆,无邪正;分水火,其实有升降,无水火。

例二:

上四味,末之,内真朱为色,炼蜜丸如麻子大,先食,酒饮下三丸,日再,夜一服,不知稍增之。(《金匮要略语译》102页,人民卫生出版社1974年版)

"知",扬雄《方言》云:"差、间、知,愈也。南楚病愈者或谓之差,或谓之间,或谓之知。知,通语也。"扬雄说明"知"是古代方言"愈"之谓。上面这段文字,说的是赤丸方的制作及服法。最后一句"不知稍增之"是紧缩的假设复句,意为"如果不愈,则当逐渐增加服药量"。在假设分句"不加"后断开,既明示了这个句子的假设意义,又能确切体现古代方言"知"的词义。若不断,则有可能将"稍增之"当作"知"的宾语而引起误解。正确标点如下:

上四味,末之,内真朱为色,炼蜜丸如麻子大。先食,酒饮下三丸,日再,夜一服。不知,稍增之。

二、 不懂医理

中医药博大精深,如果没有系统的学习、专门的研究,不熟悉中医药专业知识,往往容易误读。

例一:

首列六经病,次列霍乱易复并痉湿、暍汗、吐下,后列辨脉、平脉。(《清史稿·张志聪传》,

中华书局 1977 年版)

标点者由于不懂得痉、湿、暍是三种病症,而汗、吐、下是三种治疗方法,以致破读、误读。正确的标点应该为:

首列六经病;次列霍乱、易复,并痉、湿、暍,汗、吐、下;后列辨脉、平脉。

例二:

按《本草》,薏苡仁上等上上之药,为君主养命,多服不伤人。(《游宦纪闻》卷五,中华书局 1981 年版)

标点者不懂得中医"君臣佐使"的组方原则而致误。"君"指治疗疾病的主药,即《素问·至真要大论》所说"主病之谓君"。正确标点当为:

按《本草》,薏苡仁上等上上之药,为君,主养命,多服不伤人。

例三:

(凌云)乃令二人坚持之,用凉水喷面,针其心次,补泄并施。不逾时,狂疾顿除。(《古今图书集成·医部全录》第五十九册卷五百十二,第 111 页,通俗图书刊行社刊行)

这里记的是明代医家凌云以针刺术治病的案例。然"刺其心次",难以理解。古书未见"心次"这一穴位。详究其文,是说凌云先针其心,次补泄并施。"次",在这里表排列顺序,当属下为句。"针其心",是说针心俞穴。此穴在背部,属足太阳膀胱经,主治心脏疾,与下文所说"狂疾顿除"正合。如果稍能懂得一点针刺、经络、穴位等方面的常识,也就不会点出错了。正确的标点是:

(凌云)乃令二人坚持之,用凉水喷面,针其心,次补泄并施,不逾时,狂疾顿除。

三、不谙文史

在中医经籍中常常涉及一些历史人物和历代医家,涉及他们的姓氏、称号、别名、籍贯、所任官职的名称、所著医籍的书名,涉及古代的天文、地理、风俗习惯、典章制度等等,如果对这方面的知识不甚了解,那么在标点中医古书时,也很容易出差错。

例一:

自辛卯春。迁任吴閶。得见云间秦子皇士之书。名曰症。因脉治施。子宇瞻昆季所刊也。(《中国医籍考》第 585 页,人民卫生出版社 1956 年版)

由明朝秦景明撰,清朝秦皇士补撰的四卷医书《症因脉治》,由施宇瞻兄弟于 1765 年刊行。断句者不谙医学史上这一史实,硬将《症因脉治》这一书名点破,擅自改名为《症》;又不知"施宇瞻"三字是人名,"昆季"即古代兄弟之称,因而又将人名也点破。现改正如下:

自辛卯春,迁任吴閶,得见云间秦子皇士之书。名曰《症因脉治》,施子宇瞻昆季所刊也。

例二:

《南史》范云:初,为陈武帝属官,武帝九锡之,命在旦夕,忽感寒疾,恐不获愈。(《养生四要》卷五,中国中医药出版社 1996 年版)

点校者不明"九锡"是魏晋六朝权臣篡位之先声,此指陈武帝称帝事。《南史·范云》:"武帝九锡之出,云忽中疾。"因此,正确标点是:

《南史》:"范云,初为陈武帝属官,武帝九锡之命在旦夕,忽感寒疾,恐不获愈。"

四、不事校勘

中医古典书籍流传年代久远,传抄翻刻之间,不可避免地会出现讹误、缺脱、错乱的现象,倘若不注意校勘，往往会弄错句读。

例一：

夫上古圣人之教下也，皆谓之虚邪贼风，避之有时，恬憺虚无，真气从之，精神内守，病安从来。（《黄帝内经素问译释》第3页，上海科学技术出版社1981年版）

考林亿《新校正》曰："按全元起注本云：'上古圣人之教也，下皆为之。'《太素》、《千金》同。杨上善云：'上古圣人使人行者，身先行之，为不言之教。不言之教胜有言之教，故下百姓仿行者众，故曰下皆为之。'"据此，可以判断上文中"下也"二字误倒，"下"当属下为句。"谓"通"为"。当在"谓之"下句断。另外，"病安从来"是疑问句，句末当改用问号。这一切，由于断句者未校出例文而导致误读。天津科学技术出版社《黄帝内经集解・素问》即根据林亿等的校勘，标点此段为：

夫上古圣人之教也，下皆为之。虚邪贼风，避之有时，恬憺虚无，真气从之。精神内守，病安从来？

校注整理古籍，凡涉及改字之处，要十分慎重，尤其当校证不足时，不要随意改字。

例二：

是以圣人为无为之事，乐恬憺之能，从欲快志于虚无之守，故寿命无穷，与天地终。（《素问・阴阳应象大论》）

这段话，通行本大都是这样标点的。但清末著名考据学家胡澍《素问校义》认为"虚无之守"的"字"字"义不相属，守当为宇"。他考证说："宇与守形相似，因误而为守。"胡澍之说颇有影响，认为可据此校改者不少。其实，守字并不误，《云笈七签》卷三十五《至言总・养生篇》引作：

是以圣人为无为，事无事，乐恬憺，无纵欲快志，得虚无之守，故寿命无穷，与天地终。

标点时，尽量多参考些前人的校勘材料，辑录异文，也可帮助准确标点。

例三：

心脉搏坚而长，当病舌卷不能言；其耎而散者，当消环自已。（《内经》第28页，科学技术文献出版社，1996年版）

"当消环自已"，历来不能确解。王冰注谓："消谓消散，环谓环周。言其经气如环之周，当其火旺自消散也。"张景岳曰："消，尽也；环，周也。谓期尽一周即病自已矣。"王冰谓"消"的条件是"如环之周"，张介宾具体解释为"消尽"，条件是"尽一周"，而且一周病就自已了。这种解释，看似言之凿凿，实则望文生训，以意解经，前后矛盾。通过校勘发现：其一，《太素》、《甲乙经》作"当消渴自已。""消"变为"消渴"，是名词，并非王冰、张介宾所解为动词消散。其二，根据这段文章上下文的句型结构，肺脉、肝脉、脾脉、肾脉"耎而散"之脉象，皆有当病及解释，当病是病名，如：肺脉"当病灌汗，至令不复散发也"。肝脉"当病溢饮，溢饮者……"那么，"当消"的"消"也当为病名，《太素》、《甲乙经》作"消渴"，是病名，可为佐证。故该句当和上下文的句型结构一致，断为：当消，环自已。句中"环"字，如不依《太素》、《甲乙经》释为衍文，在这里也不能解释为名词，而是一个通假字，其本字是"旋"，立刻，很快的意思。该句经校勘并证以上下文文例，标点如下：

心脉搏坚而长，当病舌卷不能言；其耎而散者，当消，环自已。

第七章
语 译

导学

通过本章的学习,了解语译的标准,掌握语译的具体方法。

语译亦称今译,是指把古代书面语言翻译成现代汉语。

古今汉语语言特点不同,表现为用词、造句、语法、修辞、省略、简练等诸多方面。只有确切掌握古汉语词义,语译才能做到准确无误;只有具备扎实的现代汉语写作基础,才能做到文从字顺;而要达到言简意赅、辞采优美、行文典雅,则必须具备深厚的语言功底和灵活的表达技巧,还要经过反复推敲,加工润色。

我国对古文献的语译工作早在西汉时代就开始了。司马迁《史记》中的上古史部分,基本上是对《尚书》等古籍的编译。他为了人们阅读的方便,在引录时,把原文中一些难懂的字句作了更换,译成了当时易懂的通行语言。

同我国整个古籍的语译发展情况一样,中医古籍的语译也早有发端。晋・皇甫谧的《甲乙经》,隋・杨上善的《太素》,就带有用当时的语言分类节编《黄帝内经》的性质。在全元起、王冰、张介宾、马莳、李中梓等古代医家解释和串讲《内经》的注文中,都或多或少有对《内经》原文片段的节译。

今译是中医古籍整理和研究的一个重要方法和手段。一九八四年,卫生部中医司中医古籍整理办公室确定了十一部中医古籍为重点整理对象。其中对《素问》、《灵枢》、《伤寒论》、《金匮要略》、《太素》、《难经》、《脉经》、《中藏经》等古籍,还加以今译。近年来整理出版的中医典籍,也多配有今译。

总之,古代的语译是汉语今译的滥觞,汉语的今译正是在综合继承古语译和古注疏的基础上发展起来的。

第一节 语译的标准

清代启蒙思想家严复在《天演论》卷首的《译例言》中提出了著名的语译标准:信、达、雅。

信，就是忠实地反映原文，语言准确；达，就是明白地表达原文，语言通顺；雅，就是规范地再现原文，语言优美。这三个标准仍然是我们今天语译所遵循的原则。

一、保持原貌，符合原意

语译必须做到语言准确，符合原文意思，不能随心所欲地添枝加叶，或望文生义地穿凿附会，这就是“信”。要做到“信”，关键是掌握词义。

1. 掌握词的本义、引申义与比喻义，注意古今词义的差异

【例一】将军以为不然。佗舍去，妇稍小差。（《华佗传》）

【语译】将军认为华佗说的不对。华佗离开后，这位妇女渐渐有所好转。

“稍”古义多作“渐渐”解。《说文》：“稍，出物有渐也。从禾，肖声。”段玉裁注：“凡古言稍稍者，皆渐进之谓。”直到唐宋，一般还用这个意义。“小”、“少”本一字，“少”即古之“稍微”之义。

【例二】伤身而胎不去。（《后汉书·华佗传》）

【语译】伤了胎孕，但胎儿没有生下来。

身的甲骨文写法突出人的腹部，像人有身孕的样子，即娠的本字。“身”即妊娠，胎孕。在这里用的是本义。

【例三】无泄皮肤，使气亟夺。（《素问·四气调神大论》）

【语译】不要让皮肤开泄汗出，使阳气不断地丧失。

甲骨文中，夺的写法像手持鸟藏衣中易失去之形，本义为失去。这里用的就是本义。

2. 注意实词活用

【例一】针药所不能及，当须刳割者，便饮其麻沸散，须臾便如醉死。（《华佗传》）

【语译】针刺和药物的力量不能达到的地方，应当剖开割除的话，就让病人饮麻沸散，一会儿就像醉死一样。

饮，让……饮，使动用法。这个用法在今天某些方言中还在用，如饮牛，就是让牛喝水。其，代指病人。该句叙述的主人是华佗，动作的主动者是华佗，如果把饮解释为一般动词，“其”代指华佗，则不符合原文的意思。

【例二】此阴虚而阳暴绝也，盖得之病后酒且内，然吾能愈之。（《丹溪翁传》）

【语译】这是阴虚而阳气突然断绝，是由于病后饮酒并且行房事，然而我能治愈他的病。

酒、内本来是名词，在这里都活用作动词，酒，饮酒；内，本指妻、妾，这里用作动词，行房。

3. 注意凝固结构

【例一】中庶子曰：“先生得无诞之乎？何以言太子可生也？”（《扁鹊传》）

【语译】中庶子问：“先生该不是骗我吧？凭什么说太子可以活呢？”

“得无……乎”是凝固结构，意为“该不是……吧？”、“莫非是……吧？”。

【例二】其一曰：“居肓之上，膏之下，若我何？”（《秦医缓和》）

【语译】其中一个说：“在肓的上面，膏的下面，能把我们怎么样？”

文中“若……何”是凝固结构，意为“把……怎么样”、“对……怎么办”。

4. 注意虚词含义

【例一】必欲去大病大瘵，非吐汗下末由也已。（《汗下吐三法该尽治病诠》）

【语译一】一定想要消除重病就用治大病法，除非用吐、汗、下三法治疗不可。

【语译二】如果一定要去除大病重病，除非用吐、汗、下三法治疗，否则无从去除。

语译一有多处错误：其一，原文中的"去大病大瘵"，意为去除大病重病。"大病大瘵"是一个联合词组，作"去"的宾语。这个联合词组由两个并列的含义相同的偏正词组构成。而译者不明原文结构，随意割裂，误译为"消除重病就用治大病法"。其二，"必"是表假设的连词，应译为"如果"。其三，"末由"承上文省略了动词谓语"去"，应译作"无从去除"。

【例二】怪当今居世之士，曾不留神医药，精究方术，上以疗君亲之疾，下以救贫贱之厄，中以保身长全，以养其生。(《伤寒论·序》)

【语译】很奇怪当今社会上的读书人，竟然不重视医药，精心研究方术，对上用医药治疗君主父母的疾病，对下用它解除贫困百姓的病苦，对自身用来保持身体长久健康，延长自己的寿命。

此例中"曾"不是"曾经"之义，而是"竟然"之义。

5. 掌握修辞方法

【例一】制一方，与服之，乃效。特寿之于木，刻揭于耳目聚集之地，用之者无不效。(《东垣老人传》)

【语译】制订一方，让病人服用，竟很见效。就特意地刻在木板上使它永久保存，刻印并张贴在人群聚集的地方，应用此方的人没有人不见效的。

原文中使用了以部分代整体的借代修辞法，用"耳目"借代人群。

【例二】君名桂，字天士，号香岩先生。君少从师受经书。暮归，君考阳生翁授以岐黄学。年十四，翁弃养，君乃从翁门人朱君某专学为医。(《叶香岩传》)

有人译为："叶君名桂，字天士，号香岩先生。叶君小时候曾拜师学习五经四书。晚上归来，他父亲叶阳生老先生给他讲授医学知识。十四岁时，他父亲放弃了对他的培养，叶君便跟从他父亲的弟子朱君某专门学习医学。"

"弃养"是死的委婉说法。"年十四，翁弃养"意思是"叶天士十四岁时，他父亲死了"，译文作"十四岁时，他父亲放弃了对他的培养"，没有注意到文中的婉称，因而意义迥然有别。

6. 掌握文化常识

【例一】即今著吐汗下三篇，各条药之轻重寒温于左。(《汗下吐三法该尽治病诠》)

【语译】现在我编写吐汗下三篇，分别列药物分量轻重与寒温特性如下。

古书竖排，右为上，左为下。这里"左"不是"左右"之"左"，而是"下列"之义。

【例二】子之大父一瓢先生，医之不朽者也，高年不禄。(《与薛寿鱼书》)

【语译】你的祖父一瓢先生，是医学界中不朽的人物，他年老去世。

"不禄"本指不终其禄，在这里也是"死亡"的委婉说法。

二、 表达明晰，行文通畅

语译必须做到语言通顺流畅，符合现代汉语表达习惯，即"达"。要做到"达"，除了确切地掌握古汉语的词义与其文化含义外，还要提高现代汉语水平与表达能力。

【例一】然必也小大方圆全其才，仁圣工巧全其用，能会精神于相与之际，烛幽隐于玄冥之间者，斯足谓之真医，而可以当性命之任矣。(《病家两要说》)

【语译】然而一定要具有小心、胆大、行方、智圆的全面才干的人，望、闻、问、切四诊全部掌握运用的人，在和病人接触时能聚精会神，在病情还不明显时就能察看出隐蔽的病证，这样的人才够得上称为名副其实的真正的医生，才可以担当起拯救人的性命的重任。

这是一个比较复杂的句子，句中有典故，还有特殊语法现象。小大方圆，出自《旧唐书·孙思邈传》，原文是：胆欲大而心欲小，智欲圆而行欲方。孙思邈意在强调，为医者在诊治病人的时候，既要果断，又要思虑周密，既要遵循诊治的原则，又要根据具体情况灵活变通。在翻译的时候，如果处理不好，要么句子冗长，不符合现代汉语句子简短明了的特点，要么不预增词，使句子过于短小而意思不明。"全其才"，要使医生的才能全面，如把使动用法直译出来，也影响句子的流畅简洁。其他如"仁圣工巧"、"相与"、"烛幽隐"等，都需要妥善处理，才能既符合现代汉语的习惯，又能准确传达原文的意思。

【例二】假若天机迅发，妙识玄通。蒇谋虽属乎生知，标格亦资于诂训。未尝有行不由径，出不由户者也。然刻意研精，探微索隐，或识契真要，则目牛无全。(《黄帝内经素问注・序》)

【语译】假若天资聪颖，才思敏捷，就能认识奥妙，通晓玄理。完备周密的见解虽然属于生而知之的人，但对经文的正确理解，还要借助于古书的注释，未曾有行走不遵循路径，出门不经由屋门的。如此而专心致志地研究，探索经文的隐微含义，有时就会认识领悟真谛要旨，从而达到目无全牛，技艺纯熟的地步。

原文中"天机迅发"，与"妙识玄通"之间是因果关系，要加上关联词"就"字。"蒇谋虽属乎生知"，与"标格亦资于诂训"是转折关系，要补上"但"或"然而"。"未尝有行不由径，出不由户者也"，是说做情都要遵循一定规律，下文"然"字即指此，故译作"如此"或"这样"。有人将"然"译作"然而"，看似通顺，实是误解，因为这里不是转折关系。"刻意研精，探微索隐"与"识契真要"之间是因果关系，故要补上"就"或"就会"。"识契真要"，与"目牛无全"之间也是因果关系，故"则"译作"从而"。语译这段文字，只有经过一番仔细推敲，才能达到文从字顺的效果。

三、 语言优美，详略得当

语译还必须做到用词凝炼，语言优美，即所谓"雅"。要做到"雅"，必须掌握丰富的词汇、灵活的表达技巧、言简意赅的写作能力，总之，要具备渊博的知识和深厚的文化底蕴。

【例一】黄帝问曰：呜呼！远哉，天之道也，如迎浮云，若视深渊，视深渊尚可测，迎浮云莫知其极。夫子数言谨奉天道，余闻而藏之，心私异之，不知其所谓也。愿夫子溢志尽言其事，令终不灭，久而不绝，天之道可得闻乎？岐伯稽首再拜对曰：明乎哉，问天之道也！此因天之序，盛衰之时也。(《素问・六微旨大论》)

【语译】黄帝问：啊，天体运行变化的道理，是多么深远呀！好似仰观空中浮云，又好像俯视地面深渊。然而渊谷再深，还可测量；唯有浮云飘忽不定，难知其边。先生屡次说，要小心谨慎地遵循天体运动规律，我听了以后，深记在心，但私下总是怀疑，此说法到底有何实际意义？请先生充分而详细地讲讲这方面的道理，使它流传不朽，永不磨灭。天体运行的规律，我可以再领教领教吗？岐伯恭敬地回答说：您问得真高明！所谓天之道，就是由于自然界的变化而显示出来的时序盛衰。

【例二】迨明，始有吴鹤皋之集《医方考》，文义清疏，同人脍炙，是以梨枣再易。岂为空谷足音，故见之而喜欤？然吴氏但一家之言，其于致远钩深，或未彻尽。(《医方集解・序》)

【语译一】到了明代，才有吴鹤皋开始编集《医方考》一书，书中文字的含义清楚通疏，同行的人读着它就像品尝可口的脍炙之食都称好，因此多次用梨木枣木做书版进行刊刻，印了一版又一版。莫非像是空谷中的脚步声，因为它是稀罕的书，所以人们看见它就喜欢吗？然而吴氏只是一家言论，他在从广度上探求，从深度上挖掘方面，有的没有深钻到底。

【语译二】到明代，才有吴鹤皋撰集《医方考》，文意明晰流畅，同行赞不绝口，因此多次刊刻出版。大概是难以遇到的著作，所以人们看到它就喜欢吧？然而吴氏的著作只是个人的见解，有的未能透彻详尽。

比较两种译文，显然“语译二”要比“语译一”好。尽管“语译一”准确性尚可，但是行文累赘、呆滞，难称“雅”译。而“语译二”不仅准确、通顺，并且语言简洁，生动流畅，显得优美耐读。

第二节 语译的方法

语译的方法是首先通读全文，体会文气，把握主旨、思路、文风，然后逐字逐句进行语译。具体地可以概括为对、留、换、移、删、补六法。对应、保留是语译保持原貌，符合原意的具体做法；替换、移换是表达明晰，行文通畅的具体做法；删略、补充是详略得当所要求的做法。具体的步骤是：

一、对应

对应就是将原文中的单音词译成相应的以该词作词素的现代汉语双音节词，同时尽可能保留词性、词义、句法结构的对应。

【例一】夫病已成而后药之，乱已成而后治之，譬犹渴而穿井，斗而铸锥，不亦晚乎！（《素问·四气调神大论》）

【语译】疾病已经发生才去治疗，祸乱已经形成才去治理，就如同口渴了才去挖井，战斗开始了才去铸造兵器，不是太晚了吗！

此处采取词义相对的方法，如：“病”译成“疾病”，“乱”译成“祸乱”，“成”译成“形成”，“斗”译成“战斗”，“铸”译成“铸造”，等等，均符合原文意义和现代汉语习惯。

【例二】佗久远家思归，因曰：“当得家书，方欲暂还耳。”（《华佗传》）

【语译】华佗长期离家很想回去，于是就对曹操说：“刚刚收到家信，正想要短期回去一下。”

译文与原文在语序、结构句式等方面一一对应，词也对译，如：当——刚刚、书——信、暂——短期、还——回去等。

二、保留

保留就是将名词术语、人名字号、山川地名、国号年号、帝号官名等专有名词均予保留。

人名字号如：李时珍——东璧，张机——仲景，李杲——明之，吴瑭——鞠通，葛洪——抱朴子，王冰——启玄子，徐大椿——洄溪老人，等等。

国名如：秦、楚、燕、齐、韩、赵、魏、汉、唐、宋、元等。

年号如：建安、甘露、大德、洪武、万历、乾隆、嘉庆，等等。

官名如：朝议郎、太仆令、医学提举等。

典章制度如：科举、孝廉、进士、秀才等。

名词术语如：足少阴经、手太阳经、三焦、心包络、百会穴、合谷穴、小柴胡汤、冬虫夏草，等等。

基本词汇如：人、手、足、口、耳、目等，是古今一直沿用的。

三、 替换

替换就是把不宜对译的词译成意义相同的词，或将通假字、古字换成本字、今字。

【例一】近来，中国士大夫虽不涉江表，亦有居然而患之者。（《千金要方·风毒脚气状》）

【语译】近年来，中原的士大夫虽不到江南去，也有竟然而得这种病的人。

“中国”一词，在原文中指的是“中原”，而在现代汉语中，“中国”的词义已发生了变化。

【例二】是由桓侯抱将死之疾，而怒扁鹊之先见，以觉痛之日，为受病之始。（《养生论》）

【语译】这就像齐桓侯患了将死的疾病，却责怪扁鹊高明的预见一样，把感觉到病痛的时候，当作患病的开始。

原文中“由”是通假字，故应换成本字“犹”，即“犹如”，“像”，其义就清楚了然。

四、 调整

调整又叫移换语序。即按现代汉语的习惯对原文的语序、结构进行相应的调整。主要表现在，对古汉语的几种特殊语序，如谓语置于主语前、宾语置于谓语前、定语置于中心语后等，今译时要进行调整。

【例一】先生……见义必为，是据于德而后游于艺者也。宜其得心应手，驱遣鬼神。（《徐灵胎先生》）

【语译】先生……见义必为，这是以道德修养为依据，而后置身于医疗活动。他的医术得心应手，具有神灵妙用，确实应该如此啊。

“宜其得心应手”，是主谓倒装句，该句的主语部分是“其得心应手”，翻译的时候按照现代汉语的习惯，把主语部分放在前面，谓语部分放在后面。

【例二】于是诸医之笑且排者，始皆心服口誉。（《丹溪翁传》）

【语译】在这种情况下，原先又讥笑又排斥的那些医生们，才都在心里佩服，在口上赞誉。

原文中“笑且排”是“诸医”的后置定语，翻译的时候，定语放在中心语的前面。

【例三】若是轻生，彼何荣势之云哉！（《伤寒论·序》）

【语译】像这样地轻视生命，他们还谈什么荣华权势呢？

原文中“彼何荣势之云”是宾语前置形式，翻译的时候，宾语放在动词谓语的后面。

【例四】阿从佗求可服食益于人者，佗授以漆叶青黏散。（《华佗传》）

【语译】樊阿跟华佗求取对人有益的可服用品，华佗把漆叶青粘散传授给他。

原文中作补语的介宾词组“于人”、“以漆叶青黏散”译时需分别提到动词“益”和“授”之前，才符合现代汉语行文习惯。

【例五】普施行之，年九十余，耳目聪明，齿牙完坚。（《华佗传》）

【语译】吴普施行这种体育锻炼的方法，活到九十多岁，耳聪目明，牙齿完好坚固。

原文中“耳目聪明”、“齿牙完坚”的语序在修辞法上叫作分承，可先调整为“耳聪目明”、“齿完牙坚”，然后再译。此处也要注意“齿完牙坚”又兼互文。

五、 删略

删略就是删略原文中的某些词语，不必译出。古汉语中有些虚词，如发语词“盖”、“夫”等，结构助词“之”、“是”等，语气助词“者”、“也”等，在现代汉语里没有相对应的词可译，而删去不译也不影响原文的含义。古汉语一些表谦敬的副词，现代汉语中往往没有相应的词对译，故也可删略不译。例如：

【例一】窃闻高义之日久矣，然未尝得拜谒于前也。（《扁鹊传》）

【语译】我听说您崇高德行的时间已经很久了，然而还不曾在您面前拜见请教过。

《助字辨略》卷五：“凡云窃者，谦词，不敢径直以为何如，故云窃也。”相当于私下之义，现代汉语已不习用，有的人翻译为私下，并不准确，因为现代汉语私下一词，并不表示谦敬，而是具有实在的意义，故可删略不译。

【例二】克期不愆，布阵有方，此又不可更仆数也。（《用药如用兵论》）

【语译】限定日期，不得延误，布列阵势，要有法度，这些问题又是数不胜数。

这里要注意的是，“不可更仆数也”是成语“更仆难数”的灵活运用，“仆”指“太仆”，古官名，掌傧相，要点数往来礼品。翻译起来诘屈难懂，故此省略，而用意译，简易明了。

六、补充

补充就是补出原文中省略的成分，或根据上下文的逻辑关系，增补一些关联词语。

【例一】脾气散精，上归于肺，通调水道，下输膀胱。（《素问·经脉别论》）

【语译】脾气能输布物质的精微，这些精微向上输送到肺，肺气通调水道，又向下输入到膀胱。

古文行文简洁，尤其是主语往往承前省。此段译文根据文义与医理补出了承前所省的主语“这些精微”和“肺气”，使行文表达更为通畅而明晰。

【例二】黄精即钩吻，旋花即山姜，陶氏《别录》之差讹。（《李时珍传》）

【语译】认为黄精就是钩吻，旋花就是山姜，这是陶宏景《名医别录》中的错误。

“黄精即钩吻，旋花即山姜”，意思是把黄精认作钩吻，把旋花认作山姜，故译文需要在此句之前加上“认为”。古文中判断句多无系动词，故译文需补上系动词“是”；同时前面还需补上起称代复指作用的代词“这”。

【例三】则圣人不合启金縢，贤者曷为条玉版？（《外台秘要·序》）

【语译】如果圣人不打开金属缄封的匣子，那么贤人怎么能将周公祝策分条刻在玉版上留传下来呢？

这里要注意的是，该句前面有“则”表假设，根据现代汉语的语言习惯，后面一个分句就要加上与之相应的关联词语“那么”，使句子之间的逻辑关系表达得更明确而具体。

【例四】独以应策多门，操觚只手，一言一字，偷隙毫端。（《类经序》）

【语译】只因要解答的问题有很多门类，而执笔写作的只有我一人，一字一句，都是在百忙中偷空写出。

原文中“偷隙毫端”是意合句，句子十分凝炼，其意为偷空用于笔下，或在笔下偷空写出，故必须将结构补充完整，才能进行语译。

以上对应、保留、替换、调整、删略、补充六法概括了语译的方法。但实际上，语译是译者综合能力和水平的反映，只有具备扎实的语言功底和灵活的表达技巧，才能准确无误地将古人的思想、文风表现出来，进而润色成辞采优美的典雅文字。

第八章
古代文化常识

导学

通过本章的学习，了解古代天文、历法、乐律、地理、职官和科举等方面的常识，熟悉其中的相关术语，以提高阅读古医籍的能力。

中医药学植根于中国传统文化的沃土，在形成、发展的过程中，不断吸收古代文化的知识成果，从而结下不解之缘。学习、研究中医药学，必须具备一定的古代文化素养。中国古代文化博大精深，包罗万象，这里仅就古代天文、历法、乐律、地理、职官、科举等方面的一般常识，作一简单介绍。

第一节　天　　文

天文，就是天象，即日月星辰等自然天体在宇宙间的运动变化现象。

中国是世界上农业发展最早的国家之一。农业生产要掌握季节、适时安排农事，古人很早就注意对天象的观测。根据史料记载，夏商时期就对天文星象有了一定的认识。殷墟卜辞，西周金文，有了日食、月食和某些星名的记录。《尚书》、《诗经》、《春秋经》、《左传》、《国语》、《尔雅》等书，关于天象的记录更为广泛。秦汉时期，天文知识更为普及，《吕氏春秋》、《淮南子》、《史记》、《汉书》等书叙述的天文知识已经相当丰富。

下面介绍几种宇宙学说和古代天文学的一些基本概念。

一、　古代三种宇宙学说

(一) 盖天说

盖天说是中国最早的宇宙学说，可能起源于殷周时代，发展成熟于秦汉时期。盖天说最初认为“天圆地方”，后来才认为“天似盖笠，地法覆盘”，这两种天地模式都保存在盖天说的经典《周髀算经》中。盖天说的主要内容集中体现在《周髀算经》的七衡六间图上。所谓“七衡六间”，就是用七个间隔基本相等而大小不同的同心圆来标示太阳运行的轨道。这七个圆圈叫

"七衡",七衡中的六个间隔带叫"六间"。最小的一圈在最里面,叫第一衡,也叫内衡。依次往外,分别叫第二衡、第三衡、第四衡或中衡、第五衡、第六衡,第七衡最大,在最外面,又叫外衡。内衡和外衡之间的环带就是所谓黄道,太阳只在黄道内运行。当太阳在内衡运行时就是夏至日,日出于东北,入于西北,昼长而夜短。以后,太阳逐渐向外衡移动,大暑日在第二衡上,处暑日在第三衡上,秋分日在第四衡即中衡上,霜降日在第五衡,小雪日在第六衡,当太阳运行至外衡时就是冬至日,日出于东南,入于西南,昼短而夜长。冬至以后,太阳又往内衡方向移动,分别于大寒、雨水、春分、谷雨、小满经过第六、第五、第四、第三、第二各衡,夏至又回到内衡上。从内衡到外衡,再从外衡回到内衡,这样一个过程就是一年。天文学上又叫做一回归年。一回归年的长度是三百六十五日又四分之一日。七衡图不仅可以说明天地关系、日月运行、昼夜更替和四季变化的情况,而且还可以推论出,在外衡之下与中国冬夏恰好相反。即太阳在内衡时,中国为夏,外衡为冬;太阳在外衡时,外衡为夏,内衡为冬。这些见解都是合理的。七衡图说与现代地球五带说是相应的。内衡与北回归线对应,外衡与南回归线对应,中衡与赤道对应。

(二) 浑天说

浑天说肇始于西汉,形成体系于东汉。所谓浑天说,就是认为天是圆球面的学说,类似现代的球面天文学。浑天说认为,天地像一个鸡蛋,天像蛋壳,地像蛋黄,地在天的中间,天在地外旋转。天有南北两极,北极出地三十六度,南极入地三十六度。日月随天出入地下而形成昼夜更替。根据浑天说的特点,东汉张衡制造出浑天仪,通过实验来证实自己的学说。浑天说的主要功绩是能够指导制订精确的历法,能够正确解释日食、月食现象,并能预告日月之食的时间和食分。浑天说由于有较多的科学性,汉以后一直统治着天文学界达一千多年,直到西方天文学传入,才逐渐被取代。

(三) 宣夜说

宣夜说是秦汉时期与盖天、浑天并列的三大天文学派之一。"宣夜"两字的意义已不可考。宣夜说的基本观点主要保存在《晋书・天文志》所载东汉秘书郎郗萌的一段话里。认为并没有一个硬壳式的天,"天了无质",是一个无色天体、无边无涯,到处充满气的无限空间。由于天没有体,只是空间,"日月众星,自然浮生虚空之中","无所根系"。日月星辰飘浮在空中,"其行其止,皆须气焉",其运动变化受到气的制约。宣夜说是我国古代的一种朴素的宇宙论。《黄帝内经》中的《六微旨大论》、《五运行大论》等篇,也有类似宣夜说的观点。宣夜说虽然在制订历法方面没有什么实用价值,但它指出天没有形体,只是气推动着日月星辰的运动,更具合理性,比盖天说、浑天说更为正确,因而对后来的唯物主义哲学家产生了广泛深远的影响。

二、 天球、黄道、赤道

(一) 天球

所谓天球,是为了研究天体在宇宙中的位置和运动而引入的一个假想球体。观测者以地球为中心,所看到的一个个天体仿佛散布在一个巨大的圆球面上,实际上是天体在这个圆球面上的投影位置,这个圆球就称为"天球"。天球的半径是任意选定的,可以当作数学上的无穷大。为了确定天体投影在天球上的位置、数量,需要在天球上建立各种坐标系,并应用球面三角学原理。

地球按自己的轨道围绕太阳公转,从地球轨道的不同位置上看太阳,则太阳在天球上的投影位置也不相同。这种视位置的移动叫做太阳的视运动。天球运动和位置实际上是天体的视运动和视位置。为了形象而具体地描述天球的各种坐标、天体的视运动和视位置，天文学家设计了与假想天球相似的天球模型——天球仪。球面上绘有黄道、天球赤道、赤经圈、赤纬圈、亮星的位置、星名、星座以及有关天球坐标系的标志和度数。天球仪对天文、历法、航海、航天等，都有很高的实用价值。

（二）黄道

所谓黄道，就是太阳在天球上周年视运动的轨道，即观测者所看到太阳在天空中所经过的路线，实际上是地球围绕太阳公转的轨道。黄道两侧各八度的范围称为黄道带，日月和主要行星的运动轨道都在黄道带内。

（三）赤道

古代天文学中的赤道是指天球赤道，简称天赤道，即地球赤道在天球上的投影，而不是指地球赤道。

三、五星、七政

（一）五星

五星是金木水火土五大行星，又称五纬。

金星，古称明星。又名太白、太白金星。金星亮度特强，除太阳、月亮外，是天空中最亮的星。金星是地内行星，黎明见于东方叫启明，黄昏见于西方叫长庚。故《诗经》云“东有启明，西有长庚”。

木星，古称岁星，简称为岁。又名摄提、重华、应星、纪星等。木星是五星中最大的一颗，也是夜空最亮的几颗星之一。因为它大而亮，古人十分重视，观测到大约十二年绕天一周，每年行经一个特定的星区，故据以纪年，称“岁在某某”。

水星，古称辰星。它最靠近太阳，有时还穿过太阳面，平时难以观测到。

火星，古称荧惑。它是最引人注目的一颗火红色的星，由于其亮度时暗时明，荧荧如火，视位置又不断变化，行踪不定，令人迷惑，故名“荧惑”。《论衡·变虚》说：“宋景公之时，荧惑守心。”荧惑就是火星。

土星，古称镇星、填星、信星等。其大小和质量仅次于木星，有美丽的光环萦绕，常引起人们对它的特殊兴趣。

值得注意的是，古书中经常提到的水星和火星，实际上是恒星中的定星（即营室，室宿）和大火（心宿），而不是行星中的水星、火星。

（二）七政

七政，又叫七曜。即日月和五星的合称。《幼学琼林》：“日月五星，谓之七政。”

四、三垣、四象、二十八宿

古人观测日月五星的运行，是以恒星为背景的。由于恒星的位置看起来相对固定，正好可以作为日月五星运行及所在位置的参照。古人通过长期观测，把天空中的恒星分为若干群，并用假想的线条将各星群系联，从而勾画出各种图像，并分别命名。这就是通常说的三垣、四象及二十八宿等星群。

（一）三垣

三垣即紫微垣、太微垣和天市垣。

所谓垣，就是矮墙。古人主要活动在黄河流域，看见的星象是以北极星为标准的北天极星区。三垣就是围绕着北天极和靠近头顶天空的星象。每一垣都由东西两组星围成矮墙样的屏藩，故名垣。

紫微垣居北天之中，是为中垣，又称中宫。紫微是皇宫的意思，为天帝所居。它以北极星为中心，集合东西两侧各星，合为一区。

太微垣为上垣，位于北斗七星的南方，在紫微垣下的东北角。主要由10颗星组成，分东西两区，以五帝座为中枢，组成左右藩垣。太微为中央政府的意思，故星名多以官称命名。

天市垣为下垣，位于房宿和心宿东北，在紫微垣下的东南角。它以帝座为中心，由4颗亮星组成东西两道长蛇阵样的屏障。天市垣就是天上的商贸市场，故星名都用地方诸侯命名。

（二）四象

四象，亦称四灵。是古代用来表示天空东、西、南、北四大组星象的四种动物。它把二十八宿分作四组，每组七宿，然后分别与东西南北四个地平方位、四种颜色、四种动物形象相匹配，即东方苍龙（青龙）青色，西方白虎白色，南方朱鸟（朱雀）红色，北方玄武（龟蛇）黑色。古代对地平方位的确定，是以春分前后黄昏时的天象为依据的。此时朱鸟七宿正好在南中天，其东面是苍龙七宿，北面（北方地平线以下）是玄武七宿，西面是白虎七宿。古人在黄昏时观察“四象”，哪一象出现在东方的地平线上，就知道是春夏秋冬哪一季节的到来，以便安排农事活动。

（三）二十八宿

二十八宿，亦称二十八舍，二十八星。古代一种恒星分群系统，把天球赤道和黄道一带的若干恒星分作二十八组星群，并以此作为测度日、月位置和运动的标志。宿，就是馆舍。二十八宿，就是日、月在星空运行至某一位置的标识，有如驿站一样。故王充《论衡·谈天》说：“二十八宿为日、月舍，犹地有邮亭，为长吏廨矣。”二十八宿每七宿为一组，按四方排列为：

东方七宿，角亢氐房心尾箕

北方七宿，斗牛女虚危室壁

西方七宿，奎娄胃昴毕觜参

南方七宿，井鬼柳星张翼轸

每组七宿用假想的线条联成四种象征性动物，就是上文所说的“四象”，即东方苍龙，西方白虎，南方朱雀，北方玄武。以苍龙为例，从角宿到箕宿可以看成为一条龙，角宿是龙角，氐房为龙身，尾宿箕宿似龙尾。再以西方白虎为例，从参宿到奎宿，酷似猛虎下山，参觜像虎头双爪，毕昴为胸腰，娄宿是后腿，奎宿似铁尾。

二十八宿星区的划分，在我国古代天文学史上，可以说是一大创造。它不仅是观测日月五星位置、恒星及特殊天象方位的坐标，而且从太阳在二十八宿中的位置，就可以知道一年的季节，因而还是测定岁时，制订历法的依据。如《月令》：“孟春之月，日在营室，昏参中，旦尾中。”

懂得二十八宿的有关知识，对于我们阅读理解古书很有用处。如“荧惑守心”，是说火星运行到心宿的位置。“太白食昴”，是金星遮住了昴星团。“月离于毕”，是月亮附丽于毕宿。苏轼《前赤壁赋》“月出于东山之上，徘徊于斗牛之间”，说的是夏历七月十五、六日，明月经斗宿牛宿之间而东升。

中医学中也经常应用二十八宿的概念。《素问·五运行大论》引《太始天元册》曰：“丹天之气经于牛女戊分，黅天之气经于心尾己分，苍天之气经于危室柳鬼，素天之气经于亢氐昴毕，玄天之气经于张翼娄胃。所谓戊己分者，奎壁角轸，则天地之门户也。”文中提到的牛、女、心、尾、危、室、柳、鬼、亢、氐、昴、毕、张、翼、娄、胃、奎、壁、角、轸等，都是二十八宿中的星官名。这段话的意思是说：古代的望气家可以在牛、女、奎、壁诸宿间看到红色云气，在心、尾、角、轸诸宿间看到黄色云气，在危、室、柳、鬼诸宿间看到青色云气，在亢、氐、昴、毕诸宿间看到白色云气，在张、翼、娄、胃诸宿间看到黑色云气。至于原文中“所谓戊己分者，奎壁角轸，则天地之门户也”一句，张景岳有专门的注解。《类经图翼・奎壁角轸天地之门户说》云：“余尝考周天七政躔度，列春分二月中，日缠壁初，以次而南，三月入奎娄，四月入胃昴毕，五月入觜参，六月入井鬼，七月入柳星张，秋分八月中，日缠翼末，以交于轸，循次而北，九月入角亢，十月入氐房心，十一月入尾箕，十二月入斗牛中，正月入女虚危，至二月复交于春分而入奎壁矣。是日之长也，时之暖也，万物之发生也，皆从奎壁始；日之短也，时之寒也，万物之收藏也，皆从角轸始，故曰春分司启，秋分司闭。夫既司启闭，要分门户而何？然自奎壁而南，日就阳道，故曰天门；角轸而北，日就阴道，故曰地户。”这就是说，每年春分以后，白天逐渐增长，气候逐渐变暖，万物欣欣生长，而春分时太阳正运行在奎宿、壁宿之位；每年秋分以后，白天渐渐变短，气候渐渐变凉，万物转向收藏状态，而秋分时太阳正运行在角宿、轸宿之位。由此可见，每年的春分秋分是气候变化的转折点，由阴转阳的节气就是天门，由阳转阴的节气就是地户。张氏的注解不仅有二十八宿的内容，而且涉及天文、历法的其他知识，这也说明懂得一些古代文化知识对于学习理解中医是非常重要的。

五、 北斗星、北极星、斗建

（一）北斗星、北极星

北斗星不是一颗星，而是由天枢、天璇、天机、天权、玉衡、开阳、摇光等七星组成，亦称北斗七星。古人把七颗星联结起来想象成为一个酒勺。天枢、天璇、天机、天权四星为斗身，也叫斗魁；玉衡、开阳、摇光三星组成斗柄，叫斗纲。北斗七星属大熊座。

北极星，也叫北辰，是距北天极最近的亮星。对于地球上的观测者来说，它总是位于北天极处，故名。北极星是北方的标志，在北半球的任何地点，都可以利用北极星寻找北方。因此，对于天文学家、航海者、飞行员、测量人员等来说是很重要的一颗星。有人常把北斗星中的摇光误认作北极星，是极错的。要寻找北极星，可把北斗七星斗端的天枢、天璇连成一线，并把它延长至五倍处，那颗光色较暗的星便是北极星。

（二）斗建

古人对北斗、北极星非常重视，不仅用它来辨别方向，而且还用它来决定季节。由于北斗七星围绕北极星周转不息，而北斗每绕北极星转一周就是一年，一个春夏秋冬，因此古人用北斗七星斗柄指向作为决定季节的标准，称为斗建。如《鹖冠子》说：“斗柄东指，天下皆春；斗柄南指，天下皆夏；斗柄西指，天下皆秋；斗柄北指，天下皆冬。”

六、 十二次、分野

（一）十二次

古人为了观测日月五星的位置、运动，推算节气的变换，沿黄、赤道带自西向东划分为十二等分的星区，依次为“星纪、玄枵、诹訾、降娄、大梁、实沈、鹑首、鹑火、鹑尾、寿星、大火、析木”，叫十二次。一般认为十二次的创立起源于对木星的观察，创立年代可能在殷末周初时期。古人创立十二次主要有两种用途。第一，指示一年四季太阳的运行位置，说明节气变换情况，如太阳在星纪交冬至，在玄枵交大寒，根据十二次制定二十四节气时，两者是相互对应的，即十二节气为各次的起点，十二中气为各次的中点。第二，用来说明岁星运行所到的位置，并据以纪年，如某年"岁在星纪"，那么次年就"岁在玄枵"。

十二次，二十八宿，都是对周天星空的一种分区，因此，十二次中的每次都有二十八宿中的某些星宿相对应，如星纪有斗牛两宿，玄枵有女虚危三宿等。但由于十二次分区与二十八宿的星座广狭不一，所以各次起讫点和宿与宿的分界也就不一致。

现将十二次、二十四节气、十二辰和二十八宿的对应关系列表如表 8-1。

表 8-1　十二次、二十四节气、十二辰和二十八宿的对应关系

次　名	节　气	中　气	十二辰	二十八宿
星　纪	大　雪	冬　至	丑	斗、牛
玄　枵	小　寒	大　寒	子	女、虚、危
娵　訾	立　春	雨　水	亥	室、壁
降　娄	惊　蛰	春　分	戌	奎、娄
大　梁	清　明	谷　雨	酉	胃、昴、毕
实　沈	立　夏	小　满	申	觜、参
鹑　首	芒　种	夏　至	未	井、鬼
鹑　火	小　暑	大　暑	午	柳、星、张
鹑　尾	立　秋	处　暑	巳	翼、轸
寿　星	白　露	秋　分	辰	角、亢
大　火	寒　露	霜　降	卯	氐、房、心
析　木	立　冬	小　雪	寅	尾、箕

（二）分野

分野，或称分星。分野最初可能也是对周天的一种分区，像二十八宿、十二次一样，把星空划分为若干个区域，如《吕氏春秋·有始览》、《淮南子·天文训》所称"天有九野"，按中央及八方位划分为九天。后来，占星术兴起，认为天上日月星辰的变异能使地上发生某一事件，相反，地上的某种事件也能反映于天，使天象发生某种变异。因此，占星家把天上的某一部分（星宿）与地上某一区域（州郡邦国）相对应。在该天区的某种天象变异只使它相对应的地上区域发生某种吉凶变化。这种把天上的星宿对应于地上区域的分配法，就是所谓分野，或叫分星。如《周礼·春官》："保章氏掌天星，以志日月星辰之变动，以观天下之迁，辨其吉凶。以星土辨九州之地，所封封域皆有分星，以观妖祥。"

分野的方法，各有不同。《名义考》称："古者封国，皆有分星，以观妖祥，或系之北斗，如魁主雍；或系二十八宿，如星纪主吴越；或系之五星，如岁星主齐吴之类。"归纳起来，大致有以下几种类型：

1. 天有九野　《吕氏春秋·有始览》："天有九野……何谓九野？中央曰钧天，其星角、亢、氐；东方曰苍天，其星房、心、尾；东北曰变天，其星箕、斗、牵牛；北方曰玄天，其星婺女、虚、危、营室；西北曰幽天，其星东壁、奎、娄；西方曰颢天，其星胃、昴、毕；西南曰朱天，其星觜觿、参、东井；南方曰炎天，其星舆鬼、柳、七星；东南曰阳天，其星张、翼、轸。"

2. 十二次分野　《周礼·春官·保章氏》郑玄注："星纪，吴越也；玄枵，齐也；娵訾，卫也；降娄，鲁也；大梁，赵也；实沈，晋也；鹑首，秦也；鹑火，周也；鹑尾，楚也；寿星，郑也；大火，宋也；

析木，燕也。”

3. 二十八宿分野　以二十八宿配属州地，如：

《史记·天官书》：“角、亢、氐，兖州；房、心，豫州；尾、箕，幽州；斗，江湖；牵牛、婺女，杨州；虚、危，青州；营室至东壁，并州；奎、娄、胃，徐州；昴、毕，冀州；觜觿、参，益州；东井、舆鬼，雍州；柳、七星、张，三河；翼、轸，荆州。”

以二十八宿配邦国，如：

《淮南子·天文训》：“星部地名：角、亢，郑；氐、房、心，宋；尾、箕，燕；斗、牵牛，越；须女，吴；虚、危，齐；营室、东壁，卫；奎、娄，鲁；胃、昴、毕，魏；觜觿、参，赵；东井、舆鬼，秦；柳、七星、张，周；翼、轸，楚。”

4. 北斗分野　《春秋纬》：“雍州属魁星，冀州属枢星，兖州、青州属机星，徐州、杨州属权星，荆州属衡星，梁州属开星，豫州属摇星。”

5. 五星分野　《史记·天官书》：“秦之疆也，候在太白，占于狼弧；吴楚之疆，候在荧惑，占于鸟衡；燕齐之疆，候在辰星，占于虚危；宋郑之疆，候在岁星，占于房心；晋之疆，亦候在辰星，占于参罚。”

此外，还有把多种配属方法综合起来的，如《晋书·天文上》将二十八宿、十二次、十二辰综合起来，配属邦国与州地。

第二节　历　法

所谓历法，就是根据天象变化的规律，把年、月、日、时等计时单位按照一定的法则进行安排，以便记录和计算较长的时间序列。这种安排所依据的一定法则就称为“历法”，有时简称为“历”。

历法的制定，由于农业生产的需要，必须遵循天体运行的自然规律，能准确预示季节，判断气候变化，从而“敬授民时”，使人民“不违农时”，按时令节气进行生产活动。

正是由于农事安排的需要，中国古代的历法很发达，历史也很悠久。传说“黄帝使羲和占日，臾区占星，伶伦造律吕，大挠作甲子，隶首作算，容成综此六术而著调历”。虽是传说，但反映出中国的历法肇始很早。《尚书·尧典》说：“乃命羲和，钦若昊天，历象日月星辰，敬授民时。”又说：“期三百有六旬有六，以闰月定四时成岁。”《尧典》是先秦古籍，大抵写成于周代。由此可知，最迟在西周已经懂得“以闰月定四时成岁”，从而确立了阴阳历并用的根本原则，并成为后世历法之本。此后，由于天文学的发展，历法的制订更为精确缜密。据统计，我国历代历法共有一百零四种之多。这在世界上，没有任何一个国家可以相比。

历法的内容很多，主要包括每月日数的分配，一年中月的安排以及闰月、闰日的安插规则，二十四节气的安排，纪年、纪月、纪日的方法等。这里仅就古代历法的常用术语和纪时的方法作一简单介绍。

一、 古代历法常用术语

（一）朔望月、回归年

1. *朔望月* 朔望月是阴历和阴阳历的基本时间单位。它是接连两次朔或两次望之间的时间间隔，大约为29.530 59日。朔，是指月球和太阳都在同一黄道经度上的时候，这时的月球叫新月，实际上是看不见的。望，是指月球和太阳的黄道经度正好相差一百八十度的时候，这时的月球叫望月或满月。古人把每月初一叫“朔”，每月十五叫“望”，但天文学上的望月不一定在旧历的十五日，可能在十六日，甚至在十七日。

2. *回归年* 回归年，通常又叫太阳年。是太阳接连两次通过春分点所需要的时间，等于365.242 198 79日，即365日5小时48分46秒。这也是地球绕太阳公转一周的时间长度。

（二）阴历、阳历、阴阳历

1. *阴历* 阴历，又叫太阴历。它是以月球的运动为天文依据制定的历法，其基本周期是朔望月。因古人称月球为“太阴”，故称“太阴历”，简称“阴历”。其主要特征是：历月的长短根据月相，大月30日，小月29日，平均每月29.5日，与一个朔望月的时间长度（29.530 59）相等；年的长短则只是历月的整倍数，而与回归年（即太阳的视运动）无关，具体为354日或355日。阴历的日期表示一定的月相，初一是朔（新月），十五、十六或十七是望（满月），初七、八是上弦月，二十二、二十三是下弦月等。民谚说，“初三初四朗眉月，十五十六月团圆”，也表明日期与月相有关。月相的变化是最容易看见的天象，这对于人们凭借月相来判断日期是十分方便的。但是，因为阴历的历年长度与回归年无关，不能预示春夏秋冬四季，也不能判断气候的寒暑变化，因而不能据以指导农业生产、安排农事活动，后来便逐渐被淘汰。

1912年以后，我国采用《公历》安排年月日，人们习惯上称为“阳历”，而把同时并存的《夏历》即农历称为“阴历”，但不是太阴历。

2. *阳历* 阳历，又叫太阳历。它是以太阳运动为天文依据制定的历法，故称“太阳历”，简称“阳历”。其主要特征是：历年的长度根据太阳视运动周期，即地球绕太阳一周的时间，约等于一个回归年；历月的长度完全是人为规定，与月相无关；一年中分为若干个月，也是人为规定。历法学家规定：阳历年一年为365日，全年为12个月，月分大小，大月31日，小月29日，七月前单月为大月，双月为小月，八月后逢双月为大月，逢单月为小月。我国现行的《公历》是阳历，而在历史上，只有太平天国的《天历》是阳历。

3. *阴阳历* 阴阳历，也叫阴阳合历，它是一种兼有阴历、阳历性质，阴阳历并用的一种历法。中国的农历，上自秦汉以前，下至清代末年，所使用过的一百多种历法，除了太平天国施行的《天历》外，其馀的都属于阴阳历。

阴阳历的主要特征是：按阴历的方法来定月，即按月相盈亏变化的周期来规定月的时间长度，历月的平均值大致等于朔望月，月分大小，大月30日，小月29日，一般大小月相间，但每过一定时间总会出现连续两个、三个小月，或连续两个、三个甚至四个大月；按阳历的方法来确定年的长度，历年的平均值大致等于回归年。年分平年和闰年，平年12个月，全年354日或355日；闰年13个月，全年384或385日。

阴阳历兼有阴历阳历两者的优点，既能预示春夏秋冬四季的寒暑节气变化，便于安排农事和生活活动，又能根据月相盈亏来判断日期。阴阳历的主要缺点是平年与闰年的日数相差太大。

（三）闰月、闰日

阴阳历并用有一个困难，即阴历平均每月 29.5 日，一年 12 个月，只有 354 日，比阳历一年少 11 日多，阴历和阳历不能协调整齐；而且一个朔望月是 29 日 12 小时 44 分 3 秒，一个回归年是 365 日 5 小时 48 分 46 秒，分别与阴历的历月平均值和阳历的历年平均值相比，均有馀数，每过一定时间就会多出一些日数来。为了解决这个困难，古人很早就发明了"闰"的办法。已故科学家竺可桢曾指出：《尧典》"以闰月定四时成岁，乃阴阳历并用"。阴阳历并用的前提就是"闰月"。

1. 闰月　所谓闰月，就是增加一个月，而增加了一个月的那年就叫闰年，没有闰月的年份则称平年。因为阴历比阳历每年少 11 天左右，积三年就是 33 天，于是古代历法家就规定阴历每三年增加一个月，以便和阳历年协调，准确安排季节。后来经过长期的精心观测计算，发现了"十九年七闰法"，就是 19 个阴历年加上 7 个闰月的总日数，和 19 个阳历年的日数几乎相等。到了刘宋时期，由祖冲之制订的大明历则推算出 391 年置 144 个闰月，更为精确。

闰月的安插，在殷周和春秋初期，一般都放在闰年的年末，称"十三月"。春秋后期，则不必放在十二月之后，似乎可以随时安插闰月。到了汉武帝太初元年，由邓平、落下闳等历法家制订太初历，提出"朔不得中，是谓闰月"的原则，明确规定一回归年由二十四节气组成，以没有中气之月为闰月。具体方法是，把一年划分为二十四节气，有十二初气、十二中气，每个月都有初气和中气，中气代表该月的气候特征，是十二个月的标志。如果哪个月缺少了中气，就在这个月的后面加上一个月，并叫这是上个月的闰月。这种按中气分配闰月的制度，为各家历法所遵守，一直延续到辛亥革命以后才废止。

2. 闰日　除了闰月外，还有"闰日"的问题。所谓"闰日"，也就是闰一天的意思。阴历、阳历都有闰日。在阴历，我们知道基本周期是朔望月，一个朔望月是 29.530 59 日，即 29 日 12 小时 44 分 3 秒，历月平均值是 29.5 日，馀下的 0.030 59 日，过三年就够一天了，于是每过三年，就在该年的年底十二月增加 1 天（闰一天），以补足历月平均所馀下的小数，所以阴历有的年是 355 天。在阳历，一回归年的长度是 365.242 2 日，即 365 日 5 小时 48 分 46 秒，历法家规定一年为 365 日，实际上按大月 31 日、小月 30 日计算，一年该 366 日，多出的 1 日就在二月减去，故二月变成 29 日。但剩下的馀数 5 小时 48 分 46 秒，累积四年就几乎等于一天了。于是就规定，每经过四年就增加一天为 366 日，并称作闰年。可是每四年增加一天又多算出 44 分 46 秒，于是又规定每一百年少闰一次（即闰 24 次），到第四百年再闰。这样每四百年只有 97 个闰年，历年平均值为 365 日 5 小时 49 分 12 秒，与回归年长度只差 26 秒。阳历还规定每年大月为 7 个月（一、三、五、七、八、十、十二），小月 5 个月，平年二月为 28 日，闰年就在二月加一天，变为 29 日，而这种规定完全是人为的。

（四）四时、二十四节气

1. 四时　四时就是春、夏、秋、冬四季。每季各分孟、仲、季，用来作为十二个月的名称。如夏历春季三个月分别为正月孟春、二月仲春、三月季春，称为三春。其他三夏、三秋、三冬，依次为四到十二月。《素问・四气调神大论》说："四时阴阳者，万物之根本也。""四时"，就是四季。

中医学上有一个"五时"的概念，就是四时之外还有一个"长夏"。所谓"长夏"，是为了四时与五行相配的需要而人为规定的一个时段。但中医学中的长夏也并非完全没有意义，一般指夏历六月。如《素问·六节藏象论》"春胜长夏"，王冰注："所谓长夏者，六月也。土生于火，长在夏中。既长而王，故云长夏也。"

2. 二十四节气　二十四节气又叫二十四气。古人在有了一年春夏秋冬四季的概念以后，进一步把一周年划分为二十四个段落，每一段落为一"气"。节气划分的方法有两种。一种是平气法，把一回归年平均分为二十四等分，每一等分为十五日多，如汉武帝太初元年颁行的《太初历》就是平气法。它还把冬至起属奇数的气称为"中气"，如大寒、雨水等；而把属偶数的气叫"节气"（也叫初气），如小寒、立春等等。同时，古人还把中气和节气分别配属于某月，如正月的节气是立春，中气是雨水等。现把二十四节气的名称按顺序与十二月配合为表8-2。

表8-2　二十四节气与月份

节气＼月份	正月	二月	三月	四月	五月	六月	七月	八月	九月	十月	十一月	十二月
节气（初气）	立春	惊蛰	清明	立夏	芒种	小暑	立秋	白露	寒露	立冬	大雪	小寒
中气	雨水	春分	谷雨	小满	夏至	大暑	处暑	秋分	霜降	小雪	冬至	大寒

实际上，二十四节气和阴历月份的搭配并不是年年固定一致的，因为它与朔望月无关，而是根据太阳所在的位置为标准来确定的，所以后来又有了定气法。定气法是把黄道均分为二十四等分，太阳每到一个分点时为一气。因为太阳每天在黄道上移动快慢不同，所以每一节气的日数也不一样。冬至前后，太阳移动快，因而一气只有十四日多，夏至前后，太阳移动慢，所以一气达十六日多。定气法的节气日数虽然多寡不齐，但春分、秋分一定在昼夜平分的那一天。

二十四节气的形成与完善经历了较长的时期。远在《尧典》追述的殷商时期，古人就已知道用圭表来测量日影长短，从而确定冬至、夏至和春分、秋分四气。后来又通过长期的农业生产实践，逐步丰富、成熟，到秦汉之际，二十四节气才全部产生。而二十四节气的完整记载则首见于西汉《淮南子·天文训》，其所列名称和顺序，与现今通行的完全相同。西汉颁行的《太初历》正式规定一年分二十四节气，沿用至今。

二十四节气的名称各有一定的含义，总体上是季节气温、物候雨雪等时令气象的预示，如表示季节变化的有立春、春分、立夏、夏至、立秋、秋分、立冬、冬至等；表示气温的有小暑、大暑、处暑、小寒和大寒；表示物候的有惊蛰、清明、小满和芒种；表示雨水霜雪的有雨水、谷雨、白露、寒露、霜降、小雪和大雪。由于二十四节气能标示一年中的时节气候，成为农事活动的主要依据，因而一颁行就受到民间的广泛关注，并迅速流传到世界许多地方。

（五）干支甲子

"干支甲子"是古代标记时间和方位的一套特有符号，不仅广泛应用于古代天文历法学，而且在哲学、史学、农学等方面也屡用不鲜，特别在中医学中，更是推算运气周流的重要工具，至今在针灸治疗等方面仍具有一定的现实意义。

1. 干支　"干支"是天干和地支的合称。"干"，指十天干，古称十日，即甲、乙、丙、丁、戊、己、庚、辛、壬、癸；"支"，指十二地支，古称十二辰，即子、丑、寅、卯、辰、巳、午、未、申、酉、戌、亥。十二天干和十二地支依序各取一字相配，由于最小公倍数为六十，所以只能组成六十组。"干支"，也称"幹枝"，古人认为这种天干和地支的组合如同树干和树枝的配合一样，是一个独立的系统。

关于“干支”符号的意义，《史记·律书》、《淮南子·天文训》、《汉书·律历志》、《释名》均有记载。从语源上来说，大体表示万物从发生，经过发育、繁茂、壮大、成熟再到衰减的过程，然后又至胚胎重新萌芽的状态，揭示事物生、壮、老、死而又生生不已的规律。后汉许慎《说文解字》结合阴阳消长和五行推移的思想，对天干地支的含义进行了更详细的阐释，但语源上和《史记》、《汉书》等的解释一脉相承。

2. 甲子　“甲子”为干支组合的第一对，既可作为“干支”的代名词，又是干支组合周期的代名词。天干与地支相配，分别按照次序，甲配以子、乙配以丑、丙配以寅、丁配以卯，如此类推，从甲子开始，到癸亥为止为一周，叫“六十甲子”，或“六十花甲子”，简称“甲子”。一周之后，重新开始，周而复始，循环使用。一个甲子内干支相配的次序是固定不变的，甲子为第一，乙丑为第二，最后癸亥为六十。现将干支组合的序数列表如下。

表 8-3　干支组合序数排列

序　　号	1	2	3	4	5	6
干支组合	甲子	乙丑	丙寅	丁卯	戊辰	己巳
序　　号	7	8	9	10	11	12
干支组合	庚午	辛未	壬申	癸酉	甲戌	乙亥
序　　号	13	14	15	16	17	18
干支组合	丙子	丁丑	戊寅	己卯	庚辰	辛巳
序　　号	19	20	21	22	23	24
干支组合	壬午	癸未	甲申	乙酉	丙戌	丁亥
序　　号	25	26	27	28	29	30
干支组合	戊子	己丑	庚寅	辛卯	壬辰	癸巳
序　　号	31	32	33	34	35	36
干支组合	甲午	乙未	丙申	丁酉	戊戌	己亥
序　　号	37	38	39	40	41	42
干支组合	庚子	辛丑	壬寅	癸卯	甲辰	乙巳
序　　号	43	44	45	46	47	48
干支组合	丙午	丁未	戊申	己酉	庚戌	辛亥
序　　号	49	50	51	52	53	54
干支组合	壬子	癸丑	甲寅	乙卯	丙辰	丁巳
序　　号	55	56	57	58	59	60
干支组合	戊午	己未	庚申	辛酉	壬戌	癸亥

“干支甲子”是古人的发明创造。甲骨文中就有完整的六十甲子周期表。古人常用干支来表示年、月、日、时的次序，但主要用来纪日和纪年。

二、古代纪时方法

（一）纪日法

一昼夜为一日。但一日的起始，历史上曾有不同的规定。据文献记载，最早以日出为一天的开始，如夏代以平旦为日始，殷代以鸡鸣为日始，到了周代才以夜半为日始，从夜半到夜半为一日，沿用至今。古代纪日主要有干支纪日法，有些日子还有特定的名称。

1. 干支纪日　所谓干支纪日法，就是用干支组合的六十甲子来记录日序，从甲子开始到癸亥为止，每一组代表一日，如某日为甲子，第二日即为乙丑，第三日为丙寅，依次记下去，六十天为一周，周而复始，循环记录。干支纪日法已经使用几千年。在殷墟甲骨卜辞中，自武丁至帝辛皆以干支纪日，由此上推到盘庚迁殷之时(约公元前 1300 年)或许更早就已有此法，至于其顺序至今有无间断或错乱，尚待考证。目前，已确知至少从春秋时期的鲁隐公三年(公元前 720 年)二月己巳日起至今共 2 700 多年，从未有间断或错乱过。这是迄今为止所知世界上最长的纪日法。

古人纪日有时只用天干，不用地支，如《素问・刺热篇》："庚辛日甚，甲乙大汗，气逆则庚辛死。"也有时只用地支，不用天干，如《礼记・檀弓下》："子卯不乐。"用地支纪日出现较晚，大多限于特定的日子，如"三月上巳"之类。

2. *特殊纪日* 在古籍文献中，对一个月中某些特殊的日子还有特定的名称。如每月第一日叫"朔"，二日为"死魄"或"旁死魄"，三日为"哉生明"或"朏"，八日为"恒"或"上弦"，十四日"几望"，十五日"望"，十六日"既望"或"生魄"、"哉生魄"，十七日"既生魄"，二十二、二十三日"下弦"，最后一天为"晦"。

此外，一年中还有一些特定的岁时节日，如夏历一年的第一天，即正月初一日为"元日"、"元旦"、"元辰"、"端日"。正月初七日为"人日"。正月十五日为"上元节"，故又称"上元日"，这天晚上叫"元宵"，也叫"元夜"。清明节前一日为"寒食"。五月初五为"端五"、"端午"、"端阳"。七月初七晚叫"七夕"。七月十五为"中元日"。八月十五为"中秋日"。九月初九为"重阳日"、"重九日"。十月十五日为"下元日"。十二月初八为"腊日"。一年最后一天叫"岁除"，晚上叫"除夕"。

(二) 纪时法

所谓纪时，就是把一昼夜分为若干时段，每个时段给予一个名称。古代纪时的方法有多种，最主要的是十二时段法。

1. *干支纪时法* 干支纪时，通常用十二地支。早在周代就已把一昼夜分为十二段，以夜半为一日之始，分别名为夜半、鸡鸣、平旦、日出、食时、隅中、中日、日昃、晡时、日入、黄昏、人定。汉武帝太初改历以后，又用十二地支来表示十二个时段，同样以夜半为日始，分别命名为子时、丑时、寅时等。这就是十二时辰的制度，简称为十二辰。到了唐朝，又将每个时辰划分为初、正两个部分，前一部分为初，后一部分为正，如子初、子正等。这种划分与后来清初引进西历，把一昼夜分为二十四个小时几乎一致了。一个时辰等于二小时，小时名称即由此而来。从二十三时起至翌日一时止为子时；二十三时为子初，零时为子正，一时为丑初，二时为丑正，依此类推。现将十二时辰与现代时间的关系列表如下。

表 8-4 十二时辰与现代时间的关系

十二时段	夜半	鸡鸣	平旦	日出	食时	隅中	中日	日昃	晡时	日入	黄昏	人定
十二时辰	子	丑	寅	卯	辰	巳	午	未	申	酉	戌	亥
现代时间(点)	23～1	1～3	3～5	5～7	7～9	9～11	11～13	13～15	15～17	17～19	19～21	21～23

古时纪时也有用干支组合的，这就是干支纪时法。在干支纪时法中，由于十二辰是固定不变的，而时干是变动的，要由日干来决定，比较复杂。实际上，干支纪时没有普遍推行，主要为星命家推算阴阳八字所用。这里就不详细介绍。

2. *时辰别称* 除十二辰外，还有把昼夜分为八段、十段，甚至十五段的。如《淮南子・天文训》分昼夜为十五时刻，分别为晨明、朏明、旦明、蚤食、晏食、隅中、正中、小还、铺时、大还、高舂、下舂、县东、黄昏、定昏。而据北齐颜之推《颜氏家训》所记，汉魏时期又有把夜晚分为五个时段，叫做五夜、五鼓或五更。五夜为甲夜、乙夜、丙夜、丁夜、戊夜；五鼓为一鼓、二鼓、三鼓、四鼓、五鼓；五更为一更、二更、三更、四更、五更。由于时段划分不同，或者由于地域称谓有异，古书上记载的时辰名称很多。现对应十二时段，部分整理如下：

夜半（子）：晨明、子夜、夜分、午夜、中夜、未旦宵分、丙夜、三更、三鼓。

鸡鸣（丑）：朏明、荒鸡、昧晓、丁夜、四更、四鼓。

平旦（寅）：旦明、平明、黎明、早旦、日旦、昧旦、早晨、早夜、早朝、旦日、旦时、昧爽、拂晓、大晨、晨时、清旦、戊夜、五更、五鼓。

日出（卯）：日上、日生、日始、旭日、破晓、曦晨。

食时（辰）：早食、蚤食。

隅中（巳）：日隅、日禺中、晏食。

中日（午）：日中、日午、日正、日高、中午、正午、亭午、正南、正中。

日昃（未）：日仄、日昳、日侧、日斜、西中、小还。

晡时（申）：餔时、日铺、日晡、日稷、日夕、夕食、下铺、下市、大还。

日入（酉）：日没、日沉、日西、日落、日逝、日晏、日晦、傍晚、高春、下春。

黄昏（戌）：日夕、日末、日暮、日晚、日暗、县东、日堕、日曛、曛黄、晏晡、昏时、夜食、牛羊入、甲夜、一更、一鼓。

人定（亥）：定昏、寅夜、合夜、夜少半、乙夜、二更、二鼓。

（三）纪月法

1. *干支纪月*　古人通常以序数纪月，如一月、二月、三月等，岁首的月份又叫正月。春秋时期开始用十二地支纪月，叫“月建”，即把十二个月份和十二支相配。《夏历》规定把冬至所在的月即十一月称为“子月”，下一个月即十二月为“丑月”，正月就是“寅月”，故有建子、建丑、建寅的称呼。列表如下。

表8-5　地支纪月表

月	正月	二月	三月	四月	五月	六月	七月	八月	九月	十月	十一月	十二月
地支	寅	卯	辰	巳	午	未	申	酉	戌	亥	子	丑

在十二支纪月的基础上，再配上天干为月干，组成六十甲子，五年一周，循环不已，就是干支纪月法。干支纪月的月支是固定的，而月干则随年变化，要根据当年的年干推算确定。这里也不详细介绍了。

据记载，汉代就已经实行干支纪月法，但没有得到推行。唐代星命家以生辰八字来推测人的生死祸福，故一些星命著作才开始使用干支纪月和干支纪时法。

2. *月名别称*　除了十二支纪月外，古代还有乐律、卦名纪月的，《尔雅》、《诗经》、《楚辞》中还有一些特定的纪月名称，民间也有许多俗称。现将农历十二个月的别名列表如下。

表8-6　农历十二个月的别名

月　份	别　　名
正　月	孟春、首春、初春、上春、春王、孟阳、首阳、元阳、青阳、正阳、寅月、泰月、初月、端月、元月、陬月、孟陬、大簇、登明、开岁、开春、发岁、华岁、芳岁、肇岁、献岁
二　月	仲春、酣春、大壮、夹钟、中和、仲阳、阳中、卯月、丽月、令月、花月、杏月、如月、天魁、小草生月、不箴月、华景、河魁、桃月、盛春

(续表)

月份	别名
三月	季春、晚春、暮月、杪春、春杪、三春、姑洗、辰月、病月、喜月、桐月、李月、夬月、蚕月、从魁、末春、花见月、禊月、樱笋时
四月	孟夏、早夏、初夏、新夏、中吕、仲吕、麦秋、桃月、巳月、余月、乾月、槐月、梅月、清和、槐序、传送、小吕、乏月、鸟待月、阴月
五月	仲夏、中夏、蒲节、菖节、艾节、浴兰节、蕤宾、榆月、午月、蒲月、姤月、皋月、榴月、雨月、景风、小吉、小刑、浴兰月、鹑月
六月	季夏、晚夏、三夏、天贶、林钟、精阳、未月、且月、暑月、伏月、荷月、梓月、胜光、长夏、末夏、鸣神月、焦月、蝉羽月、遯月
七月	孟秋、首秋、初秋、肇秋、兰秋、萧秋、夷则、凉月、楝月、申月、相月、否月、巧月、兰月、瓜月、商月、冷月、太乙、开秋、文月、巧秋、早秋、白露秋、道秋
八月	仲秋、正秋、中秋、桂秋、仲商、迎寒、观月、酉月、清月、壮月、桂月、获月、南吕、柘月、天罡、竹小春、清秋
九月	季秋、秀秋、暮秋、凉秋、秋杪、三秋、戌月、玄月、剥月、菊月、菊序、霜序、太冲、无射、长月、末秋、朽月、杪秋、暮商、季商、授衣
十月	孟冬、开冬、初冬、上冬、应钟、小春、小阳春、亥月、阳月、良月、玄英、阳春、坤月、檀月、功曹、方冬、岁阳、烝冬
十一月	仲冬、阳夏、霜天、龙潜、黄钟、霜月、葭月、子月、冬月、复月、辜月、鸭月、畅月、枣月、大吉、日冻、风寒、冬子月、盛冬
十二月	季冬、末冬、寒冬、严冬、苍冬、三冬、冬杪、杪冬、步杪、暮冬、暮节、暮岁、穷年、穷纪、嘉平、大吕、极月、除月、丑月、腊月、冰月、临月、余月、涂月、腊月、栎月、神后、冬腊、氿月、严月、清祀、亲子、蜡月

(四) 纪年法

1. *帝王纪年* 所谓帝王纪年，就是按照帝王即位的年次来纪年。这是我国古代最早的纪年法。历史上确切可数的纪年，是从西周共和行政元年(公元前 841 年)开始的。每一帝王即位就要改换一次纪元，即位当年称元年，此后便是二年、三年、四年，直到退位为止(也有个别是在中途改元的)。西周共和到汉武帝之前，一般都是以帝王即位的年次来纪年的。由于政权不统一，改元有先后，因此先秦各国的年次各不相同。如公元前 770 年，为周平王元年，在郑国是武公元年，在鲁国是孝公三十七年，在齐国为庄公二十五年，在秦国为襄公八年，在宋国为戴公三十年。

从汉武帝开始，帝王即位不仅要重新纪元，而且每次纪元都有一个年号。所谓年号，就是用以纪年的名号。中国历史上用年号纪年，开始于汉武帝建元元年(公元前 140 年)，后来一直延续到上世纪初。年号纪年也是以元、二、三、四为序数迭记的。历史上，年号纪年的情况也很复杂。明清以前，多数帝王在位时常常因故改元，每次改元必改年号，因此一帝不止一个年号，一般都有两个年号以上，有的甚至达到十七、八个年号。但也有父子同号乃至三代同号连续纪年的。明、清两朝诸帝，除明英宗有两个年号外，其他的都是一个年号，故常常用年号来称谓皇帝，如万历、崇祯、康熙、乾隆、光绪、宣统等。

辛亥革命以后，废除帝王年号纪年，改用“中华民国”纪年。中华人民共和国成立后，改用公元纪年。

年号是历史上长期用来记录时间的一种名号，通过年号所记，可以帮助我们确定某些事物的先后年次及与现在的时间距离等。我们在阅读古籍、鉴定文物、确定版本时，常常会遇到有关年号的问题。《汉语大词典》附录有《历代帝王纪年干支纪年公元纪年对照表》，可以供我们查阅。

2. *岁星纪年* 我们在上一节介绍过，古人经过长期观察，很早就测得木星大约 12 年运行一周天，于是就把木星运行的轨道等分为十二分，称为“十二次”，木星自西向东运行，每经一次就是一年，从而以此记录年序，木星也就因此称为“岁星”。这种纪年方法就称为“岁星纪年法”。具体是，木星运行到某次，就以某次的名称纪年，称岁在某次，或岁次某，如“岁在玄枵”、“岁在大火”、“岁在降娄”等。本书《铜人腧穴针灸图经・序》所记“岁次析木”，就是用的岁星纪年法。岁星纪年在《左传》、《国语》等书中用得很多。

由于木星绕天一周实际约11.86年，而不是整12年，所以把它当作12年一周天，结果就和实际天象不合，每隔84.7年就会相差一次。而且木星是由西向东运行，与人们熟悉的由东向西的顺序正好相反，应用起来不习惯，也不方便，于是就在岁星纪年的基础上发明了“太岁纪年法”。

3. 太岁纪年　这是以岁星纪年为参照建立起来的纪年法。远在岁星纪年法之前，人们就已经熟悉使用十二支来划分星空，标记位置与方向，几乎是在划分十二次的同时，还发明了十二辰的制度。所谓十二辰，也是把黄道附近一周天由东向西划分为十二等分，并配上子丑寅卯等十二支，其计量方向与十二次相反。当人们感到岁星纪年不准确、不理想时，古代天文学家就假想另外一个天体，沿着黄道由东向西运行，速度均匀，也是十二年一周天。这个假想的天体叫做太岁、太阴或岁阴。太岁和岁星保持大致一定的对应关系，但由于运行方向相反，当岁星在星纪时，太岁在寅；岁星在玄枵，太岁在卯；岁星在诹訾，太岁在辰等等。以每年太岁经过十二辰的某辰来称呼这年，就叫做太岁纪年法。

大概在战国时代，人们又给太岁纪年的十二年以专名。《尔雅・释天・岁阴》：“太岁在寅曰摄提格，在卯曰单阏，在辰曰执徐，在巳曰大荒落，在午曰敦牂，在未曰协洽，在申曰涒滩，在酉曰作噩，在戌曰阉茂，在亥曰大渊献，在子曰困敦，在丑曰赤奋若。”这十二个专名也叫岁阴名。

西汉年间，历法家又给太岁年名配上天干，也有十个名称，相对岁阴，而叫“岁阳”。根据《尔雅》所载，岁阳与天干对应如下表。

表8－7　岁阳与天干对应表

天干名	甲	乙	丙	丁	戊	己	庚	辛	壬	癸
岁阳名	阏逢	旃蒙	柔兆	强圉	著雍	屠维	上章	重光	玄默	昭阳

岁阳和岁阴也可以依次组合成六十组，用以纪年。如阏逢摄提格为第一年，旃蒙单阏为第二年，柔兆执徐为第三年，以此类推，六十年周而复始。这种纪年法，古书上很常见。《史记・历书第四・历术甲子篇》所载年名，几乎全用岁阳岁阴相配，不用干支，如说“太初元年，岁名焉逢摄提格”，只是用字与《尔雅》有些不同。不仅《史记》如此，后来的历代文人喜欢崇古，也常在文章著作里用到太岁年名。

太岁纪年在实际运用中，有时并不岁阳岁阴全称，常常只称岁阴名，如《史记・天官书》所载的“摄提格岁”、“单阏岁”、“执徐岁”等等。《外台秘要・序》所载“岁在执徐”，也是太岁纪年。

实际上，这种岁阳岁阴的组合与干支组合完全一样，它完全摆脱了与岁星的对应关系，因此，发展到后来，太岁纪年就成了干支纪年。

4. 干支纪年　干支纪年就是用六十甲子来依次记录年序。每年用六十甲子中的一组干支表示，始于甲子，终于癸亥，六十年一周，循环使用。具体情况，我们已在前面干支甲子介绍过了。

我国至迟在东汉建武三十年(公元 54 年)就已经开始使用干支纪年。到了元和二年(公元 85 年),政府以命令的形式,颁布全国执行,延续至今,从未间断。1949 年起我国采用公元纪年,但在同时并用的《夏历》中仍然使用干支纪年法。例如从 2005 年 2 月 9 日起的《夏历》年就称为“乙酉年”。

我国民间将干支纪年加以改造,省略天干成分,并用十二种动物表示十二地支,用以纪年和纪录生年,这就是十二生肖纪年法。十二地支对应的生肖是:子鼠、丑牛、寅虎、卯兔、辰龙、巳蛇、午马、未羊、申猴、酉鸡、戌狗、亥猪。民间所说的属马属牛就是生在午年或丑年。十二生肖的提法很早,东汉前期王充《论衡》就有了较完整的记载。

第三节 乐　　律

我们的祖先不仅创造了宏伟的物质文明,同样也创造了灿烂的精神文明。音乐文化作为中国传统文化的重要组成部分,积淀着中国古代精神文明的许多成果,至今仍在影响我们的生活。

在我国文化史上,音乐始终享有崇高的地位,往往与“礼”相提并论,成为个人修养乃至国家君主管理社会的一种方法或手段。《礼记·乐记》说:“乐者,所以象德也。”又说:“知乐则几于礼矣。礼乐皆得,谓之有德。”认为音乐是道德的一种象征。懂得音乐就合于礼节,只有在礼仪和音乐上都有造诣的人,才称得上有德行。《乐记》还认为好的音乐“可以善民心”,可以“移风易俗”,因而指出:“先王之制礼乐也,非以极口腹耳目之欲也,将以教民平好恶而反之道之正也。”把音乐作为教化社会,启植民心的一种工具。《乐记》还记载:“天子之为乐也,以赏诸侯有德者也。”音乐又成了君主奖赏臣下的手段。不惟如此,音乐还是养生的一种方法。《乐记》说:“致乐以治心”,“乐行而伦清,耳目聪明,血气和平”。

乐律又叫声律、音律。乐,就是音乐;律就是法则。乐律就是音乐的法则,具体是指用来确定音乐标准音的竹管。但乐律也可指音乐的总称。

乐律的内容也很广泛,既包括绝对音高、标准音及律吕体系、乐器规格、宫调音阶等问题,又包括音域的节奏和曲调的记谱等问题。这里根据王力《中国古代文化常识》(江苏教育出版社 2005 年版),简略介绍五声六律及乐调的知识。

一、五声、七音

古人把宫商角徵羽称为五声或五音,大致相当于现代音乐简谱上的 1(do)、2(re)、3(mi)、5(sol)、6(la)。从宫到羽,按照音的高低排列起来,形成一个五级音阶:

宫	商	角	徵	羽
1	2	3	5	6

后来加上变宫和变徵两个半音,就成为七音。变宫、变徵相当于现代简谱的 7(ti)和 #4(fis)。按高低次序排列,便形成一个七级音阶:

宫	商	角	变徵	徵	羽	变宫
1	2	3	♯4	5	6	7

作为音级，宫商角徵羽等音只有相对音高，没有绝对音高。它们的音高是随着乐调转移的。由于相邻两音的距离不变，只要确定了第一级的音高，其馀各级的音高也就随之而确定。

二、六律、十二律

前面讲过，所谓律就是用来定音的竹管。蔡邕《月令章句》说："截竹为管谓之律。"《国语·周语下》指出："律以平声。"至迟在周景王时期（公元前544～前520年），就知道了用律管定音的方法。旧说古人用十二根长度不同的律管，吹出十二个不同的标准音，以确定乐音的高低，并且为乐界所公认遵守。因此，这十二个标准音就叫十二律。这十二个标准音不仅有固定的音高，而且分别有特定的名称，对照现代音乐，大致相当于C、♯C、D、♯D、E、F、♯F、G、♯G、A、♯A、B十二个固定音。十二律与西乐的对应关系，从低到高依次为：

1. 黄钟	2. 大吕	3. 大簇	4. 夹钟	5. 姑洗(xiǎn)	6. 中吕
C	♯C	D	♯D	E	F
7. 蕤宾	8. 林钟	9. 夷则	10. 南吕	11. 无射(yì)	12. 应钟
♯F	G	♯G	A	♯A	B

古人将十二律分成阴阳两类，按上面顺序，奇数六律为阳律，叫六律；偶数六律为阴律，叫六吕，或叫六同。合称为律吕。古书上所说的"六律"，通常是包举阴阳各六的十二律。十二律是绝对音高，五声七音都是比较音高。

用来定音的律管，其长度是固定的。长管发音低，短管发音高。古人一般先定出一个基本音高，即律管的基本长度，然后按"三分损益法"确定其他律管的长度。实际定律时，往往以黄钟为基本律，其长度定为9寸，然后由黄钟开始，递次按三分损一$\left(\frac{2}{3}\right)$或三分益一$\left(1\frac{1}{3}\right)$的比例，求得其他十一律管的长度。

三、乐调

所谓乐调，就是音乐的声调。它是由乐曲施律中处于核心地位的主音来决定的，也即音阶起点的第一级音。在五声音阶中，如以宫为音阶起点作第一级音就是宫调式，以商为音阶起点作第一级音就是商调式，角、徵、羽、亦然。这样，五声音阶就有五种调式。同理，七声音阶就有七种调式。

由于五声七音只有相对音高，没有绝对音高，是不能实际演奏的。在实际音乐中，音高要靠律来确定。确定音高，主要是确定第一级音，如以宫音为例，十二律都可以作它的第一级音，黄钟为第一级音，就叫"黄钟宫"；大吕为第一级音，就叫"大吕宫"；太簇为第一级音，就叫"太簇宫"。以此类推，可以得到十二种宫调。宫音确定了，其他各音的音高随之律定。现列表如下。

表 8－8 宫调、五声与十二律对应表

宫调＼五声＼十二律	黄钟	大吕	太簇	夹钟	姑洗	中吕	蕤宾	林钟	夷则	南吕	无射	应钟
黄钟宫	宫		商		角			徵		羽		
太吕宫		宫		商		角			徵		羽	
太簇宫			宫		商		角			徵		羽

理论上十二律都可以用来确定音高，五声音阶可各得十二“调”，共六十“调”。同样，七声音阶便可得八十四“调”。但这只是理论上组合，实际音乐中并不全用。如隋唐燕乐只有二十八宫调，南宋词曲只用七宫十二调，元代北曲只用六宫十一调，明清以来南曲只用五宫八调。

第四节 地　　理

“地理”一词最早见于《易·系辞上》：“仰以观于天文，俯以察于地理。”大抵是指山川形势的情况。说明我国古代很早就注意到了地理研究，并由此形成了丰富的地理学知识。这里只概括介绍古代地理学研究和历代行政区划的有关知识。

一、 古代地理学概述

《尚书·禹贡》是我国最早的地理著作，不仅记载了传说中最早的行政区划“九州”，而且还详尽记述了各州山川、物产、贡赋、交通等情况，既是行政地理，又是自然、经济地理。

《山海经》是大致与《禹贡》同时的一部奇书，虽为神话著作，但其中记载的古代地理知识，许多是古代地理史实，非常值得研究。

《周礼·职方氏》叙述地理概况较《禹贡》更为详尽。其中所载职方氏掌管天下图籍，说明当时已产生了地图，并已了解天下地形。此后《管子·地图》，则已有军事地图的记载。1986甘肃天水放马滩秦墓出土了七幅木刻地图，是公元前 238 年下葬的，这是迄今出土最早的地图。

汉代《淮南子·地形训》，记载全国各地的山川泽薮以及气候、物产，乃至风土民情，内容十分丰富。

《汉书·地理志》开我国正史地理学的先河。该志不仅叙述九州及秦汉疆域，而且重点叙述了汉代行政区划、历史沿革、物产风情及海外交通等，是我国第一部以行政区划为主体的地理学著作。此后正史中设立《地理志》、《郡县志》之类的地理史志，肇始于此。

大约成书于三国时代的《水经》，是我国最早研究河流水道的专门典籍。北魏郦道元（公元 472～527 年）为《水经》作注，成《水经注》一书，著录全国主要河流 1 252 条，不仅记其发源，还叙其流域的地理情况，兼及历史事件与人物传说等，是一部久负盛名的地理学巨著。

晋代裴秀（公元 223～271 年）绘制《禹贡地域图》，创设“制图六体”，为我国地图学奠定了科学基础。

唐代李吉甫(公元758～814年)所著《元和郡县图志》，是现存最早的地理总志。该书体例完备，记载全国户籍沿革、山川、贡赋等，十分详尽，对后世影响极大。

宋代的《太平寰宇记》、《元丰九域志》、《舆地广记》、《舆地记胜》、《方舆胜览》都是有名的地理总志。其中乐史的《太平寰宇记》不仅记地理沿革，还记载人物和艺文，独具特色。

从元代起，政府组织编写全国性地方总志，称为"一统志"，所成《大元一统志》、《大明一统志》和《大清一统志》，都是研究我国历史地理的重要著作。

二、历代行政区划

(一) 列国时期

1. 九州　九州是传说中上古时代中原地区的行政区划，并不是某个朝代的实际区划，但反映了春秋战国时人们对所知周朝领土范围的区划认识。九州之名，首载于《尚书·禹贡》，后世各书所载略有出入，现列表如下。

表8-9　九州名称出处

书　名	九　州　名　称
《尚书·禹贡》	冀州、兖州、青州、徐州、扬州、荆州、豫州、梁州、雍州
《逸周书》	冀州、兖州、青州、扬州、荆州、豫州、雍州、幽州、并州
《尔雅》	冀州、兖州、徐州、扬州、荆州、豫州、雍州、幽州、营州
《吕氏春秋》	冀州、兖州、青州、徐州、扬州、荆州、豫州、雍州、幽州

2. 春秋主要诸侯国及都域　春秋以前的夏、商、周三代都还没有完善的地方行政制度。"封邦建国"，各个领主在自己的封国内独立为王，究竟有多少邦国难以确考，只知武王伐纣，"诸侯不期而会盟津者八百诸侯"。后来诸侯兼并，以强乘弱，到春秋后期主要诸侯国如下表。

表8-10　春秋主要诸侯国及都域

国　名	都　域
鲁	曲阜(今山东曲阜)
齐	薄姑(今山东博兴东北)，后迁临淄(今山东临淄北)
晋	唐(今山西临汾西)，又都绛(今山西翼城东南)，晋景公迁至新田，仍称绛(今山西曲沃西南)
秦	原居雍(今陕西凤翔)，献公迁至栎阳(今陕西高陵东北)，孝公迁咸阳(今陕西咸阳市东)
楚	丹阳(今河南淅川附近)，楚武王迁至郢(今湖北江陵北)
宋	商丘(今河南商丘县)
卫	朝歌(今河南朝歌)，后迁楚丘(今河南滑县东)、帝丘(今河南濮阳西南)
陈	宛丘(今河南淮阳)
蔡	汝南(今河南上蔡西)，后迁州来(今安徽寿县北)，以州来为下蔡，汝南为上蔡
曹	曹(今山东定陶)
郑	新郑(今河南新郑)
燕	蓟(今北京市)
吴	吴(今江苏苏州市)
越	会稽(今浙江绍兴市)

3. 战国七国及都域 战国纷争，群雄割据，“三家分晋”以后，形成战国“七雄”，如下表。

表 8-11 战国七国及都域

国名	都域
秦	咸阳(已见上表)
魏	安邑(今山西翼城附近)，迁大梁(今河南开封市)，迁都后魏国又称梁
韩	平阳(今山西临汾西)，景侯迁至阳翟(今河南禹县)，哀侯迁至新郑(已见上表)
赵	晋阳(今山西太原市西南)，后迁邯郸(今河北邯郸市)
楚	郢(已见上表)
燕	蓟(已见上表)
齐	临淄(已见上表)

(二) 郡、县时期

从公元前 221 年秦统一中国“分天下为郡县”，至东汉中平五年(公元 189 年)改郡县为州郡，400 年间主要区划制度是郡县二级制，中间汉武帝元封五年(公元 106 年)“置刺史部十三州”，设立监察区域，不是行政区划。现将秦朝郡县及西汉部州列表如下。

1. 秦郡表 据谭其骧《秦郡新考》，秦统一后分天下为三十六郡，到秦末增加到四十六郡。

表 8-12 秦郡表

故境	郡名
秦	蜀郡、巴郡、陇西、北地
楚	汉中、黔中、南郡、南阳、长沙、陈郡、泗水、薛郡、东海、九江、会稽、衡山
赵	太原、云中、雁门、邯郸、巨鹿、代郡、常山
魏	上郡、河东、东郡、砀郡、河内
韩	上党、三川、颍川
燕	渔阳、上谷、右北平、广阳、辽西、辽东
齐	齐郡、琅邪、济北、胶东
南越	闽中、南海、桂林、象郡
匈奴	九原

2. 西汉十三部州表

表 8-13 西汉十三部州表

区域	州名
黄河流域	凉州、并州、冀州、幽州、兖州、青州、徐州、豫州、朔方
长江流域	益州、荆州、扬州
西江流域	交州

(三) 州、郡时期

从东汉中平五年汉灵帝改刺史为州牧，使州成为实际的行政单位，至隋文帝开皇三年(公元 583 年)“罢天下郡”，400 年间主要区划制度是州、郡、县三级，现将东汉、三国州郡区划列表如下。

1. 东汉十三州表

表 8－14　东汉十三州表

州　名	治　所（县）	辖　区
同隶校尉部	河南（今洛阳市东）	今陕西中部、山西西南部及河南西部。称为“司州”。
豫　州	谯（安徽亳县）	今河南南部、东部，安徽北部，江苏西北角及山东西南角。
兖　州	昌邑（今山东金乡县西北）	今山东西南部，河南东部及江苏西北角。
徐　州	郯（山东郯城县西南）	今山东东南部，江苏北部及安徽东北角。
青　州	临甾	今山东北部及河北东南角。
凉　州	陇（甘肃清水县北）	今甘肃东南部。
并　州	晋阳（太原市西）	今陕西北部，山西大部及内蒙之一部。
冀　州	鄗（河北柏乡县北）	今河北西南部。
幽　州	蓟（北京城西南）	今河北北部，辽宁、吉林各一部。
扬　州	历阳（安徽和县，后迁寿春）	今江苏南部，安徽中部、南部，浙江、福建、江西三省。
荆　州	汉寿（湖南常德市东）	今河南西南部，湖北、湖南二省及黔、桂、粤三省边缘。
益　州	雒（四川广汉县，后迁绵竹，再迁成都）	今川、黔、滇三省大部，陕西南部及鄂、甘各一隅。
交　州	广信（广西梧州市）	

2. 三国州郡表

表 8－15　三国州郡表

国　别	州　名
魏　国	司州、豫州、兖州、青州、徐州、雍州、凉州、冀州、并州、幽州、荆州、扬州（领郡 101、县 731）
吴　国	荆州、扬州、交州、广州（领郡 44、县 337）
蜀　国	益州（领郡 22、县 138）

（四）道、路时期

唐太宗省并州、郡，创立道制，唐玄宗创府制。道初为监察区，安史之乱后，道成为一级行政区划，实行道、府（州）、县三级区划，是为道制时期。

宋改道为路，仍然实行路、府（州、军、监）、县的三级区划制度，故唐宋 700 年间为道、路时期。

1. 唐代道区表　唐代设监察区，称为“道”，略同于汉代的州。贞观时全国分为十道，开元间改为十五道。现列表如下。

表 8－16　唐·贞观十道表

道　名	治　所　及　辖　区
关　内	治凤翔，辖今秦陇及冀西北
陇　右	治鄯州（今青海乐都），辖今陇西及新疆
河　东	治太原，辖今山西省
河　北	治魏州（今河北大名），辖今河北、辽宁
河　南	治洛阳，辖今鲁、豫及淮北
山　南	治襄州（今湖北襄阳），辖今陕南及川、鄂
剑　南	治成都，辖今四川及陇、滇
淮　南	治扬州，辖今淮南及江北
江　南	治苏州，辖今江南及岭北
岭　南	治广州，辖今广东、广西

表 8-17 唐·开元十五道表

道　名	治 所 及 辖 区
关　内	治凤翔,辖今陕北及晋西北
京　畿	治西安,辖今陕中及陇东
陇　右	同上
河　东	同上
河　南	治洛阳,辖今豫东
都　畿	治洛阳,辖今豫西
山南东	治襄州,辖今河南、湖北
山南西	治汉中,辖今河南、四川
剑　南	同上
淮　南	同上
江南东	治苏州,辖今苏皖浙闽
江南西	治南昌,辖今赣、鄂、湘东
黔　中	治贵阳,辖今湘西、贵州
岭　南	同上

2. 两宋路区表

表 8-18 两宋路区表

时　代	路　名
北　宋	京东、京西、河北、河东、淮西、淮南、江南、湖北、湖南、两浙、福建、西川、陕西、广东、广西
南　宋	浙江、浙东、淮东、淮西、江东、江西、湖北、湖南、京西、福建、成都、潼川、利州、夔州、广东、广西

(五) 行省时期

元、明、清三代为省制时期,但三代区划级别各有不同。

1. 元代区划表　元代以中书省为中央政府,在路之上分设行中书省十一个,简称行省。行省略等于中书省办事处或行署,后来成为正式的行政区域名,径称为省。元代实行省、路、府(州)、县四级区划。

表 8-19 元代区划表

省　名	治 所 及 辖 区
中书省	治北京,直辖北京、天津、河北、山东、山西等地。
岭北省	治和林,辖今蒙古地。
辽阳省	治辽阳,辖今河北。
征东省	治开京,高丽国地区。
陕西省	治奉元,辖今陕西、河北西北部及甘肃东部、南部,兼涉四川、青海一部分。
甘肃省	治甘州(今甘肃张掖),辖今甘肃西北及宁夏,兼涉青海、西宁一带。
河南省	治汴梁、今河南开封,今河南省黄河以南地及江苏、安徽、湖北三省长江以北地
江浙省	治杭州,今江苏、安徽两省长江以南地及浙江、福建两省兼江西东北部
江西省	治龙兴,今南昌,今江西及广东之大部
湖广省	治武昌,今湖北东南部一部分,及湖南、广西二省,并贵州省之大部分,兼涉广东西南部。
云南省	治中庆,今昆明,今云南省及四川西南部、贵州西部等地。
四川省	治成都,今四川之大部,兼涉湖北西南部。

2. 明代区划表　明代厉行中央专制,裁撤中书省,废除宰相制,皇帝总揽中央,分天下为两直隶和十三布政使司,习惯称为十五省。省下为府、州、县三级区划。

表8-20　明代区划表

区　　划	省　　名
两直隶	北直隶、南直隶
十三布政使司	浙江、江西、福建、湖广、山东、山西、河南、陕西、广东、广西、四川、云南、贵州
九　边	辽东、蓟州、宣府、大同、太原、榆林、固原、宁夏、甘肃

3. 清代区划　清代区划大致同明代，只是改布政使司为省。北直隶改为直隶省，南直隶改为江苏省、安徽省，陕西分为陕西、甘肃两省，湖广分为湖南、湖北两省。清代末年，在东北地区改黑龙江将军为黑龙江省，改吉林将军为吉林省，改奉天将军为奉天省。省下辖的行政单位是府、县两级。

第五节　职　　官

设官授事，分职定位，这是统治阶级管理社会的必然手段。但政体不同，官制自然有别。自秦灭六国建立起我国历史上第一个中央集权的封建国家以来，直到清王朝终结，两千多年的封建君主政体，形成了一套与之相应的职官制度。古代官制虽历经变化，但基本上是在秦汉官制的基础上发展演变的。现仅就秦汉以来的中央和地方官制，分别作一简要介绍。

一、 中央官制

1. 三公　秦设“三公”、“九卿”为中央官制主体。三公为：

丞相，总揽政务，协助皇帝处理国家大政，为行政最高长官；

太尉，为全国军事首领；

御史大夫，考课监察百官，掌管国家档案图书，地位仅次于丞相。

西汉末，改设大司徒、大司马、大司空，分别取代丞相、太尉和御史大夫之职，称为“三司”，共同负责全国军政。汉成帝时设尚书五人，“分曹治事”。三公权力大为减弱。

2. 九卿　九卿是秦汉时中央各行政机关执掌宫廷事务的总称。分别为：

郎中令：职掌皇城和宫廷侍卫，为皇帝侍卫；

卫尉：掌宫门禁卫，兼管屯兵、征兵之事；

宗正：掌管皇族事务；

太仆：掌管皇帝车马和全国马政；

廷尉：掌管全国刑狱，为最高法官；

典客：主管外事及民族事务；

治粟内史：掌管全国财政收入；

少府：掌管山海收入和皇室用品；负责宫廷总务；

奉常：掌管祭祀和国家礼仪，兼掌管铨选博士。

九卿各有属官，分掌事务。

3. 三省　东汉光武帝首先设立尚书省，或称尚书台或中台，协助皇帝处理政务。尚书省长官为尚书令，逐渐掌握原来丞相的实权，成为执掌中央政务大权的宰相。

魏文帝曹丕为削弱尚书省权力，另设中书省，掌管机要，起草并发布政令，地位逐渐超过尚书省。

南北朝时，又鉴于中书省权力日大，另设门下省掌管朝廷机要，参预国家大事。门下省长官为侍中，协助皇帝审议颁布重要政令。至此，形成尚书、中书、门下三省分职的中央集权制度，中书省取旨，门下省审核，尚书省执行，三省长官同为宰相，共担国纲。

隋、唐时期，三省制度进一步完善。中书省掌管策令起草和颁布，门下省掌管策令审定，尚书省负责处理行政事务。尚书省下设吏、户、礼、兵、刑、工六部，行政能力大为加强。

五代时期，三省之外另设枢密院，管理国防、军事，参预朝廷大政。

宋代在中书省内设政事堂，与枢密院共掌文武大权，称为“二府”。

元代废门下、尚书二省，以中书省、枢密院、御史台分掌政务、军务、监察之权。

明初仍然只设中书省，置丞相。洪武时罢中书省，废丞相，分权于六部，且六部直归皇帝统御。至此，三省制度尽废。后仿宋制，以殿阁大学士参预政务，协助皇帝，是为“内阁”。

清循明制，仍立内阁，后改设军机处，以亲王、大臣任军机大臣，处理军国要务、官员任免等，内阁形同虚设。

4. *六部*　尚书省分设吏、户、礼、兵、刑、工六部，创立于隋朝，完善于唐代。此后历代相承，作为中央行政机构沿袭到清代。

六部的职责分工是：

吏部：掌百官任免、升降、课考、赏罚；

户部：掌全国户口、土地、赋税、钱粮、财政收支；

礼部：掌全国礼仪、祭祀、科举、教育；

兵部：掌武官选授及军事行政；

刑部：掌全国司法行政及审判；

工部：掌工匠、屯田、山泽之政令及办公设施。

各部的长官为尚书，副长官为侍郎。部下设司，司的长官为郎中，副长官为员外郎。属官有都事、主事等。

二、 地方官制

1. *县*　县是我国行政区划的最基本单位，二千多年始终没有多大变化。秦汉时，万户以上的县，长官设县令，万户以下设县长。令、长之下设有县丞，佐助县政；又设县尉，掌管兵甲治安。另有功曹、令史、佐史、狱掾等县吏。魏晋南北朝，仍然以县之大小分设令、长。隋唐时县的长官统称县令。宋时，县仍以县令为长官，如系京官派往者称知某县事，简称知县。元称县尹，明、清复称知县。

2. *郡*　郡是统辖县的行政单位。中国置郡产生于春秋前期，郡县制形成于战国中期。秦始皇统一中国后，郡县制正式成为全国划一的行政区划，历经秦汉四百年，为最高一级的行政区划单位，魏晋以后降为二级单位。隋唐时期曾一度与州并设，唐中叶以后废止。郡的长官，秦时称为守或郡守，汉时改称太守，魏晋南北朝时期仍称太守。郡守下有郡丞，为其佐助。另有郡尉，掌管军事甲卒，备防盗贼。

3. *州*　州最早是行政监察机构，由西汉武帝创设，分全国为十三个刺史部，又名十三州，其长官为州刺史，代表汉王朝监察所辖郡县。东汉末年，州成为政区实体，一州下辖数郡，成为郡的上一级行政区划。历经三国、两晋、南北朝，直至隋代，州是当时中国最高的行政区划单位。唐宋时期降为第二级行政区划，元代以后又降为第三级行政区划单位。作为政区实体后的州长官改称州牧，多由朝中九卿担任，执掌一州军政。且多加将军号，封列侯。此期并行刺史之制，故州之长官有称州牧者，亦有称刺史者。州长官之下设别驾、司马、典签、长史等上佐官，另外还有司功、司仓、司户、司法、司兵、司田等诸曹从事，共署州务。

4. 府　府作为行政区划单位，始于唐开元元年(公元713年)。此后，凡京师、陪都和皇帝驻跸之地均改置为府，规制比一般的州高。此外，在国内重要地区设置都督府，边疆要地设立都护府。唐制府隶属于道，宋隶属于路，元隶属于行省或路，明清隶属于省。府的长官，唐称牧或尹。“牧”多由亲王挂名兼领，实际主持一府政务的是府“尹”。后来不设挂名的“牧”，政由“尹”主。宋以京朝官充任，称为知某府事，简称知府。明以后，知府成为府一级的正式行政长官，管辖州、县，其地位仅次于道员，上隶于布、按两司及督抚。清代沿用明制不改。惟明代应天、顺天二府及清代顺天、奉庆府作为首都或陪都之府，别置府尹，以示区别。府的长官之下，设有府丞，为佐贰官。另有少尹、录事参军事以及六曹参军事；职掌同于州诸官，但品秩略高。

宋时，府增设通判，以京朝官充任，凡公文上下，均与府尹联署。另有推官，掌本府刑狱。

明代改诸路为府，每府设知府一人，同知、道判无定员，推官一人。下属有经历司、照磨所、司狱司等机构，设有经历、照磨、司狱、知事、检校等属吏。

清代在全国普遍设府，实际等同于唐、宋的州，其地位较之唐、宋的府低。知府衙门设置大致如明代，属官视事务繁简而置，无定员。但清代各府还设有儒学，置教授，掌教本府生员学习事务。少数府还分别设有库大使、仓大使、宣课司大使、税课司大使等官。

5. 道、路　“道”和“路”最初都是监察区性质，后来分别转化为唐、宋的最高行政区划单位。

唐贞观元年(公元627年)依山川形势划全国为十道，开元末年(公元740年)改为十五道，道下统领府、州，府、州下领县。唐代后期，全国划分为四十馀道。道的长官先后称为观察使、巡察使、按察使、按察采访处置使、采访处置使等。如为雄藩重镇则带节度使，不带节度使者则带都团练使或都防御使。虽仍是使职，但却统领一道军政、民政、财政、司法大权。诸道观察使等，一般以所治州刺史或府尹、长史为本官，属下除了原来州府下的一套佐僚外，还有一套人数不少的幕府。其中武职有都知兵马使、都押衙、都虞侯、都教练使、都指挥使等，文职则有副使、行军司马、判官、掌书记、支使、推官、巡官等。幕职还常派往巡察管内州县，有的本身就兼任州县之职，有的甚至代行刺史之权。

“路”是宋代的最高行政区划单位。宋初曾实行“道”、“路”并行的行政区划，一方面因袭唐代旧制，分全国为十三道，一方面又多次分全国为若干路。淳化五年(公元994年)正式废止道制，彻底改为路制。至道三年(公元997年)定天下为十五路，宋末增至二十四路。南宋仅有半壁江山，分为十六路。路下辖州，州领县。州的同级单位还有府、军、监。路的官僚机构由转运司、提刑司、提举常平司、经略安抚司四司构成。各司长官均由皇帝委派。转运司的长官为转运使，掌管漕运，经营一路财赋，把各地赋税交纳中央，后又兼管监察举劾地方官员。提刑司长官为提点刑狱使，掌管一路的司法讼狱。提举常平司的长官为提举某路常平公事，掌管义仓、常平仓及贸易、水利等事。经略安抚司的长官为安抚使，掌管一路军事，常以本路所在的知府、知州充任。

6. 省　省是元、明、清三代的最高行政区划，其官制三代各有不同，所辖也有差别。

元代分全国为十二个一级行政区，一个中书省，十一个行中书省。中书省为中央机构中书省的直辖地区，又称都省。十一个行省始为中央的派出机构，后来才发展成为拥有政治、经济甚至军事实权的地方最高一级政府。行省下辖路，路领府、州，府、州辖县，为四级区划。行省的官员设置、名称、品衔大都与中书省相同。行省的长官为丞相，下设平章、左右丞、参知政事、郎中、员外郎、都事及掾史、通事、知印、宣使等属官。后来为避免地方权重，行省多不设丞相。

明初官制沿袭元代，洪武九年(公元 1376 年)改行省为承宣布政使司，除两京外，分全国为十三布政使司即十三省。布政使司下辖府，府下辖州，州领县，主要实行四级区划。布政使司为一省最高行政机构，长官为左右布政使，主管一省民政和财政，下有左右参政和左右参议官。另设提刑按察使司，以提刑按察使为长官，下设副使和佥事，掌一省刑狱之事。还设都指挥使司，以都指挥使为长官，下领都指挥同知和佥事，掌管一省军事，统领全省卫所。布政使司、按察使司、都指挥使司合称“三司”，三权鼎立。三司下面，又各有机构。如布政使司下设经历司、照磨所、理问所、司狱司及杂造局、军器局、宝泉局、织染局等。

清朝的地方官制一般为省、府、县三级。省级的机构参照明制，但有较大改变。如明代的总督、巡抚是中央临时差官，在清代则是省级最高军政长官。总督一般管辖两省或数省，掌握数省的行政、军事、监察大权。巡抚为一省最高军政长官，掌管一省的军政大权。总督、巡抚分别设有总督衙门、巡抚衙门。督、抚之下设有布政使司和提刑按察使司。由布政使和按察使主事。另有提督学政，主管生员教育考试事。两司衙门的内部机构大体如明代。

第六节　科　举

科举是中国封建社会的教育考试制度。科举制度产生以后，不仅是历代封建统治阶级选拔官吏的重要手段，也是古代绝大多数知识分子博取功名、获得仕禄的唯一途径。

科举制以前，统治阶级主要采取察举、征辟或评议的方法选拔官吏。察举，就是有关官吏通过考察，把有品德有才干的人员举荐给朝廷，授予官职或提高官位。如汉初实行的举孝廉、贤良方正、贤良文学、孝悌力田等，都是察举的名目。东汉初年光武帝的“四科”选士，也是察举的具体标准。征，是皇帝直接聘人为官；辟，是官府聘人任职。华佗青年时，就被沛相陈珪作为孝廉荐举过，也被太尉黄琬召聘过，但华佗都未到任。魏晋实行的“九品官人法”，将人分为上上、上中、上下、中上、中中、中下、下上、下中、下下九等，由中正官品评，上等的就可举荐到各级政府任官，这就是评议法。毫无疑问，这些选拔官吏的方法，在维护封建统治方面都起过积极的作用，但发展到后来都产生了各种弊端。

隋文帝废止九品中正制，隋炀帝设立进士等科，实行不问门第出身，无须州郡推荐，由朝廷公开考试取士的制度，科举制度因之而产生。此后，科举制历经唐的实践发展，宋的改革提高，至明、清而臻于严密完善。

在古代科举制度下，一个读书人要想博取功名，进身官阶，就必须经过应童子试，入泮进学，再经乡试、会试、殿试等国家考试合格后，才能实现目的。现以明清科举制度为例，介绍有关科举考试的知识。

一、 应童子试

按照明清科举规定，一个读书人要参加科举考试，首先必须是府、州、县学等官学的“生员”。而要成为生员，即进入府、州、县等官学学习，就先要参加由县、府及省组织的考试。应考的人无论年龄大小，都称童生、儒童，这种考试也就叫做“童生试”、“童子试”，简称“童试”。

童子试包括县试、府试和院试三个层次。三试过关后，童生就被录取入府学、州学或县学“进学”，成为国家的学生，称作“生员”，俗称秀才、相公。应童子试者不乏须发皆白之人，甚至“七十老童生”亦不少见。

1. *县试*　县试由县级最高行政长官知县主持，考试日期多在每年二月。应试的人要向本县礼房报名，填写姓名、籍贯、年龄及三代履历，并须与五名同考者互结担保，再由本县县学一名廪生作保，以证明考生属本县籍贯、家庭清白、未居父母之丧等情况，才能允许参加考试。考试一般考五场，各场分别试八股文、试帖诗、经论、律赋等。前三场每次考完都发榜，称为圆案。考完最后一场发榜时，叫长案。第一名称为案首。县试被录取的考生，方可参加府试。

2. *府试*　府试由府一级组织考试，主考官是府的最高行政长官知府。考试日期在每年四月。考生是通过县试录取后获得资格的人，报名手续与县试略同。府试录取后即获得参加院试的资格。

3. *院试*　院试是童生试的第三阶段，也是最关键的阶段。清代由各省专管学校和科举考试的学政主持考试，因学政称提督学院，故称院试；又因明代学政称提学道，故又称道试。考生必须是府试后录取的童生，报名手续与县试、府试略同。提督学院附近的府、县就在学政驻地考试，其馀各府，由学政分期案临考试。院试分两场，一场正试，一场复试。每次揭晓称为出案。院试录取者即为生员，分别送入府学、县学学宫就读，称为“进学”。由于学宫中有半椭圆形的水池，所以生员进学，又叫“入泮”。虽然他们不一定真的到那里去读书，但他们在名义上属于这些学宫的学生，并以这些学宫的生员身份参加有关考校，如岁考、科考等。

经过童试，中了秀才，马上身价百倍，地位提高许多，可以享有不少特殊待遇。如秀才有专门的服饰，老百姓尊称为“相公”，见了知县可以不下跪，官府不能随便对他们动用刑罚，等等。这就意味着，一旦考上生员，就真正踏上了科举之路，有了成名的起点。

二、 岁考、科考

明清科举考试和学校紧密结合，进学校成为参加科举考试的必由之路。当时的学校有两类：一类是国学，这是国家一级的学校，叫国子监；一类是乡学，这是地方政府管理的学校，即府、州、县的学校。进入国子监的叫监生，不管就读与否，都可领取一定的俸禄。监生的主要来源是经过各省学政选送的贡生，即各地优秀的生员。在乡学就读的，如是规定名额内录取的叫廪生，由国家发给粮食作为生活补贴。明代规定每年府学名额为 40 人，州学 30 人，县学 20 人。清沿明制，但条件更为严格。廪生之外，扩大名额录取的增广生员，简称增生。还有一种也是额外增取的附学生员，简称附生。总之，经过童生试后录取的秀才，不管是想取得廪生、贡生的资格，还是参加国家正式的科举考试，都必须在规定时间内参加由省学政组织的考试。考试分岁考和科考两种。

1. *岁考*　岁考是各省提学官（清代为学政）对所属的府、州、县学在学的生员举行的一种考试。《明史·选举志》规定："提学官在任三岁，两试诸生。先以六等试诸生优劣，谓之岁考。"凡是府学、州学、县学的生员，包括廪生和增生，都必须参加岁考。岁考的目的有两个：一是检查考核生员的学业，督促生员学习；二是通过考试对生员进行赏罚，确定廪生或贡生的人选。清初定为六等黜陟法，一、二等与三等前边的有赏，如果岁考、科考都名列一等者，就可得到廪生的资格，廪生不仅可以享受生活补贴，具保童生入试，还可依次升入国子监肄业。岁考四等以下的就要处罚，甚或黜革。道光以后稍放宽，仅列一、二、三等，列四等的很少。因此，凡是在籍的乡学生员，不管是否在校就读，只要还想保住参加科举考试的生员身份，或者想取得廪生、贡生的资格，以便升入国子监读书，就得参加定期的岁考。岁考在丑、未、辰、戌年，由学政巡回到生员所属的州府举行。

清代名医徐大椿年轻时考中秀才，后来厌倦科场，就在一次岁考中题诗于卷尾，称"徐郎不是池中物，肯共凡鳞逐水游"，因而被降革，罚终身不能再参加科举考试。

2. 科考　科考是在乡试的前一年，由各省学政巡回所属州府，对欲应乡试的生员进行的考试。《明史·选举志》规定提学官在岁考之后，"继取一、二等为科考生员，俾应乡试，谓之科考"。科考实际上是为迎接"大比"的预考，一是可以检查促进考生的学业，二也可以减少来年乡试考生太多的压力。科考的赏罚与岁考相同。只有科考名列一、二等者，才有资格参加第二年的乡试。如果是想取得廪生资格的生员，即使不想参加乡试，但还得参加科考。科考逢寅、申、巳、亥年在各府举行，也是由学政巡回案临。对于因故未能在各府参加科考的生员，各省通常还会在乡试当年的七月，在省城举行一次科考补试，叫做录遗。录遗有名，方可乡试。

三、乡试、会试、殿试

明清科举以进士科考试最为重要。进士科的正式考试分乡试、会试和殿试三次。这是决定读书人命运的考试。

1. 乡试　乡试又叫"大比"，每三年举行一次，一般在子、卯、午、酉年八月举行，俗称"秋闱"。乡试的地点在各省的省会，京畿在京城。

乡试的主考官有正副二人，一般由皇帝任命在京的翰林及进士出身的部院官充任。还有同考官，又称房官或房师，担负分房阅卷的任务，一般从各省内选调进士出身的官员充当。另设有监考、巡察及各种管理事务的官员。

乡试有正规的考场，叫做贡院。各省贡院多建在城内，外以荆棘围墙，所以又有人称贡院为"棘闱"。贡院内建有一排排隔成间的小屋，叫号房。号房无门，楣墙上写有某字号。考生住宿、答题均在号房内。贡院四周高墙，四角建有高楼，为考试时供监考、巡察等官登临眺望，防察考生、役吏作弊。

乡试共考三场，以初九日为第一场，十二日第二场，十五日第三场。每一场于头一天即初八、十一、十四日点名入场。入场日寅时点名，经过搜检，考生对号入房。考试之日，子时发放试题。考完后，试卷弥封，糊名，另行誊录，防止舞弊。

乡试录取的名额由朝廷决定，一般按各省人口数比例分配。全国每次乡试录取的总数大约一千二三百人。过去称会试为甲科，会试发榜为甲榜，相对而言乡试就称为乙科，乡试榜叫乙榜。乡试发榜在九月，正值桂花开放，所以乡试榜又称为"桂榜"。乡试录取称为举人，考中也就称之为"中举"。乡试第一名叫解元。

考中举人，不仅可以发解至京城参加全国性的会试，就是会试未能考中，也具备了做官的资格，甚至可以直接授予官职。比起秀才来，举人更为威风，可以和县太爷平起平坐，即使犯了法县官也不能直接治罪。

2. 会试　会试是礼部主持的国家级考试，又称“礼闱”。也是每三年举行一次，通常于乡试的第二年二月在京城的贡院举行。考期多在春季的二、三月，故又称为“春闱”。参加会试的人多为各省乡试考中的举人，赴京赶考的路费由政府负担，沿途还享受种种礼遇，俗称“公车”，后来“公车”就指代应试的举人。清末著名的“公车上书”事件，就是康有为联合乙未科在京会试的一千三百多名举人，向光绪皇帝上书倡言变革。

会试的主考官，少则二三人，多则六七人，明代多以翰林官充当，明末则以内阁大学士担任。清朝称主考官为大总裁，往往由一二品大员担任，如内阁大学士或六部尚书等。还有副总裁三人，由六部侍郎或内阁学士充任。另有同考官十八人，以翰林院官员或进士出身的官员担任，称为十八房考官。这些考官均由皇帝亲自选任。此外还有各项执事官员、役吏等。

会试也分三场，分别在初九、十二、十五日进行。考试的内容和程序，基本和乡试一样，各种规矩要求，也与乡试基本一致。

每次参加会试的人约有数千，录取名额初无定数，少则几十，多时可达四百馀人。明成化以后大致稳定在三百人左右。会试录取者称为“贡士”，第一名叫“会元”。发榜时间明代为二月十八日，清初为三月五日，乾隆以后固定在四月十五日。四月正是杏花开放的时候，故会试榜又称为“杏榜”。正榜之外还有副榜，录入副榜的举人虽然不能算贡士，但可任学校教官或较低级官吏，或入国子监为监生。明末清初名医喻嘉言，就曾于明·崇祯三年会试中副榜。

清朝会试后录取的贡士，在殿试之前还要进行一次复试。复试成绩成分一、二、三等，供以后授予官职参考。

3. 殿试　殿试是最高一级的考试，通常在会试一个月后即四月份举行。参加殿试的是当年会试中选的贡士，前科会试的贡士未参加殿试者也可一并参加。殿试由皇帝亲自主持，另要任命阅卷大臣、读卷大臣，协助皇帝评阅试卷。明清两朝的殿试都只考策问一场，由于殿试不黜落，只分名次，所以考试内容要比会试简单得多。考题一般由内阁预拟，皇帝审定。殿试以一日为限，日落前必须交卷。

殿试分一、二、三甲排名次。一甲只三人，第一名称状元，第二名称榜眼，第三名称探花，均赐进士及第；二甲若干人，均赐进士出身，第一名称传胪；三甲若干人，赐同进士出身。所有名列三甲的都统称进士。

殿试发榜公布名次，有很隆重的典礼，要在太和殿前唱名，叫做传胪。同时张挂榜文三日，榜用黄表纸制成，称为金榜，录为三甲者称金榜题名。在唐代新科进士要到杏园去举行宴会，称“探花宴”。宴前选两名少年俊美进士为探花使，遍游长安名园，采摘名花点缀宴会。所以唐代著名诗人孟郊在其登第诗中说：“昔日龌龊不足嗟，今朝旷荡恩无涯。春风得意马蹄疾，一日看尽长安花。”充分反映了中榜士子的得意荣耀之情。探花宴后还要到慈恩寺大雁塔题名纪念，称题名会。明清殿试后，皇帝还要赐进士宴，赏银两、彩花，并在国子监立碑，镌刻新科进士姓名，以示皇帝恩宠和科第的荣耀。

清朝规定，殿试以后还要进行一次考试，叫朝考。最后根据贡士复试、殿试、朝考的三次成绩确定授予官职。三鼎甲不参加朝考，直接授翰林院编修或修撰。朝考第一名叫朝元，按照惯例传胪和朝元也要到翰林院任职。其馀的进士，成绩好的可入翰林院做庶吉士，成绩次一些的授六部主事、内阁中书、御史或知州、知县等职。

第七节 姓氏

姓氏的发展源远流长，姓氏蕴藉着丰厚的文化内涵。据文献记载和考古发现，我国姓氏萌生于人类早期的原始部落，源于母系氏族社会的图腾崇拜，距今已有五千年以上的历史。在原始蒙昧时代，各部落氏族都有各自的图腾崇拜物，比如说麦穗、熊、蛇等都曾经是我们祖先的图腾，后来图腾便成了这个部落全体成员的代号，即“姓”。在近年考古发掘的成果中，如马家窑文化遗址出土的彩陶器上绘有蛙纹的图案，展示了由蛙崇拜，产生蛙图腾，升华演进而成龙图腾文化的发展史；仰韶文化半坡类型的彩陶上出现的各种鱼纹、人面鱼纹、人面纹、鹿纹、蛙纹、鸟纹等富有装饰性的动物纹饰图案；这些可能是当时氏族的图腾，即原始的“姓”的标志。这些文物形象生动地反映了我国姓氏源于母系氏族社会图腾崇拜的历史渊源。

一、姓氏

姓氏是姓与氏的合称，姓是表明家族系统的称号。在母系氏族社会，凡在一个氏族名下的全体成员均出自一个共同的母系祖先，从母得姓。古姓如姜、姬、妫、姒、嬴、姚、妊、姞等字都从“女”，显示出母系氏族已有姓的分别。“人所以有姓者何？所以崇恩爱，厚亲亲，远禽兽，别婚姻也。”（《白虎通姓名》）祖先最初使用姓的目的：一是“崇恩爱，厚亲亲”，维系本氏族的血缘关系，二是“别婚姻”。上古同姓不通婚。因此男子称氏，女子称姓，妇女的姓更重要。“氏同姓不同者，婚姻可通，姓同氏不同者，婚姻不可通。”（《通志·氏族略序》）

由于子孙繁衍，一个氏族分为若干分支散居各地，每个分支又有一个特殊的称号作为标志，这就是氏。氏是姓的分支和发展。例如商人的祖先是子姓，后来分为殷、时、来、宋、空同等氏。《左传·隐公八年》：“天子建德，因生以赐姓，胙之土而命之氏，诸侯以字为谥，因以为族；官有世功，则有官族，邑亦如之。”说明了贵族取得氏的途径。以诸侯国名为氏的有鲁、郑、齐等；以封邑名为氏的有原、薛、屈等；以爵号为氏的有王、侯、伯等；以先人谥号为氏的有戴、武、穆等；以官名为氏的有卜、祝、司马等；以后又演化出许多新的姓氏。氏表明身份的贵贱。只有贵族有氏，贵族男子称氏不称姓；一般平民有姓，没有氏。

《通鉴·外纪》说：“姓者统其祖考之所自出，氏者别其子孙之所自分。”说明二者的关系。姓所以别婚姻，氏所以明贵贱。姓是不变的，氏是可变的。顾炎武说：“氏一传而可变，姓千万年而不变。”战国以后，姓与氏之间的界限慢慢缩小，一般平民百姓也都能有了姓氏，人们以氏为姓，姓氏逐渐合而为一。汉代则通称作姓，最明显的标志是司马迁《史记·高祖本记》中：“高祖，沛丰邑中阳里人，姓刘氏。”顾炎武在《日知录·氏族》中说：“姓、氏之称，自太史公始混而为一”。此后姓氏体系基本定型，历朝历代虽有所变化和发展，但基本上都遵循了“姓氏合一”这一模式，沿用至今。

二、名、字、号

(一) 名、字

古人有名有字。我们现在所看到最早的名是商代人的名。名是一个人的代号。据史料记载上古婴儿出生三个月后由父亲取名，男子二十岁成人举行加冠典礼时取字，女子十五岁许嫁举行笄礼时取字。女子未婚称作“待字闺中”一词就由此而来。字要请德高望重的本族长辈或读书人给取。《白虎通义》说：“闻名即知其字，闻字即知其名。”字是由名滋生出来的，字和名有意义上的联系。如屈原，名平字原。(《尔雅释地》：“广平曰原。”)李时珍，名时珍字东璧。(《说文》：“珍，宝也。”“璧，瑞玉圜也。”)因为语意变迁，有时我们已看不出古人名与字的联系。

周代贵族男子字的前面加伯(孟)仲叔季表示排行，字的后面加“父”或“甫”表示性别，这样构成男子字的全称。如伯禽父、仲山甫、仲尼父、叔兴父等。贵族女子字前面加姓，姓的前面加伯(孟)仲叔季表示排行，字的后面加“母”或“女”表示性别，这样构成女子字的全称。如孟妊车母(《铸公盙》)、中姞义母(《中姞匜》)等。有时可把表示排行或性别的词省去。女子最常见的称呼是在姓前冠以伯(孟)仲叔季的排行，以示区别，如孟姜、仲子、叔姬、季芈(mǐ)，等等。

春秋时男子取字最普通的方式是在字的前面加上“子”字，这是因为“子”是男子的尊称。如子有(冉求)、子渊(颜回)等。“子”字常常省去，而直接称冉有、颜回等。

古人名字连着说时，通常是先称字，后称名。如孔父(字)嘉(名)，叔梁(字)纥(名)。汉代以后，往往是先名后字。

古人尊者长者对卑者幼者称名，卑者幼者自称也称名；对平辈或尊辈长辈称字，直呼其名是不恭敬的。如《论语》中孔子自称丘，对弟子称名。后代称名称字基本依照这个标准。

(二) 别号、谥号、庙号

除了名与字之外，古人还有号，也叫别字、别号。号起源很早，但直至六朝时期还不流行，葛洪、陶潜有号，当时多数人没有。到唐宋间才特别盛行起来。有的以住地环境为号：如陶潜住宅旁边有五棵柳树，因而就以“五柳”为号，称作“五柳先生”；汪机世居祁门之石山，人称汪石山。有的以抱负和旨趣为号：如皇甫谧自号玄晏先生，陶弘景自号华阳逸士，葛洪自号抱朴子。还有以别人推许为号的，如贺知章称李白为“谪仙人”，后人就称李白为“李谪仙”，山抹微云秦学士(秦观)，露花倒影柳屯田(柳永)等。别号都有一定的寓意在内。对人称字称号是为了表示尊敬，后来人们认为这样还不够，于是称官爵、任所或出生地，如王太仆(相传王冰曾任唐太仆令)，张长沙(据传张仲景曾任长沙太守)、刘河间(刘完素金代河间人)等。别号可以是三个字或三个字以上，三个字以上别号也可以压缩成两个字。

谥号是帝王、贵族、大臣、士大夫死后，依其生前事迹给予的称号。谥号是一些有固定的字，表示特定的含义。大致分为三类：有表扬的，如汉武帝(武，威强睿德曰武)，王文公(王安石，文，经天纬地曰文)等。有批评的，如周厉王(厉，杀戮无辜曰厉)，隋炀帝(炀，好内远礼曰炀)等。有同情的，如鲁哀公(哀，恭仁短折曰哀)，楚怀王(怀，慈仁短折曰怀)等。谥号的字数，从开始的一个字，发展到后来的好多个字。

庙号是帝王死后在太庙里立宣奉祀，并追尊以某祖、某宗的名号。开国皇帝一般被称为“太祖”或“高祖”，如汉太祖、唐高祖；后面的皇帝一般称为“宗”，如唐太宗、宋太宗等。

对古代帝王的称法一般是唐以前的都用谥号，如商纣王、隋炀帝；唐以后的都用庙号，如唐玄宗、宋徽宗；明清则用年号，年号是中国古代皇帝用以纪年的名号，由汉武帝首创。人们非常熟悉明朝万历皇帝、清朝乾隆皇帝用的就是年号。

第八节 避 讳

所谓避讳就是封建时代对于君主或尊长的名字，避免写出或说出而改用他字。凡遇到和君主尊长名字相同的字，则用改字、空字、缺笔等方法来回避。“民国以前，凡文字上不得直书当代君主或所尊之名，必须用其他方法以避之，是之谓避讳。避讳为中国特有之风俗，其俗起于周，成于秦，盛于唐、宋，其历史垂二千年。”（陈垣《史讳举例・序》）

避讳起源于周代，据《左传》记载，春秋时已有鲁国大夫有关取名六忌的见解，但那时避讳的限制还不严格。秦汉以后，凡遇有帝王或尊长之名，就要想方设法避开。秦始皇名政，凡“正”字改为“端”字，“正月”写作“端月”，读作“征月”。汉高祖名邦，凡“邦”字改为“国”字，经典著作《尚书》：“协和万邦”、“安定厥邦”改为“协和万国”和“安定厥国”。唐太宗名世民，凡遇“世”字改为“代”或“系”，“民”字改为“人”。“三世”写成“三代”，“民风”写成“人风”。宋太祖名匡胤，改“匡”字为“正”字，“一匡天下”改为“一正天下”。清圣祖名玄烨，在清人的著作中一律把“玄”改为“元”，“天地玄黄”改为“天地元黄”。各个朝代在位的君主以及已故君主七世之内必须避讳，叫做避君讳。此外，古代文人还避家讳。司马迁父名谈，为避父名讳，《史记》中将“谈”字改为“同”字，把人名“赵谈”写成“赵同”。南朝范晔父名泰，其作《后汉书》将“泰”字改为“太”字，把人名“郭泰”写成“郭太”。苏轼的祖父名序，所以苏轼的父亲苏洵碰到写“序”之处，改成“引”字，苏轼则以“叙”字来代替，有时又写作“题首”。上古时期只避真名，不避嫌名。《礼记・曲礼上》：“礼不避嫌名。”嫌名是指和君主或尊长名字音同或音近似的字。三国以后不但要避讳君主或尊长名字相同的字，连音同或音近的字也要避讳，也就是避嫌名。隋文帝的父亲名忠，因“忠”与“中”音同，故将“中”字改为“内”字，云中县改为云内县。唐代大诗人李贺父名晋肃，因“进士”之“进”与“晋”同音，为避家讳，而不能参加进士科考试，留下终身遗憾。避讳这一礼俗，从先秦一直延续到清末，直到辛亥革命后才彻底废除。为了避讳而改动古书的情况非常复杂，给人们阅读理解文献、辨别真相带来许多麻烦。因此了解避讳的有关知识，掌握避讳的规律，有助于我们阅读理解古书，甄别考证古书年代及其真伪。

一、避讳的方法

常用的避讳方法有三种：

1. *改字* 当遇到要避讳的字时，改用与之意义相同或相近的字代替。改字法起源最早，秦、汉已开始使用。例如：

汉文帝名恒，把“恒”改为“常”，在《史记》中“恒山”改为“常山”。

汉光武帝名秀，曾一度把“秀才”改为“茂才”。

吕后名雉，凡遇雉字，均用“野鸡”二字代替。这说明不但要避君主的名讳，同时还要避皇后的名讳。

老子《道德经》在唐玄宗时代，把“玄之又玄”改成“元之又元”。这是为避唐明皇李隆基庙号玄宗而改字的。

2. 空字　当遇到要避讳的字时空其字而不写，或用空围“□”、“某”、“讳”来代替。例如：

“子某最长，纯厚慈仁，请建以为太子。”（《史记·孝文本纪》）“某”即汉景帝刘启，为避讳不写“启”字以“某”代替。

许慎在《说文解字》中，对汉安帝刘佑以及上至光武帝刘秀凡五帝之名，皆采用空字法，避而不书，仅作“上讳”二字，也不解释其形、音、义。今本《说文解字》的这些字都是后代学者增补的。

唐人撰写《隋书》时，为避唐太宗李世民名讳，将人名“王世充”写成“王　充”，空“世”字，“徐世绩”写成“徐□绩”。

3. 缺笔　当遇到要避讳的字时，在该字上少写一笔。用缺笔来写避讳字的方法出现在唐代。例如：

为避孔子名讳，将“丘”字写作“斤”。

为避唐太宗李世民名讳，将“世”字写作“丗”或写作“卅”。

为避清宣宗旻寧名讳，将“寧”字写作“寍”。

缺笔一般是对避讳字的最后一笔或两笔不写。自唐以后，“改字”、“空字”与“缺笔”等避讳方法在同一朝代同时使用。

二、中医古书中常见的避讳类例

1. 改书名　《新唐书·卷六十五》著录有“王超《仙人水镜图诀》（一卷）”（已佚）为避宋太祖赵匡胤祖父赵敬名讳改为《仙人水鉴图诀》。

清代汪昂《勿药玄诠》，为避清圣祖玄烨名讳改为《勿药元诠》。元代朱震亨《金匮钩玄》及明代李中梓《本草通玄》至清初重刊时也改为《金匮钩元》和《本草通元》。

2. 改人名　唐代《新修本草》作者名苏敬，其名传至宋代改为苏恭，是宋人为避宋太祖赵匡胤祖父赵敬名讳而改“敬”为“恭”。

“陶景言用藤汁为酒，谬矣。”（《新修本草》卷十七《葡萄》）陶景即陶弘景，为避唐高宗太子李弘名讳而不写“弘”字。

北宋《证类本草》作者唐慎微，为避宋孝宗赵眘名讳，改“慎微”为“谨微”。

唐代医药学家许胤宗，在宋代为避宋太祖赵匡胤名讳改为许嗣宗，至明代又改为许允宗，到了清代为避清世宗胤禛的名讳改为许引宗、许裔宗。

3. 改方药名　山药，《神农本草经》中原名“薯蓣”，为避唐代宗李豫的名讳，改为“薯药”，为避宋英宗赵曙名讳，又改为“山药”。

胡麻、胡瓜，为避我国古代西北部少数民族“胡”讳而改为“交麻”、“黄瓜”。（见杜宝《拾遗录》）

玄参，为避清圣祖玄烨名讳，清代改为“元参”。“玄明粉”改为“元明粉”。

“玄武汤”在宋本《伤寒论》里写作“真武汤”，显然是为避宋太祖赵匡胤的始祖玄朗的名讳。

将“丸”改为“圆”是为避宋钦宗赵桓名讳。宋·许叔微《普济本事方》：“苏合香丸”写作“苏合香圆”。

4. 改穴位名　为避唐高祖李渊名讳，太渊、渊掖二穴位名在唐代孙思邈《千金要方》中写作“太泉”、“泉掖”。

5. **改语词** 为避汉惠帝刘盈名讳，《灵枢·逆顺肥瘦》："血气充盈。"《甲乙经》卷五第六，将"盈"字改为"盛"字。

为避隋文帝杨坚名讳，将"坚"改为"紧"或"牢"，隋朝巢元方《诸病源候论》将"脉坚"写作"脉牢"。

为避唐太宗李世民名讳，将"世"改为"代"。如《旧唐书·孙思邈传》："自注《老子》、《庄子》，撰《千金方》三十卷，行于代。"代，即"世"。

为避宋太祖赵匡胤名讳，明刊本《针灸甲乙经》卷五第四"病甚而恇"及卷八第一上"目眶陷"的"恇"和"眶"二字的"匡"旁缺最后一笔。

总之，由于君主或尊长在取名时有一定的任意性，不可能过多考虑选用易于回避的字，因此造成避讳所涉及的范围非常广泛。历代因避讳而改变人名、书名、地名、物名、官职名、干支名的情况在中医古书中也屡见不鲜。

练习九

一、给下面五篇短文标点、分段

二、注释下面五篇短文

三、语译下面五篇短文

1 问天医赋

余幼而氣弱常慕同隊兒之強壯生十四年大病瀕死至紹興壬申又十三年矣病痛屙癢無時不有夏至前一日得寒疾夢謁天醫省問答了然獨未知天醫爲何神案晉書捲舌六星其一曰天讒主巫醫而孫氏千金書以日辰推天醫所在其是歟皆未可必也雖然疾自是其有間哉乃叙其夢爲問天醫賦吳山之臞不達不聞有門常闔日與病親歲直壬申亢中於昏薄寒中之不良睡眠覺邪夢邪陸離紛紜神馬具裝出門頂門驅風鞭霆莫知所從紫城翠樓千窗萬櫳玉書垂芒天醫之宮中有一人瑤冠紫衣如帝如尊衆直繞圍我瞻而思是其天醫者邪竊樂其名幸已我疾次且而前再拜以出仰而稱曰蟣虱之臣有郁弗宣幸遭聖靈利用乞憐願賜淸閒聽臣苦言天生下人如沙如塵長養安樂壽其天眞臣獨多疾支離輪囷炎黃之經厥病四百去半取半臣悉經歷五日一拽杖十日一卧簀茁爲痤痱潰爲瘇瘰游爲痹頑尼爲否塞疏爲洞蕩節爲關格躁爲囂呼靜爲爽惑榮衛挾寒而留行溪谷流溫而横溢襲於皮毛客於絡脈次於焦府盎於形色攣拳惰其四支馯駒淫乎大宅百骸九竅無一得適十巫遞進三醫更謁探金匱之寶藏紬玉函之秘策方書堆於幾案藥物庤於牆壁訪和扁以制度招桐雷使炮炙參以天泉左右之運列以君臣佐合之職配合者相須畏惡者相敵參術芝桂鉛汞乳礫果菜之英醪醴之液萬歲之藟千年之珀莫潤於養血之茸莫澀於委蛻之骼厭遠效於中和要近功於武力三建若燎五毒若螫入口如荼下嚥如戟燥剛以發舒酸苦以湧洩杵臼無停鳴鐺鼎不暇滌瞑眩酷烈疾戰縱擊外邪未潰中氣先陪久立則蹐久行則躄語多則逆卧多則愓先寒而裘未暑而絺席避風而五遷衣惡濕而再襞旦欲興而三休夜將誦而九息聽蟻爲牛視朱作碧巾幘幘其結轓頭岑岑而戴石人生世間居處飲食臣以病故跬步榛棘春醅珠紅暑醴玉白翠瓤之瓜青房之菂泫梨液之流膚瀹橘泉之破隙臣欲過門而大嚼黃媪推臣以避席淸空泬寥霧旦霜夕駕牛西上騎鯨東極納寒月於半領禦罡風於兩腋臣欲褰裳而往從皓華挾臣以辟易弱柳怪其早衰癭木嗤其多瘠怠侮出於家人煩勞困於僕役群居之中軋軋厭厭狎者臣嘲疏者臣嫌獨疚臣身不可任堪人之多疾自取自探不一其凡大略有三其一者心根泄機命門喪阻明消精散形弊神苦擲溫玉畀火奉甘餐而戲虎陰惑陽而化蜮風落山而成蠱若是者得於晦淫命曰伐性之斧其二者愁於生離痛莫痛於死别哭不淚而傷神歡無聲而怨結魂欲升而中斷腸將思而已絶孤憤爲丹心之灰隱憂爲青鬢之雪若是者得於情钟命曰蠹心之作孽其三曰深居奥處溫燠窈窕重帷復幄風日不到枵然如久系之匏繭然如處陰之草玉體軟脆動輒感冒若是者得於貴遊命曰煬和之灶凡此三者臣非有之呻號弊尪誰職爲之孰祟孰厲孰攻孰襲何方而來何門而入抑嘗聞之造化爲爐人物爲象洪鈞無心大放厥帑元陽之氣可斤可兩人受其中有瘠有臞故有稟生多艱形枯德腴委隨惰窳命也何如子房所辟穀長卿所以閒居士安散髮黽勉扶與希逸惙惙疢與生俱天實爲之非人速辜臣也不肖殆類此乎地產之藥方家之書媲寒配溫僻違怪迂欲持人以勝天嗟慮密而功疏竊聞大神天醫之王範圍堪輿運平陰陽起死回骸斡旋天藏揉太和以爲劑酌沆瀣而爲漿嘘碧落以發英糜朝霞而薦芳神火氣従日噉星芒度人千億奮飛仙鄉賜臣刀圭刮摩

膏肓濡沾充虛豐羸植僵解臣朽骨濯臣腐腸宅胎仙以葆直凝虛白而發光碎鼎槌壚破標褫囊脫兔彭殤之囿蛻蟬人鬼之場不老不衰來歸帝傍臣之願也非所敢望語未竟仰聞太息曰有是哉汝之憂也凡汝所苦可以理測凡汝所求吾不汝畜病自汝得造化吾知汝窮汝原何藥之爲今即汝身示汝三機隱幾遐思載撫四維汝身塊然汝方火馳甘寐於床委骸陳屍夢游何方悲啼笑嘻溘焉以死烏鳶狐狸生汝安住死汝安歸形與化遷汝豈變移虛空無傍奚所據依厥狀維何爲青爲黃爲一爲多爲短爲長未病何形已病何色癢苛酸辛誰覺誰識吾將遠遊汝速返去試用我言周遍求汝脫焉得之解痼釋痾不然已矣將奈汝何叩稽玉階退而下歸形開神澂汁濡寢衣嗚呼異哉爲信爲欺是邪非邪至今疑之

2 三指禅赋

以全求有众皆生育为韵

自呼夢覺人喚小顚荆楚鐘英士林望重雷霆警衆郡志名傳鍊汞鉛於丹竈驅草木以赭鞭現身說法彈指參禪成一家言之心裁作作有芒大率微詞奧旨分四庫書之體製多多益善不遺斷簡殘編藻思頻催鬼神默爲啓牖薪傳不盡倫物宜荷生全爾其九年面壁六度行舟言庚庚而更卓思乙乙其若抽靈素難經釀花作蜜醫方脈訣集腋成裘雖海上之奇方無能爲役彼醫門之捷徑亦又何求折肱者三笑倩拈花之指拍案者再點憑頑石之頭蓋學不殊於半豹斯技無愧乎全牛是以仰體三無兼包萬有不恤傾囊有孚盈缶白蓮集於齊已源紹木公紅藥傳於謝庚諦參金母契前三之語意在筆先留丈六之身方垂肘後慈航慧海輪王委通慧之心寶筏迷津梵帝伸指迷之手神鍼暗渡錄合號以傳燈明鏡高懸書林疑其覆瓿乃知鹿苑婆娑鷄園舞弄尋玉版以談元設蘭盆以餞送奇超白石之糧妙入黃粱之夢攤寶書之玉軸鯨尙可騎吸仙露於金莖鶴非難控窻舒意蕊僉躋壽寓福林室度心香那借汗牛充棟種菩提之樹濃披美蔭以庇人泛般若之舟大漾恩波而濟衆彼夫騷人寄興諸子遣懷探漢儒之學海鬭唐室之詩牌詞瀉老莊信是周家著述學宗陳邵羞同晉代恢諧天文地理之精任摩挲於玉腕魚躍鳶飛之趣供吐納於蕭齋鼓吹成羣鄙官蛙之閣閣推敲得意羡儀鳳之喈喈絳雪元霜參觀即是慈雲法雨觸處孔皆則有丹經益壽綠字留名逢凶化吉起死回生字挾風霜一字媲開天之畫文光日月千文喧擲地之聲想入非非刺膏肓而病將神爽辭原了了作鍼砭而聞亦心驚歡喜丸躊躇滿志清涼散慘淡經營緊惟有腳之春悄幪者廣是以如椽之筆濡染而成然則因善病而廢書乃業醫以邀福綜儒釋道淵源之教統會禪醫萃天地人參贊之才胥歸化育圓通頓悟納芥子於須彌方便隨行識廬山之面目皮手澤於高閣私愧搉梨引衆生於慧門共銘饘粥曼倩之桃有核處處延齡安期之棗如瓜人人果腹非關勦襲豈拘弓學箕而冶學裘儻事品題定屬豐年玉而荒年穀

3 射干赋

荀子云西方有木焉名曰射干莖長四寸生於高山之上而臨百仞之淵其莖非能長也所立者然也嗚呼以彼徑寸莖蔭此百尺條此之謂矣不材之木托根得地斧斤瘡痍之不及陰陽雨露之所偏而琪花玉樹或蕪沒於叢莽而無人知吾烏知其所以然哉乃長言以誶之曰撟青曾之淑朗兮謂誕育其必公何陽材屯於凹窔兮陰敷苯蓴而蒙茸櫟連蜷以依社兮五柞何爲而冠乎離宮門驕驕其忽有莠兮屋沉沉而夔乎瓦松苕華施柏而旖旎兮葛藟虆樛以隆崇詈老楮其不可宥兮蕭斧乃獨赦夫榿榕鴟旣據夫泮之沃若兮鼠又室乎堂之美樅掩菌桂而宂蕭艾兮吾烏知鴆媒之所從追虞舜於大麓兮別風淮雨而不蒙神刊隨而底績兮杶榦栝柏惟喬乎雲中雷懼秕莠於有夏兮景山丸丸斲度而奏功柞棫佩於昆夷兮樹化梓而姬隆嬴無道而兀蜀山兮靈訶怒而捐五大夫之封武囿四海於上林兮柏梁災而更營車蓋雄夫白水兮氣佳哉而鬱葱葱杉葉御颷而抵洛陽兮閱萬里而排九重檜恥綱而淪

汨波兮義不辱夫勉黼之闍瞢偉貞木其若有知兮趍舍時而莫同萬牛迴首於嶮巇兮豈大材之難庸也歲崢嶸其將宴兮冰霰曖曖而蔽空百卉腓而誰控兮艱哉巍巍萬盤之孤峯翳薈蔚而蟄虎豹兮抗扶疎而挐蛟龍彼苕發而穎豎兮噫乎何以禦風

4 诸葛菜赋

余留滯江湖久不覩蕪菁風味自黔入滇見之圃中因爲諸葛菜賦以蔓菁六利諸葛種之爲韵其詞曰魏闕霄三滇山仭萬駕余馬兮將煩加余餐兮孰勸時則稷霰天霏葭霜夕噴敗蒲枯葦林渡冰澌蔓草荒榛楂城風健惆悵煨芋之爐棖觸折秔之飯穴有凍雀之號塊無野人之獻顧見園菁向陽舒蔓寒畦擢穎膏壤雋榮玉橰猶潤金耜纔耕耐冬不萎踏雪復生試共釆衛原之菲何殊貢荆甌之菁辨葑葹之同異味蘴芥之生烹偉此伶仃之小草猶留宇宙之大名憶昔武侯時逢逐鹿居南陽而就顧者三表北征而未解者六方其志變中原先以威戡南服地入不毛士持半菽怨春日兮祁蘩牧秋原兮苜蓿碧鷄滇海誰備裹荷白飯浮圖難分竇粥慮同斜谷之乏糧計效湟中之屯穀披草萊於索嶺盤江携蔬種於蠶叢魚腹小駐儲胥預謀旨蓄興古新封句町舊地瓜戍雲屯芑田星萃麾羽扇以經營拄杖筇而布置竹落布而紆青柳營開而含翠人閑賓叟蹔作園官峯接烏蒙頓成葱肆況乃薇蕨易生亦復菅蒯可棄豈比芻種之千金信爲軍儲之六利方其龍川春早犂水風徐士輕藤甲日暖毳廬三尺鹿盧之劍一肩鴉嘴之鋤隴上蘆笙齊來挑菜帳中銅斗小煮摘蔬苞香綠濕葉嫩紅舒芬超五弋馨越七葅爰調和以蒟醬應儕輩夫桃諸若乃萬柵森寒千屯曠闊風卷旌頭葉飛木末冰堅黑水尙有凍荄雪壓蒼山猶存枯枿劚玉根兮芳肥提筠籃兮襭捋踏金馬以遄歸喜木牛之初達數聲蠻鼓士飽馬騰萬竈寒烟香升翠潑不數豌巢無論菘葛迄於今白國皆饒朱提徧種染釵股而同餐薦木槃而常供非堯韭之祥珍豈姬菖之鄭重寒庖則羹憶老蘇方物則圖傳小宋長卿之嘉話猶傳昌黎之感詩可誦疇則懷日食之二升而緬天威於七縱試思當時雲棧出師文書夜掃壘壁晨移刈比成周之麥踐同魯國之葵臨渭愴屯田之役闞門想種菜之疑中興不再舊陣空遺浮雲變古野蔌如斯遙悵望兮無盡輒流連而賦之

5 王不留行赋

王不留行性峻利而別錄以爲上品疑其名蓋古諺也席不煖突不黔聖賢遇焉有觸昔人遠舉高蹈之義輒爲賦之其詞曰伊大造之旭卉兮摶人物其均賦苟臭味之叶洽兮胡畛畦夫新故社枌榉以祈報兮尸祝之其敢忘夫歆慕召跋涉而蔽芾兮勿翦伐而封殖其嘉樹彼楊柳依依而繫馬兮小山叢桂醃馥以留人樾陰暍而扇武兮松風雨以庇秦既宿桑其難恝置兮或班荆而情親縶維白駒而食藿苗兮聊永今夕以逡巡遽辭條而棄溝水兮何隕籜泛梗之不仁芻轢輣以促駕兮絮漫漫而失蹤縱迷陽而傷足兮棘榛苯蕁以蒙茸揭車乘而率曠野兮齎葍蕢以爲宿春昔芙蓉之姣好兮今衹轉此秋蓬臣攬茝以行吟兮姬採蘼而相逢期椒桂之結鄰兮胡蕭艾捷徑以先容荃不察此衷曲兮鶗鴂簧鼓以訽訽緬秕莠於鳴條兮哀暴羸逐客之不公羌既扈夫蘺芷兮豈終萎絕乎不周之風望懸圃其未達兮琪葩琳樹雜還乎雲中折瓊茅而召彭咸兮筳篿訊誶以所從神迡迡而未繇兮巫振振其有辭謂彙茹其必有遌兮明良慶而功巍揚側陋而舉二八兮曰兪哉而桑陰未移濟舟楫而藥瞑眩兮置左右而阿衡焉依漁坐茅而占熊彲兮髮垂白而佐姬感瓜苦與栗薪兮勿穆卜而誦鳴鴞之詩脫堂阜而熏釁兮管夷吾治於高傒戈雖逐而誓舅氏兮投白璧於河欒蕭翊赤以謀將兮淮陰亡而身追留辟谷而遊赤松兮強加飯以輔持讖帝秀以奉赤伏兮許借寇而雄河內之師隱草廬而三顧兮乃遂許以驅馳相直臣而攬鏡兮勉爲瘠而猶羈信石水之相投兮豈纖芥之能疑樹桐梧於東廂兮茁指佞於階墀苟方鑿而枘圓兮熏與蕕其差池強指杙以爲楹兮終斧柯其無資策兩馬而接淅兮又伐柯而阽危書三宿而側無人兮雖濡滯其奚爲宮族行而虞無臘兮炊扊扅而西歸慘焚林綿上而寒食兮何從行之不及子

推也問宣室而前席兮絳灌害之而南弔湘纍有頗牧而莫能用兮律不應而坐之青蠅弔於瘴鄉兮薏苜肆其淒誹懷鷙鷸而見畏兮終猶仇其豐碑陸扶危而戹忠州兮望贄皇於海涯親煨芋而賦黃臺兮避浙東而畏譏元祐賢而致政兮麥飯熟而相唏寇南遷而遂不返兮楮掛竹以生枝相烏喙其不可共安樂兮種受辱而金鑄蠡楚醴廢而猖披兮穆遠蹈而申胥靡物萌芽其兆朕兮莧陸夬而枯楊稊奚荊棘之能刺兮貴履垤而見機布皞墟之靈蓍兮再扐卦而咨之曰將起夫葛陂之龍竹兮駕言秣脂而遊乎八荒翹蓬萊之金闕兮攬若木於東皇陪王公而投蓮驍兮吻欲笑而掣電光種芝玉以爲田兮俟蟠桃以徜徉神荼鬱壘方執索搏鬼而供晨飧兮著告余以不祥夕轡崦嵫而經細柳兮曖曖乎桑榆之昳陽挹穴居之戴勝兮將俯崑崙而行觴掃白雲之間隔兮探聚窟返魂之飶香拒格之松踆烏所人兮聲隆隆驚人煮羊脾未熟而天已明蓐收白毛虎爪執鉞以辟人兮流沙落木蕭蕭而增涼翦鶉首而奏鈞天兮藉帝醉而復下方察蕭邱千里之烈燄兮林鬱鬱而騰煇煌遇丈人於丙丁兮乞靈藥以長生尋自然之穀於岣嶁石囷兮執箕舌以簸揚乘六螭而極南溟兮瞰鵬圖擊水以迴翔雄虺封狐往來倐忽兮黃茅冶葛填巨壑以莽蒼曰瘴癘其難久滯兮躡迴雁而北征眺委羽於孤竹兮曾冰皚皚崩摧以雷硠木皮三寸墮於天山兮白草炎暑而戴霜探趙符於樹下兮撻率然使亘橫燭龍銜景炯彼幽都兮望斗車作作其有芒謂暗曖其不可留兮駟玉虬而上驤冀帝閽之開闢兮倚閶闔而相望陶白虎以先導兮傅乘箕而來迎媒匏瓜使擇匹兮結柳宿以爲營挹木精而游戲兮張天廚而飫酒漿謁神農而勅醫星兮絕惡草使不昌攜棓欃以翦薙兮鞠蓬藋之礙行掃茨藜而釋屩兮鋪輕荑以走鸞衡拭銅駝而叩靈瑣兮覽天苑草木之欣榮楡歷歷而成列兮枝葉紛拏夫斋卿傾寶瓮於露壇兮將以浸沐夫芸生靈氛爲余占以迪吉兮信爻辭其必當盍孟晉以勿疑兮奚獨遲乎衆芳

附　　录

一　简繁字对照表

本表根据国家语言文字工作委员会 1986 年公布的新版《简化字总表》重新编排而成。共收录简化字 2 235 个。

凡简化字与繁体字都见于古代，而在读音、意义或用法上有所不同的，本表后面另附说明，以供查阅。

A

a
锕【錒】

ai
锿【鎄】
皑【皚】
霭【靄】
蔼【藹】
爱【愛】
叆【靉】
瑷【璦】
嗳【噯】
暧【曖】
嫒【嬡】
碍【礙】

an
谙【諳】
鹌【鵪】
铵【銨】

ang
肮【骯】

ao
鳌【鰲】
骜【驁】
袄【襖】

B

ba
鲅【鮁】
钯【鈀】
坝【壩】
罢【罷】
䎬【䎱】

bai
摆【擺襬】
败【敗】

ban
颁【頒】
板【闆】
绊【絆】
办【辦】

bang
帮【幫】
绑【綁】
谤【謗】
镑【鎊】

bao
龅【齙】
宝【寶】
饱【飽】
鸨【鴇】
报【報】
鲍【鮑】

bei
惫【憊】
辈【輩】
贝【貝】
钡【鋇】
狈【狽】
备【備】
呗【唄】

ben
锛【錛】
贲【賁】

beng
绷【綳】
镚【鏰】

bi
笔【筆】
铋【鉍】
贲【賁】
毕【畢】
哔【嗶】
筚【篳】
荜【蓽】
跸【蹕】
滗【潷】
币【幣】
闭【閉】
毙【斃】

bian
鳊【鯿】
编【編】
边【邊】
笾【籩】
贬【貶】
辩【辯】
辫【辮】
变【變】

biao
镳【鑣】
标【標】
骠【驃】
镖【鏢】
飙【飆】
表【錶】
鳔【鰾】

bie
鳖【鱉】
瘪【癟】
别【彆】

bin
宾【賓】
滨【濱】
槟【檳】
傧【儐】
缤【繽】
镔【鑌】
濒【瀕】
鬓【鬢】
摈【擯】
殡【殯】
膑【臏】
髌【髕】

bing
槟【檳】
饼【餅】

bo
饽【餑】
钵【鉢】
拨【撥】
鹁【鵓】
馎【餺】
钹【鈸】
驳【駁】
铂【鉑】
卜【蔔】

bu
补【補】
钚【鈈】

C

cai
才【纔】
财【財】

can
参【參】
骖【驂】
蚕【蠶】
惭【慚】
残【殘】
惨【慘】
穇【穇】
灿【燦】

cang
仓【倉】
沧【滄】
苍【蒼】
伧【傖】
鸧【鶬】
舱【艙】

ce
测【測】
恻【惻】
厕【廁】
侧【側】

cen
参【參】

ceng
层【層】

cha
馇【餷】
锸【鍤】
镲【鑔】
诧【詫】

chai
钗【釵】
侪【儕】
虿【蠆】

chan
搀【攙】
掺【摻】
觇【覘】
缠【纏】
禅【禪】
蝉【蟬】
婵【嬋】
谗【讒】
产【產】
浐【滻】
铲【鏟】
蒇【蕆】
阐【闡】
冁【囅】
谄【諂】
颤【顫】
忏【懺】
刬【剗】

chang
伥【倀】
阊【閶】
鲳【鯧】
尝【嘗】
偿【償】
鲿【鱨】
长【長】
肠【腸】
场【場】
厂【廠】
怅【悵】
畅【暢】

chao
钞【鈔】

che
车【車】
砗【硨】
彻【徹】

chen
谌【諶】
尘【塵】
陈【陳】
碜【磣】
榇【櫬】
衬【襯】
谶【讖】
称【稱】
龀【齔】

cheng
柽【檉】
蛏【蟶】
铛【鐺】
赪【赬】
称【稱】
枨【棖】
诚【誠】
惩【懲】
骋【騁】

chi
鸱【鴟】
迟【遲】
驰【馳】
齿【齒】
炽【熾】
饬【飭】

chong
冲【衝】
虫【蟲】
宠【寵】
铳【銃】

chou
䌷【紬】
畴【疇】
筹【籌】
踌【躊】
俦【儔】
雠【讎】
绸【綢】
丑【醜】

chu
出【齣】
锄【鋤】
刍【芻】
雏【雛】
储【儲】
础【礎】
处【處】
绌【絀】
触【觸】

chuai
闼【闥】

chuan
传【傳】
钏【釧】

chuang
疮【瘡】
闯【闖】
怆【愴】
创【創】

chui
锤【錘】

chun
䲠【鰆】
鹑【鶉】
纯【純】
莼【蒓】

chuo
绰【綽】
龊【齪】
辍【輟】

ci
鹚【鷀】
辞【辭】
词【詞】
赐【賜】

cong
聪【聰】
骢【驄】
枞【樅】
苁【蓯】
从【從】
丛【叢】

cou
辏【輳】

cuan
撺【攛】
蹿【躥】
镩【鑹】
攒【攢】
窜【竄】

cui
缞【縗】

cuo
鹾【鹺】
错【錯】
锉【銼】

D

da
达【達】
哒【噠】
鞑【韃】

dai
贷【貸】
绐【紿】
带【帶】
叇【靆】

dan
单【單】
担【擔】
殚【殫】
箪【簞】
郸【鄲】
掸【撣】
胆【膽】
赕【賧】
惮【憚】
瘅【癉】
弹【彈】
诞【誕】

dang
裆【襠】

铛【鐺】
当【當噹】
党【黨】
谠【讜】
挡【擋】
档【檔】
砀【碭】
荡【蕩】

dao
鱽【魛】
祷【禱】
岛【島】
捣【搗】
导【導】

de
锝【鍀】

deng
灯【燈】
镫【鐙】
邓【鄧】

di
镝【鏑】
觌【覿】
籴【糴】
敌【敵】
涤【滌】
诋【詆】
谛【諦】
缔【締】
递【遞】

dian
颠【顛】
癫【癲】
巅【巔】
点【點】
淀【澱】
垫【墊】
电【電】
钿【鈿】

diao
鲷【鯛】
铫【銚】
锦【錦】
鸾【鸞】
钓【釣】
调【調】

die
谍【諜】
鲽【鰈】
绖【絰】

ding
钉【釘】
顶【頂】
订【訂】
锭【錠】

diu
铥【銩】

dong
东【東】
鸫【鶇】
岽【崬】
冬【鼕】
动【動】
冻【凍】
栋【棟】
胨【腖】

dou
钭【鈄】
斗【鬥】
窦【竇】

du
读【讀】
渎【瀆】
椟【櫝】
黩【黷】
犊【犢】
牍【牘】
独【獨】
赌【賭】
笃【篤】
镀【鍍】

duan
断【斷】
锻【鍛】
缎【緞】
簖【籪】

dui
怼【懟】
对【對】
队【隊】

dun
吨【噸】
镦【鐓】
趸【躉】
钝【鈍】
顿【頓】

duo
夺【奪】
铎【鐸】
驮【馱】
堕【墮】
饳【飿】

E

e
额【額】
锇【鋨】
鹅【鵝】
讹【訛】
恶【惡噁】
垩【堊】
轭【軛】
谔【諤】
鹗【鶚】
鳄【鱷】
锷【鍔】
饿【餓】

ê
诶【誒】

er
儿【兒】
鸸【鴯】
饵【餌】
铒【鉺】
尔【爾】
迩【邇】
贰【貳】

F

fa
发【發髮】
罚【罰】
阀【閥】

fan
烦【煩】
矾【礬】
钒【釩】
贩【販】
饭【飯】
范【範】

fang
钫【鈁】
鲂【魴】
访【訪】
纺【紡】

fei
绯【緋】
鲱【鯡】
飞【飛】
诽【誹】
废【廢】
费【費】
镄【鐨】

fen
纷【紛】
坟【墳】
豮【豶】
偾【僨】
粪【糞】
愤【憤】
奋【奮】

feng
丰【豐】
沣【灃】
锋【鋒】
风【風】
沨【渢】
疯【瘋】
枫【楓】
砜【碸】
冯【馮】
缝【縫】
讽【諷】
凤【鳳】
赗【賵】

fu
麸【麩】
肤【膚】
辐【輻】
韨【韍】
绂【紱】
凫【鳧】
绋【紼】
辅【輔】
抚【撫】
赋【賦】
赙【賻】
缚【縛】
讣【訃】
复【復複】
鳆【鰒】
驸【駙】
鲋【鮒】
负【負】
妇【婦】

G

ga
钆【釓】

gai
该【該】
赅【賅】
盖【蓋】
钙【鈣】

gan
干【幹乾】
尴【尷】
赶【趕】
赣【贛】
绀【紺】

gang
冈【岡】
刚【剛】
㭎【棡】
纲【綱】
钢【鋼】
㧏【㨩】
岗【崗】

gao
镐【鎬】
缟【縞】
诰【誥】
锆【鋯】

ge
鸽【鴿】
搁【擱】
镉【鎘】
颌【頜】
阁【閣】
个【個】
铬【鉻】

gei
给【給】

geng
赓【賡】
鹒【鶊】
鲠【鯁】
绠【綆】

gong
龚【龔】
巩【鞏】
贡【貢】
唝【嗊】

gou
缑【緱】
沟【溝】
钩【鉤】
觏【覯】
诟【詬】
构【構】
购【購】

gu
轱【軲】
鸪【鴣】
诂【詁】
钴【鈷】
贾【賈】
蛊【蠱】
毂【轂】
馉【餶】
鹘【鶻】
谷【穀】
鹄【鵠】
顾【顧】
锢【錮】

gua
刮【颳】
鸹【鴰】
剐【剮】
诖【詿】

guan
关【關】
纶【綸】
鳏【鰥】
观【觀】
馆【館】
鹳【鸛】
贯【貫】
惯【慣】
掼【摜】

guang
广【廣】
犷【獷】

gui
妫【媯】
规【規】
鲑【鮭】
闺【閨】
归【歸】
龟【龜】
轨【軌】
匦【匭】
诡【詭】
鳜【鱖】
柜【櫃】
贵【貴】
刿【劌】
桧【檜】
刽【劊】

gun
辊【輥】
绲【緄】
鲧【鯀】

guo
涡【渦】
埚【堝】
锅【鍋】
蝈【蟈】
国【國】
掴【摑】
帼【幗】
馃【餜】
腘【膕】
过【過】

H

ha
铪【鉿】

hai
还【還】
骇【駭】

han
顸【頇】
韩【韓】
阚【闞】
𪡏【㘎】
汉【漢】
颔【頷】

hang
绗【絎】
颃【頏】

hao
颢【顥】
灏【灝】
号【號】

he
诃【訶】
阂【閡】
阖【闔】
鹖【鶡】
饸【餄】
颌【頜】
合【閤】
纥【紇】
鹤【鶴】
贺【賀】
吓【嚇】

heng
鸻【鴴】

hong
轰【轟】
黉【黌】
鸿【鴻】
红【紅】
荭【葒】
讧【訌】

hou
后【後】
鲎【鱟】

hu
轷【軤】
壶【壺】
胡【鬍】
鹕【鶘】
鹄【鵠】
鹘【鶻】
浒【滸】
沪【滬】
护【護】

hua
华【華】
骅【驊】
哗【嘩】
铧【鏵】
画【畫】
婳【嫿】
划【劃】
桦【樺】
话【話】

huai
怀【懷】
坏【壞】

huan
欢【歡】
还【還】
环【環】
缳【繯】
镮【鐶】
锾【鍰】
缓【緩】
鲩【鯇】

huang
鳇【鰉】
谎【謊】

hui
挥【揮】
辉【輝】
翚【翬】
诙【詼】
回【迴】
讳【諱】
贿【賄】
秽【穢】
会【會】
烩【燴】
荟【薈】
绘【繪】
诲【誨】
㱮【殨】
汇【彙匯】

hun
荤【葷】
阍【閽】
浑【渾】
珲【琿】
馄【餛】
诨【諢】

huo
钬【鈥】
伙【夥】
镬【鑊】
获【獲穫】
祸【禍】
货【貨】

J

ji
齑【齏】
跻【躋】
击【擊】
赍【賫】
缉【緝】
积【積】
羁【羈】
机【機】
饥【饑】
讥【譏】
玑【璣】
矶【磯】
叽【嘰】
鸡【鷄】
鹡【鶺】
辑【輯】
极【極】
级【級】
挤【擠】
给【給】
几【幾】
虮【蟣】
济【濟】
霁【霽】
荠【薺】
剂【劑】
鲚【鱭】
际【際】
绩【績】
计【計】
系【繫】
骥【驥】
觊【覬】
蓟【薊】
鲫【鯽】
记【記】
纪【紀】
继【繼】

jia
家【傢】
镓【鎵】
夹【夾】
浃【浹】
颊【頰】
荚【莢】
蛱【蛺】
铗【鋏】
郏【郟】
贾【賈】
槚【檟】
钾【鉀】
价【價】
驾【駕】

jian
鹣【鶼】
鳒【鰜】
缣【縑】
戋【戔】
笺【箋】
坚【堅】
鲣【鰹】
缄【緘】
鞯【韉】
监【監】
歼【殲】
艰【艱】
间【間】
谫【譾】
硷【鹼】
拣【揀】
笕【筧】
茧【繭】
检【檢】
捡【撿】
俭【儉】
睑【瞼】
裥【襇】
简【簡】
谏【諫】
渐【漸】
槛【檻】
贱【賤】
溅【濺】
践【踐】
饯【餞】
荐【薦】
鉴【鑒】
见【見】
枧【梘】
舰【艦】
剑【劍】
键【鍵】
涧【澗】
锏【鐧】

jiang
姜【薑】
将【將】
浆【漿】
缰【韁】
讲【講】
桨【槳】
奖【獎】
蒋【蔣】
酱【醬】
绛【絳】

jiao
胶【膠】
鲛【鮫】
䴔【鵁】
浇【澆】
骄【驕】
娇【嬌】
鹪【鷦】
饺【餃】
铰【鉸】
绞【絞】
侥【僥】
矫【矯】
搅【攪】
缴【繳】
觉【覺】
较【較】
轿【轎】
挢【撟】
峤【嶠】

jie
阶【階】
疖【癤】
讦【訐】
洁【潔】
诘【詰】
撷【擷】
颉【頡】
结【結】
鲒【鮚】
节【節】
借【藉】
诫【誡】

jin
谨【謹】
馑【饉】
觐【覲】
紧【緊】
锦【錦】
仅【僅】
劲【勁】
进【進】
琎【璡】
缙【縉】
尽【盡儘】
浕【濜】
荩【藎】
赆【贐】
烬【燼】

jing
惊【驚】
鲸【鯨】
鹡【鶄】
泾【涇】
茎【莖】
经【經】
颈【頸】
刭【剄】
镜【鏡】
竞【競】
痉【痙】
劲【勁】
胫【脛】
径【徑】
靓【靚】

jiu
纠【糾】
鸠【鳩】
阄【鬮】
鹫【鷲】
旧【舊】

ju
车【車】
驹【駒】
䴗【鶪】
锔【鋦】
举【舉】
龃【齟】
榉【櫸】
讵【詎】
惧【懼】
飓【颶】
窭【窶】
屦【屨】
据【據】
剧【劇】
锯【鋸】

juan
鹃【鵑】
镌【鎸】
卷【捲】
绢【絹】

jue
觉【覺】
镢【鐝】
镬【钁】
谲【譎】
诀【訣】

绝【絶】

jun
军【軍】
皲【皸】
钧【鈞】
骏【駿】

K

kai
开【開】
锎【鐦】
恺【愷】
垲【塏】
剀【剴】
铠【鎧】
凯【凱】
闿【闓】
锴【鍇】
忾【愾】

kan
龛【龕】
槛【檻】

kang
钪【鈧】

kao
铐【銬】

ke
颏【頦】
轲【軻】
钶【鈳】
颗【顆】
壳【殼】
缂【緙】
克【剋】
课【課】
骒【騍】
锞【錁】

ken
恳【懇】
垦【墾】

keng
铿【鏗】

kou
抠【摳】
眍【瞘】

ku
库【庫】
裤【褲】
绔【絝】
喾【嚳】

kua
夸【誇】

kuai
扢【擓】
会【會】
浍【澮】
哙【噲】
郐【鄶】
侩【儈】
脍【膾】
鲙【鱠】
狯【獪】
块【塊】

kuan
宽【寬】
髋【髖】

kuang
诓【誆】
诳【誑】
矿【礦】
圹【壙】
旷【曠】
纩【纊】
邝【鄺】
贶【貺】

kui
窥【窺】
亏【虧】
岿【巋】
溃【潰】
襀【襀】
愦【憒】
聩【聵】
匮【匱】
蒉【蕢】
馈【饋】
篑【簣】

kun
鲲【鯤】
锟【錕】
壸【壼】
阃【閫】
困【睏】

kuo
阔【闊】
扩【擴】

L

la
蜡【蠟】
腊【臘】
镴【鑞】

lai
来【來】
涞【淶】
莱【萊】
崃【崍】
铼【錸】
徕【徠】
赖【賴】
濑【瀨】
癞【癩】
籁【籟】
睐【睞】
赉【賚】

lan
兰【蘭】
栏【欄】
拦【攔】
阑【闌】
澜【瀾】
谰【讕】
斓【斕】
镧【鑭】
褴【襤】
蓝【藍】
篮【籃】
岚【嵐】
懒【懶】
览【覽】
榄【欖】
揽【攬】
缆【纜】
烂【爛】
滥【濫】

lang
锒【鋃】
阆【閬】

lao
捞【撈】
劳【勞】
崂【嶗】
痨【癆】
铹【鐒】
铑【銠】
涝【澇】
唠【嘮】
耢【耮】

le
鳓【鰳】
乐【樂】
饹【餎】

lei
镭【鐳】
累【纍】
缧【縲】
诔【誄】
垒【壘】
类【類】

li
离【離】
漓【灕】
篱【籬】
缡【縭】
骊【驪】
鹂【鸝】
鲡【鱺】
礼【禮】
逦【邐】
里【裏】
锂【鋰】
鲤【鯉】
鳢【鱧】
丽【麗】
俪【儷】
郦【酈】
厉【厲】
励【勵】
砾【礫】
历【曆歷】
沥【瀝】
坜【壢】
疬【癧】
雳【靂】
枥【櫪】
苈【藶】
呖【嚦】
疠【癘】
粝【糲】
砺【礪】
蛎【蠣】
栎【櫟】
轹【轢】
隶【隸】

lia
俩【倆】

lian
帘【簾】
镰【鐮】
联【聯】
连【連】
涟【漣】
莲【蓮】
鲢【鰱】

琏【璉】
奁【奩】
怜【憐】
敛【斂】
蔹【蘞】
脸【臉】
恋【戀】
链【鏈】
炼【煉】
练【練】
潋【瀲】
殓【殮】
裣【襝】
裢【褳】

liang
粮【糧】
两【兩】
俩【倆】
唡【啢】
魉【魎】
谅【諒】
辆【輛】

liao
鹩【鷯】
缭【繚】
疗【療】
辽【遼】
了【瞭】
钌【釕】
镣【鐐】

lie
猎【獵】
䴕【鴷】

lin
辚【轔】
鳞【鱗】
临【臨】
邻【鄰】
蔺【藺】
躏【躪】
赁【賃】

ling
鲮【鯪】
绫【綾】
龄【齡】
铃【鈴】
鸰【鴒】
灵【靈】
棂【欞】
领【領】
岭【嶺】

liu
飗【飀】
刘【劉】
浏【瀏】
骝【騮】
镏【鎦】
绺【綹】
馏【餾】
鹨【鷚】
陆【陸】

long
龙【龍】
泷【瀧】
珑【瓏】
聋【聾】
栊【櫳】
砻【礱】
笼【籠】
茏【蘢】
咙【嚨】
昽【曨】
胧【朧】
垄【壟】
拢【攏】
陇【隴】

lou
瞜【瞜】
娄【婁】
偻【僂】
喽【嘍】
楼【樓】
溇【漊】
蒌【蔞】
髅【髏】
蝼【螻】
耧【耬】
搂【摟】
嵝【嶁】
篓【簍】
瘘【瘻】
镂【鏤】

lu
噜【嚕】
庐【廬】
炉【爐】
芦【蘆】
卢【盧】
泸【瀘】
垆【壚】
栌【櫨】
颅【顱】
鸬【鸕】
胪【臚】
鲈【鱸】
舻【艫】
卤【鹵滷】
虏【虜】
掳【擄】
鲁【魯】
橹【櫓】
镥【鑥】
辘【轆】
辂【輅】
赂【賂】
鹭【鷺】
陆【陸】
录【録】
箓【籙】
绿【綠】
轳【轤】
氇【氌】

lü
驴【驢】
闾【閭】
榈【櫚】
屡【屢】
偻【僂】
褛【褸】
缕【縷】
铝【鋁】
虑【慮】
滤【濾】
绿【綠】

luan
娈【孌】
栾【欒】
滦【灤】
峦【巒】
脔【臠】
銮【鑾】
挛【攣】
鸾【鸞】
孪【孿】
乱【亂】

lun
抡【掄】
仑【侖】
沦【淪】
轮【輪】
囵【圇】
纶【綸】
伦【倫】
论【論】

luo
骡【騾】
脶【腡】
罗【羅】
啰【囉】
逻【邏】
萝【蘿】
锣【鑼】
箩【籮】
椤【欏】
猡【玀】
荦【犖】
泺【濼】
骆【駱】
络【絡】

M

m
呒【嘸】

ma
妈【媽】
马【馬】
蚂【螞】
玛【瑪】
码【碼】
犸【獁】
骂【駡】
吗【嗎】
唛【嘜】

mai
买【買】
麦【麥】
卖【賣】
迈【邁】
荬【蕒】

man
颟【顢】
馒【饅】
鳗【鰻】
蛮【蠻】
瞒【瞞】
满【滿】
螨【蟎】
谩【謾】
缦【縵】
镘【鏝】

mang
铓【鋩】

mao
锚【錨】
铆【鉚】
贸【貿】

me
么【麽】

mei
霉【黴】
镅【鎇】
鹛【鶥】
镁【鎂】

men
门【門】
扪【捫】
钔【鍆】
懑【懣】
闷【悶】
焖【燜】
们【們】

meng
蒙【懞濛矇】
锰【錳】
梦【夢】

mi
谜【謎】
祢【禰】
弥【彌瀰】
猕【獼】
谧【謐】
觅【覓】

mian
绵【綿】
渑【澠】
缅【緬】
面【麵】

miao
鹋【鶓】
缈【緲】
缪【繆】
庙【廟】

mie
灭【滅】
蔑【衊】

min
缗【緡】
闵【閔】
悯【憫】
闽【閩】
黾【黽】
鳘【鰵】

ming
鸣【鳴】
铭【銘】

miu
谬【謬】
缪【繆】

mo
谟【謨】
馍【饃】
蓦【驀】

mou
谋【謀】
缪【繆】

mu
亩【畝】
钼【鉬】

N

na
镎【鎿】
钠【鈉】
纳【納】

nan
难【難】

nang
馕【饢】

nao
挠【撓】
蛲【蟯】
铙【鐃】
恼【惱】
脑【腦】
闹【鬧】

ne
讷【訥】

nei
馁【餒】

neng
泞【濘】

ni
鲵【鯢】
铌【鈮】
拟【擬】
腻【膩】

nian
鲇【鮎】
鲶【鯰】
辇【輦】
撵【攆】

niang
酿【釀】

niao
鸟【鳥】
茑【蔦】
袅【裊】

nie
聂【聶】
颞【顳】
嗫【囁】
蹑【躡】
镊【鑷】
啮【嚙】
镍【鎳】

ning
宁【寧】
柠【檸】
咛【嚀】
狞【獰】
聍【聹】
拧【擰】
泞【濘】

niu
钮【鈕】
纽【紐】

nong
农【農】
浓【濃】
侬【儂】
脓【膿】
哝【噥】

nu
驽【駑】

nü
钕【釹】

nüe
疟【瘧】

nuo
傩【儺】
诺【諾】
锘【鍩】

O

ou
区【區】
讴【謳】
瓯【甌】
鸥【鷗】
殴【毆】
欧【歐】
呕【嘔】
沤【漚】
怄【慪】

P

pan
蹒【蹣】
盘【盤】

pang
鳑【鰟】
庞【龐】

pei
赔【賠】
锫【錇】
辔【轡】

pen
喷【噴】

peng
鹏【鵬】

pi
纰【紕】
罴【羆】
鲏【鮍】
铍【鈹】
辟【闢】
䴙【鸊】

pian
骈【駢】
谝【諞】
骗【騙】

piao
飘【飄】
缥【縹】
骠【驃】

pin
嫔【嬪】
频【頻】
颦【顰】
贫【貧】

ping
评【評】
苹【蘋】
鲆【鮃】
凭【憑】

po
钋【釙】
颇【頗】
泼【潑】
钹【鈸】
钷【鉕】

pu
铺【鋪】

扑【撲】
仆【僕】
镤【鏷】
谱【譜】
镨【鐠】
朴【樸】

Q

qi
缉【緝】
桤【榿】
齐【齊】
蛴【蠐】
脐【臍】
骑【騎】
骐【騏】
鳍【鰭】
颀【頎】
蕲【蘄】
启【啟】
绮【綺】
岂【豈】
碛【磧】
气【氣】
讫【訖】
荠【薺】

qian
骞【騫】
谦【謙】
悭【慳】
牵【牽】
佥【僉】
签【簽籤】
千【韆】
迁【遷】
钎【釺】
铅【鉛】
鸽【鴿】
荨【蕁】
钳【鉗】
钱【錢】
钤【鈐】
浅【淺】
谴【譴】
缱【繾】
堑【塹】
椠【槧】
纤【縴】

qiang
玱【瑲】
枪【槍】
锵【鏘】
墙【墻】
蔷【薔】
樯【檣】
嫱【嬙】
镪【鏹】
羟【羥】
抢【搶】
炝【熗】
戗【戧】
跄【蹌】
呛【嗆】

qiao
硗【磽】
跷【蹺】
锹【鍬】
缲【繰】
翘【翹】
乔【喬】
桥【橋】
硚【礄】
侨【僑】
鞒【鞽】
荞【蕎】
谯【譙】
壳【殼】
窍【竅】
诮【誚】

qie
锲【鍥】
惬【愜】
箧【篋】
窃【竊】

qin
亲【親】
钦【欽】
嵚【嶔】
骎【駸】
寝【寢】
锓【鋟】
揿【撳】

qing
鲭【鯖】
轻【輕】
氢【氫】
倾【傾】
赜【賾】
请【請】
顷【頃】
庼【廎】
庆【慶】

qiong
穷【窮】
䓖【藭】
琼【瓊】
茕【煢】

qiu
秋【鞦】
鹙【鶖】
鳅【鰍】
鳝【鰌】
巯【巰】

qu
曲【麯】
区【區】
驱【驅】
岖【嶇】
躯【軀】
诎【詘】
趋【趨】
鸲【鴝】
龋【齲】
觑【覷】
阒【闃】

quan
权【權】
颧【顴】
铨【銓】
诠【詮】
绻【綣】
劝【勸】

que
悫【愨】
鹊【鵲】
阙【闕】
确【確】
阕【闋】

R

rang
让【讓】

rao
桡【橈】
荛【蕘】
饶【饒】
娆【嬈】
扰【擾】
绕【繞】

re
热【熱】

ren
认【認】
饪【飪】
纴【紝】
轫【軔】
纫【紉】
韧【韌】

rong
荣【榮】
蝾【蠑】
嵘【嶸】
绒【絨】

ru
铷【銣】
颥【顬】
缛【縟】

ruan
软【軟】

rui
锐【鋭】

run
闰【閏】
润【潤】

S

sa
洒【灑】
飒【颯】
萨【薩】

sai
鳃【鰓】
赛【賽】

san
毵【毿】
馓【饊】
伞【傘】

sang
丧【喪】
颡【顙】

sao
骚【騷】
缫【繅】
扫【掃】

se
涩【澀】
啬【嗇】
穑【穡】
铯【銫】

sha
鲨【鯊】
纱【紗】
杀【殺】
铩【鎩】

shai
筛【篩】

晒【曬】
酾【釃】

shan
钐【釤】
陕【陝】
闪【閃】
镨【鐥】
鳝【鱔】
缮【繕】
掸【撣】
骟【騸】
镝【鍽】
禅【禪】
讪【訕】
赡【贍】

shang
殇【殤】
觞【觴】
伤【傷】
赏【賞】

shao
烧【燒】
绍【紹】

she
赊【賒】
舍【捨】
设【設】
滠【灄】
慑【懾】
摄【攝】
厍【厙】

shei
谁【誰】

shen
绅【紳】
参【參】
糁【糝】
审【審】
谉【讅】
婶【嬸】
沈【瀋】
谂【諗】
肾【腎】
渗【滲】
瘆【瘮】

sheng
声【聲】
渑【澠】
绳【繩】
胜【勝】
圣【聖】

shi
湿【濕】
诗【詩】
师【師】
浉【溮】
狮【獅】
鸸【鳾】
实【實】
埘【塒】
鲥【鰣】
识【識】
时【時】
蚀【蝕】
驶【駛】
铈【鈰】
视【視】
谥【謚】
试【試】
轼【軾】

势【勢】
莳【蒔】
贳【貰】
释【釋】
饰【飾】
适【適】

shou
兽【獸】
寿【壽】
绶【綬】

shu
枢【樞】
摅【攄】
输【輸】
纾【紓】
书【書】
赎【贖】
属【屬】
数【數】
树【樹】
术【術】
竖【竪】

shuai
帅【帥】

shuan
闩【閂】

shuang
双【雙】
泷【瀧】

shui
谁【誰】

shun
顺【順】

shuo
说【説】
硕【碩】
烁【爍】
铄【鑠】

si
锶【鍶】
飔【颸】
缌【緦】
丝【絲】
咝【噝】
鸶【鷥】
蛳【螄】
驷【駟】
饲【飼】

song
松【鬆】
怂【慫】
耸【聳】
扨【摗】
讼【訟】
颂【頌】
诵【誦】

sou
馊【餿】
锼【鎪】
飕【颼】
薮【藪】
擞【擻】

su
苏【蘇囌】
稣【穌】

谡【謖】
诉【訴】
肃【肅】

sui
虽【雖】
随【隨】
绥【綏】
岁【歲】
谇【誶】

sun
孙【孫】
荪【蓀】
狲【猻】
损【損】

suo
缩【縮】
琐【瑣】
唢【嗩】
锁【鎖】

T

ta
铊【鉈】
鳎【鰨】
獭【獺】
汰【澾】
挞【撻】
闼【闥】

tai
台【臺檯颱】
骀【駘】
鲐【鮐】
态【態】
钛【鈦】

tan
滩【灘】
瘫【癱】
摊【攤】
贪【貪】
谈【談】
坛【壇罎】
谭【譚】
昙【曇】
弹【彈】
钽【鉭】
叹【嘆】

tang
镗【鏜】
汤【湯】
傥【儻】
锐【钂】
烫【燙】

tao
涛【濤】
韬【韜】
绦【縧】
焘【燾】
讨【討】

te
铽【鋱】

teng
誊【謄】
腾【騰】
螣【螣】

ti
锑【銻】
鹈【鵜】
鹈【鵜】

绨【綈】
缇【緹】
题【題】
体【體】

tian
阗【闐】

tiao
条【條】
鲦【鰷】
龆【齠】
调【調】
粜【糶】

tie
贴【貼】
铁【鐵】

ting
厅【廳】
烃【烴】
听【聽】
颋【頲】
铤【鋌】

tong
铜【銅】
鲖【鮦】
统【統】
恸【慟】

tou
头【頭】

tu
图【圖】
涂【塗】
钍【釷】

tuan
抟【摶】
团【團糰】

tui
颓【頹】

tun
饨【飩】

tuo
饦【飥】
驼【駝】
鸵【鴕】
驮【馱】
椭【橢】
萚【蘀】
鼍【鼉】
箨【籜】

W

wa
娲【媧】
洼【窪】
袜【襪】

wai
㖞【喎】

wan
弯【彎】
湾【灣】
纨【紈】
顽【頑】
绾【綰】
万【萬】

wang
网【網】
辋【輞】

wei
为【為】
沩【溈】
维【維】
潍【濰】
韦【韋】
违【違】
围【圍】
涠【潿】
帏【幃】
闱【闈】
伪【偽】
鲔【鮪】
诿【諉】
炜【煒】
玮【瑋】
苇【葦】
韪【韙】
伟【偉】
纬【緯】
硙【磑】
谓【謂】
卫【衛】

wen
鳁【鰮】
纹【紋】
闻【聞】
阌【閿】
稳【穩】
问【問】

wo
涡【渦】
窝【窩】
莴【萵】
蜗【蝸】
挝【撾】
龌【齷】

wu
诬【誣】
乌【烏】
呜【嗚】
钨【鎢】
邬【鄔】
无【無】
芜【蕪】
妩【嫵】
怃【憮】
庑【廡】
鹉【鵡】
坞【塢】
务【務】
雾【霧】
骛【騖】
鹜【鶩】
误【誤】

X

xi
牺【犧】
饻【餏】
锡【錫】
袭【襲】
觋【覡】
习【習】
鳛【鰼】
玺【璽】
铣【銑】
系【係繫】
细【細】
阋【鬩】
戏【戲】
饩【餼】

xia
虾【蝦】
辖【轄】
硖【硤】
峡【峽】
侠【俠】
狭【狹】
吓【嚇】

xian
鲜【鮮】
纤【纖】
跹【躚】
锨【鍁】
莶【薟】
贤【賢】
咸【鹹】
衔【銜】
挦【撏】
闲【閑】
鹇【鷴】
娴【嫻】
痫【癇】
藓【蘚】
蚬【蜆】
显【顯】
险【險】
猃【獫】
铣【銑】
献【獻】
线【綫】
现【現】
苋【莧】
岘【峴】
县【縣】
宪【憲】
馅【餡】

xiang
骧【驤】
镶【鑲】
乡【鄉】
芗【薌】
缃【緗】
详【詳】
鲞【鯗】
响【響】
饷【餉】
飨【饗】
向【嚮】
项【項】

xiao
骁【驍】
哓【嘵】
销【銷】
绡【綃】
嚣【囂】
枭【梟】
鸮【鴞】
萧【蕭】
潇【瀟】
蟏【蠨】
箫【簫】
晓【曉】
啸【嘯】

xie
颉【頡】
撷【擷】
缬【纈】
协【協】
挟【挾】
胁【脅】
谐【諧】

写【寫】
亵【褻】
泻【瀉】
绁【紲】
谢【謝】

xin
锌【鋅】
䜣【訢】
衅【釁】

xing
兴【興】
荥【滎】
钘【鈃】
铏【鉶】
陉【陘】
饧【餳】

xiong
讻【詾】
诇【詗】

xiu
馐【饈】
鸺【鵂】
绣【綉】
锈【銹】

xu
须【須鬚】
许【許】
谞【諝】
诩【詡】
顼【頊】
续【續】
绪【緒】

xuan
轩【軒】
谖【諼】
悬【懸】
选【選】
癣【癬】
旋【鏇】
铉【鉉】
绚【絢】

xue
学【學】
峃【嶨】
鳕【鱈】
谑【謔】

xun
勋【勛】
埙【塤】
驯【馴】
询【詢】
寻【尋】
浔【潯】
鲟【鱘】
训【訓】
讯【訊】
逊【遜】

Y

ya
压【壓】
鸦【鴉】
鸭【鴨】
讶【訝】
哑【啞】
氩【氬】
亚【亞】
垭【埡】
挜【掗】
娅【婭】
讶【訝】
轧【軋】

yan
阏【閼】
阉【閹】
恹【懨】
颜【顔】
盐【鹽】
严【嚴】
阎【閻】
厣【厴】
黡【黶】
魇【魘】
俨【儼】
龑【龔】
谚【諺】
谳【讞】
厌【厭】
餍【饜】
赝【贋】
艳【艷】
滟【灧】
谳【讞】
砚【硯】
觃【覎】
酽【釅】
验【驗】

yang
鸯【鴦】
疡【瘍】
炀【煬】
杨【楊】
扬【揚】
旸【暘】
钖【鍚】
阳【陽】
痒【癢】
养【養】
样【樣】

yao
尧【堯】
峣【嶢】
谣【謡】
铫【銚】
轺【軺】
疟【瘧】
鹞【鷂】
钥【鑰】
药【藥】

ye
爷【爺】
靥【靨】
页【頁】
烨【燁】
晔【曄】
业【業】
邺【鄴】
叶【葉】
谒【謁】

yi
铱【銥】
医【醫】
鹥【鷖】
祎【禕】
颐【頤】
遗【遺】
仪【儀】
诒【詒】
贻【貽】
饴【飴】
蚁【蟻】
钇【釔】
谊【誼】
瘗【瘞】
镒【鎰】
缢【縊】
勚【勩】
怿【懌】
译【譯】
驿【驛】
峄【嶧】
绎【繹】
义【義】
议【議】
轶【軼】
艺【藝】
呓【囈】
亿【億】
忆【憶】
诣【詣】
镱【鐿】

yin
铟【銦】
阴【陰】
荫【蔭】
龈【齦】
银【銀】
饮【飲】
隐【隱】
瘾【癮】
鲥【鰣】

ying
应【應】
鹰【鷹】
莺【鶯】
罂【罌】
婴【嬰】
璎【瓔】
樱【櫻】
撄【攖】
嘤【嚶】
鹦【鸚】
缨【纓】
荧【熒】
莹【瑩】
茔【塋】
萤【螢】
萦【縈】
营【營】
赢【贏】
蝇【蠅】
瘿【癭】
颖【穎】
颍【潁】

yo
哟【喲】

yong
痈【癰】
拥【擁】
佣【傭】
镛【鏞】
鳙【鱅】
颙【顒】
踊【踴】

you
忧【憂】
优【優】
鱿【魷】
犹【猶】
莸【蕕】
铀【鈾】
邮【郵】
铕【銪】
诱【誘】

yu
纡【紆】
舆【輿】
欤【歟】
余【餘】
觎【覦】
谀【諛】
鱼【魚】
渔【漁】
⿰⿱虍鱼攵【⿰⿱虍魚攵】
与【與】
语【語】
龉【齬】
伛【傴】
屿【嶼】
誉【譽】
钰【鈺】
吁【籲】
御【禦】
驭【馭】
阈【閾】
妪【嫗】
郁【鬱】
谕【諭】
鹆【鵒】
饫【飫】
狱【獄】
预【預】
滪【澦】
蓣【蕷】
鹬【鷸】

yuan
渊【淵】
鸢【鳶】
鸳【鴛】
鼋【黿】
园【園】
辕【轅】
员【員】
圆【圓】
缘【緣】
橼【櫞】
远【遠】
愿【願】

yue
约【約】
哕【噦】
阅【閱】
钺【鉞】
跃【躍】
乐【樂】
钥【鑰】

yun
云【雲】
芸【蕓】
纭【紜】
涢【溳】
郧【鄖】
殒【殞】
陨【隕】
恽【惲】
晕【暈】
郓【鄆】
运【運】
酝【醞】
韫【韞】
缊【縕】
蕴【蘊】

Z

za
臜【臢】
杂【雜】

zai
载【載】

zan
趱【趲】
攒【攢】
錾【鏨】
暂【暫】
赞【贊】
瓒【瓚】

zang
赃【贓】
脏【臟髒】
驵【駔】

zao
凿【鑿】
枣【棗】
灶【竈】

ze
责【責】
赜【賾】
啧【嘖】
帻【幘】
箦【簀】
则【則】
泽【澤】
择【擇】

zei
贼【賊】
鲗【鰂】

zen
谮【譖】

zeng
缯【繒】
赠【贈】
锃【鋥】

zha
铡【鍘】
闸【閘】
轧【軋】
鲝【鮺】
鲊【鮓】
诈【詐】

zhai
斋【齋】
债【債】

zhan
鹯【鸇】
鳣【鱣】
毡【氈】
谵【譫】
斩【斬】
崭【嶄】
盏【盞】
辗【輾】
绽【綻】
颤【顫】
栈【棧】
战【戰】

zhang
张【張】
长【長】
涨【漲】
帐【帳】
账【賬】
胀【脹】

zhao
钊【釗】
赵【趙】
诏【詔】

zhe
谪【謫】
辙【轍】
蛰【蟄】
辄【輒】
詟【讋】
折【摺】
锗【鍺】
这【這】
鹧【鷓】

zhen
针【針】
贞【貞】
帧【幀】
浈【湞】
祯【禎】
桢【楨】
侦【偵】
缜【縝】
诊【診】
轸【軫】
鸩【鴆】
赈【賑】
镇【鎮】
纼【紖】
阵【陣】

zheng
钲【鉦】
征【徵】
铮【錚】
症【癥】
郑【鄭】
证【證】
帧【幀】
诤【諍】
⿵门争【⿵門爭】

zhi
只【隻祇】
织【織】
职【職】
踯【躑】
执【執】
絷【縶】
纸【紙】
挚【摯】
贽【贄】
鸷【鷙】
掷【擲】
滞【滯】
栉【櫛】
轾【輊】
致【緻】
帜【幟】
制【製】
质【質】
踬【躓】
锧【鑕】
骘【騭】

zhong
终【終】
钟【鐘鍾】
种【種】
肿【腫】
众【衆】

zhou
诌【謅】
赒【賙】
鸼【鵃】

轴【軸】
纣【紂】
荮【葤】
骤【驟】
皱【皺】
绉【縐】
㤘【㥮】
㑇【㑳】
昼【晝】

zhu

诸【諸】
槠【櫧】
朱【硃】
诛【誅】
铢【銖】
烛【燭】
嘱【囑】
瞩【矚】
贮【貯】
驻【駐】
铸【鑄】
筑【築】

zhua

挝【撾】

zhuan

专【專】
砖【磚】
䏝【膞】
颛【顓】
转【轉】
啭【囀】
赚【賺】
传【傳】
馔【饌】

zhuang

妆【妝】
装【裝】
庄【莊】
桩【樁】
戆【戇】
壮【壯】
状【狀】

zhui

骓【騅】
锥【錐】
赘【贅】
缒【縋】
缀【綴】
坠【墜】

zhun

谆【諄】
准【準】

zhuo

锗【鍺】
浊【濁】
诼【諑】
镯【鐲】

zi

谘【諮】
资【資】
镃【鎡】
龇【齜】
辎【輜】
锱【錙】
缁【緇】
鲻【鯔】
渍【漬】

zong

综【綜】
枞【樅】
总【總】
纵【縱】

zou

诹【諏】
鲰【鯫】
驺【騶】
邹【鄒】

zu

镞【鏃】
诅【詛】
组【組】

zuan

钻【鑽】
躜【躦】
缵【纘】
赚【賺】

zun

鳟【鱒】

zuo

凿【鑿】

说明：

【cai】

才纔——才，始，仅；又才能。纔，仅。二字本通用；但才能的才，不与纔通用。

【chong】

冲衝——冲的意义是幼小，空虚；用作动词时表示一直向上（冲天）。衝的意义是突击、衝撞；用作名词时表示交叉路口。这两个字在古书里一般是区别得很清楚的。

【chou】

丑醜——二字古不通用。丑是地支名。醜是醜恶的醜。

【chu】

出齣——齣是近代产生的字，来历不明。

【dian】

淀澱——淀，浅水泊。澱，沉澱，滓泥。

【dou】

斗鬭——斗，升斗。鬭，鬭争。

【fa】

发發髪——發，發射，出發。髪，头髪。

【fan】

范範——范，姓。範，模範。

【feng】

丰豐——丰，丰满，丰采（风采，风度）。豐，豐富。二字在古书里一般不通用。丰字比较罕用。

【fu】

复復複覆——反復的復本作复，但是復和複覆并不是同义词。複只用于重複和複杂的意义；復字等于现代的“再”，它不表示複杂，一般也不用作形容词来表示重複。覆用于覆盖、颠覆的意义，而这些意义绝不能用復或複。

【gan】

干幹乾——干是干戈的干，读 gān，和读 gàn 的幹没有什么关系。乾枯的乾和干戈的干也绝不相通。乾枯的乾，近时有人写作乾，但古书中没有乾字。特别应该注意的是乾坤的乾（qián），读音完全不同，规定不能简化为干。

【gu】

谷穀——谷，山谷。穀，百穀（稻麦等），二字不通用。

【hou】

后後——后，君王，皇后。後，先后。有些古书曾经以后代後，但用得很不普遍，后代一般不再通用。至于君王、皇后的后，则不可写作後。

【hua】

画畫，划劃——古代计畫的畫不写作劃。劃是后起字，并且只表示锥刀劃开。划是划船的划（也是后起字），与计劃的畫更是没有关系。

【hui】

汇匯彙——匯，匯合。彙，种类。

【huo】

伙夥——伙，伙伴，家伙，夥，很多。

获獲穫——獲，獲得。穫，收穫。二字不通用。

【ji】

几幾——几是几案的几。幾是幾何的幾。二字绝不相通。

饥饑——饥，饥饱。饑，饑馑。上古一般不相通，后代渐混。

【jia】

价價——价，善。價，價格。二字不通用。

【jian】

荐薦——说文：“荐，席也。”又：“薦，兽之所食草。”二字古通用，都有重复、陈献、推荐等义。

【jie】

借藉——借，借贷。藉，凭藉。二字一般不通用。注意：狼藉的藉（jí）不能简化为借。

【jin】

尽盡儘——盡，完全，竭盡。儘，达到极限。儘是后起字，本写作盡。

【juan】

卷捲——卷，卷曲；又书卷。捲，收捲。上古捲多写作卷。

【ke】

克剋——克，能，胜。剋，剋制。

【kua】

夸誇——夸，奢侈，夸大，自大。誇，大言，自大。在自大、夸大的意义上，二字古通用。

【kun】

困睏——困，劳倦，穷困。睏是困的后起字，专用于劳倦的意义。

【la】

腊臘——腊(xī)，乾肉。臘，阴历十二月。蜡蠟——蜡，即蛆；又音 **zhà**，古祭名。蠟，油脂中的一种，蠟烛。

【lei】

累纍——累，积累，牵累，缠缚。纍，连缀，缠缚。在“缠缚”这个意义上，二字古通用。

【li】

里裏——里，乡里。裏，衣内，《诗经·邶风·绿衣》：“绿衣黄裏。”内，《左传·僖公二十八年》：“表裏山河。”二字古不通用。

历曆歷——歷，经歷。曆，曆数。歷、曆一般是有分别的。在古书中，曆数的曆可以用歷，但经歷的歷绝不用曆。

【lian】

帘簾——帘，酒家帜(后起字)。簾，门簾。

【liao】

了瞭——了，了解。瞭，眼睛明亮。后来又有双音词“瞭望”。

【me】

么麽——么(yāo)，幺的俗体，细小，与麽没有关系。

【meng】

蒙懞濛矇——蒙，披盖，遭受。濛，微雨的样子。懞，懞懂，不明白。矇，矇矓，眼力不好。

【mi】

弥彌瀰——彌，满，更。瀰，瀰漫，水大的样子。

【mian】

面麪——面，脸部。麪(麫的后起字)，粮食磨成的粉。二字不通用。

【mie】

蔑衊——蔑是蔑视的蔑。衊是诬衊的衊。

【ning】

宁寧——宁是贮的本字，与寧没有关系。

【pi】

辟闢——辟，法，刑，君。闢，开闢。二字上古曾经通用，后代不通用。

【ping】

苹蘋——苹，草名，蒿的一种，《诗经·小雅·鹿鸣》：“食野之苹。”又同萍。蘋，草名，一名田字草，读 **pín**；蘋果的蘋是后起字，旧写作蘋，读 **píng**，简化字作苹。

凭憑——憑依的憑本作凭，又作凴、憑。

【qi】

气氣——依文字学说，氣本作气，但是现在简化为气的字，一般古书都写作氣。

启啟——开啟的啟本作启。

【qian】

千韆——千，数目。韆，鞦韆。

签簽籤——簽与籤意义相近，但簽押不能作籤押；竹籤、牙籤不能作竹簽、牙簽。

【qiu】

秋鞦——秋，四季中的第三季。鞦，鞦韆。

【she】

舍捨——舍，客馆，居室；又放弃。捨，放弃。捨本作舍。

【shen】

沈瀋——沈，沉（chén）的本字；又沈（shěn），姓。瀋，汁；又地名（瀋阳）。

【shi】

适適——适，读（kuò）《论语》有南宫适，人名。適，到[某地]去，正巧。

【shu】

术術——术（zhú），原写作术，植物名，有白术、苍术，与術不相通。

【song】

松鬆——松、鬆古代不同音。松，松树。鬆，鬆紧。

【tai】

台臺檯颱——这四个字的意义各不相同。台（yí），我；又三台（tái），星名。臺，楼臺。檯（后起字），桌子。颱，颱风。

【wang】

网網——网是網的本字。

【wu】

无無——二字古代通用，但一般只写作無。

【xi】

系係繫——这三个字意义相近，上古往往通用。后代逐渐分工，世系、系统、体系作系，关係和“是”的意义作係，缚的意义作繫。

【xian】

咸鹹——咸，皆。鹹，鹹淡。不通用。

【xiang】

向嚮——嚮与向意义相近，但嚮导不作向导。在上古，嚮可通饗，向不通饗。

【xin】

衅釁——二字古代通用。

【yang】

痒癢——痒，病，《诗经·小雅·正月》：“癙忧以痒。”在这个意义上，痒癢不相通。

【ye】

叶葉——叶（xié），同协：“叶音”，“叶韵”。叶与葉音义皆不同。

【yong】

踊踴——二字古代通用。

【yu】

余餘——余，我。餘，剩餘。二字不通用。

御禦——御，驾驭车马。禦，阻挡，防禦。

吁籲——吁(xū)，叹声："长吁短叹"。籲(yù)，呼："籲天"，"呼籲"。

郁鬱——二字古不同音。郁郁，有文采的样子；馥郁，香气浓。鬱，草木丛生；又忧鬱。按郁鬱有相通之处，但忧鬱的鬱不作郁。

与與——赐與的與本作与。

【yun】

云雲——依《说文》，云是雲的本字。但是在古书中，云谓的云和雲雨的雲已经有了明确的分工，绝不相混。

【zhe】

折摺——二字古不同音，亦不通用。折，折断，屈折。摺，摺叠。

【zheng】

征徵——二字古不同音。征，行，征伐，征税。徵，徵召，徵求，徵信。按：只征税的意义古书偶然用徵，其余意义都不相通。特别要注意的是宫商角徵羽(五音)的徵，读音是(zhǐ)，不能简化为征。

症癥——症(zhèng)，病症。癥(zhēng)，癥结。

【zhi】

只隻衹——只，语气词，这个意义不能作衹或隻。只在中古以后与衹通，表示"单只"的意思。副词只与量词隻在古书中不通用。

致緻——緻是密的意思："细緻"；古与致通。当然，这只是说用緻的地方可以用致，不是说用致的地方可以用緻。

制製——制，制裁，法度，君命。製，製造。製造的意义在古代也可以用制。

【zhong】

钟鐘鍾——鐘，乐器。鍾，酒器；又聚，《国语·周语》："泽，水之所鍾也。"上古鐘多作鍾，但酒器的鍾、鍾聚的鍾及姓鍾的鍾不作鐘。

【zhu】

筑築——筑，乐器名。築，建築。二字不通用。

【zhun】

准準——准是準的俗体，但近代有了分工：准字只用于允许、决定等近代意义，而水準、準绳等古代意义则写作準。一般古书只有準字，没有准字。

二　异体字整理表

A

an
岸【屽】
庵【菴】
暗【闇晻】
鞍【鞌】

ao
坳【坳】
拗【抝】
翱【翶】
鰲【鼇】

B

ba
霸【覇】

bai
柏【栢】
稗【粺】

ban
坂【岅】

bang
榜【牓】
膀【髈】
幫【幚幇】

bao
刨【鉋鑤】
褓【緥】
褒【襃】
寶【寳】

bei
杯【盃桮】
背【揹】
悖【誖】
備【偹】

ben
奔【犇奙逩】

beng
綳【繃】

bi
秕【粃】
秘【祕】
逼【偪】
痹【痺】
弊【獘】
斃【獘】

bian
遍【徧】

biao
膘【臕】

bie
癟【癟】
鱉【鼈】

bing
冰【氷】
并【併並竝】
稟【禀】

bo
脖【頳】
博【愽】
鉢【缽盋】
駁【駮】

bu
布【佈】

C

cai
采【寀採】
彩【綵】
睬【倸】
踩【跴】

can
參【叅】
慚【慙】

cao
草【艸】
操【捺摻】

ce
册【冊】
厠【廁】
策【筞筴】

cha
查【査】
插【揷】
碴【餷】
察【詧】

chan
鏟【剷】

chang
場【塲】
腸【膓】
嘗【嚐甞】

che
扯【撦】

chen
趁【趂】
嗔【瞋】

cheng
乘【乗椉】
塍【塖】
撑【撐】
澄【澂】

chi
吃【喫】
耻【恥】
翅【翄】
敕【勅勑】
痴【癡】

chou
仇【讐】
酬【酧詶醻】
瞅【矁田】

chu
厨【廚㕑】
鋤【鉏耡】
橱【櫥】
蹰【躕】

chuan
船【舩】

chuang
床【牀】
創【剏剙】
窗【窓窗窻牕牎】

chui
捶【搥】
棰【箠】
錘【鎚】

chun
春【萅】
唇【脣】
淳【湻】
蒓【蓴】
醇【醕】
蠢【惷】

ci
詞【䛐】
糍【餈】
辭【辤】
鷀【鶿】

cong
匆【悤怱】
葱【蔥】

cou
凑【湊】

cu
粗【觕麤】
蹴【蹵】

cuan
篡【簒】

cui
脆【脃】
悴【顇】

cun
村【邨】

cuo
銼【剉】

D

da
瘩【瘩】

dai
呆【獃騃】
玳【瑇】

dan
耽【躭】
啖【啗噉】

dang
蕩【盪】
擋【攩】

dao
島【島】
搗【擣壔】

de
德【悳】

deng
凳【櫈】

di
抵【牴觝】
堤【隄】
蒂【蔕】

diao
吊【弔】
雕【彫鵰琱】

die
喋【啑】
叠【疊疊疉】
蝶【蜨】

ding
碇【椗矴】

dong
動【働】

dou
豆【荳】
鬥【鬦鬪鬭】
兜【兠】

du
妒【妬】
睹【覩】

dun
惇【惸】
敦【敵】
遁【遯】
墩【墪】

duo
朵【朶】
垛【垜】
跺【跥】

E

e
厄【阸戹】
扼【搤】
峨【峩】
婀【娿婐】
訛【譌】
萼【蕚】
腭【齶】
鵝【鵞鯫】
額【頟】
鰐【鱷】

en
恩【恖】

er
爾【尒】

F

fa
法【灋汯】
琺【琺】
筏【栰】
罰【罸】

fan
凡【凢】
帆【帆颿】
泛【汎氾】
繁【緐】
翻【飜繙】

fang
仿【髣倣】

fei
痱【疿】
廢【癈】

fen
氛【雰】

feng
峰【峯】
蜂【蠭蠭】

fu
佛【彿髴】
附【坿】
俯【俛頫】
婦【媍】
麩【粰麪】

G

ga
嘎【嘠】

gai
丐【匄匃】
概【槩】

gan
杆【桿】
秆【稈】
乾【乹乾】
幹【榦】
贛【贑灨】

gang
扛【摃】
杠【槓】
肛【疘】

gao
皋【皐臯】
槁【槀】
稿【稾】
糕【餻】

ge
個【箇】
胳【肐】
閣【閤】
歌【謌】

gen
亘【亙】

geng
耕【畊】
鯁【骾】

gong
躬【躳】

gou
够【夠】
鈎【鉤】
構【搆】

gu
雇【僱】
鼓【皷】

gua
挂【掛罣】

guai
拐【柺】
怪【恠】

guan
管【筦】
館【舘】
罐【鑵】

gui
規【槼】
瑰【瓌】

guo
果【菓】
椁【槨】

H

han
函【圅】
捍【扞】
悍【猂】
焊【釬銲】

hao
蚝【蠔】
皓【皜暠】
嗥【嘷獋】

he
和【龢咊】
盍【盇】
核【覈】

heng
恒【恆】

hong
哄【閧鬨】

hou
糇【餱】

hu
呼【虖嘑謼】
胡【衚】
糊【粘餬】

hua
花【苍蘤】
嘩【譁】
話【諙】

huan
浣【澣】

獾【貛貛】
歡【懽讙驩】

huang
恍【怳】
晃【晄】

hui
迴【廻逥】
蛔【蛕蚘痐蛔】
滙【滙】
毁【燬譭】
輝【煇】
徽【微】

hun
昏【昬】
魂【䰟】

huo
禍【旤】

J

ji
迹【跡蹟】
期【朞】
楫【檝】
賫【賷齎】
績【勣】
鷄【雞】
羈【覊】

jia
夾【裌袷】
戛【戞】
假【叚】

jian
奸【姦】
减【減】
碱【堿】
箋【牋椾】
劍【劒】
緘【椷】
繭【璽】
鑒【鑑鍳】
鹼【鹻】

jiang
奬【獎】
僵【殭】
繮【韁】

jiao
叫【呌】
脚【腳】
剿【勦勦】
僥【儌】

jie
劫【刼刧刦】
杰【傑】
届【屆】
捷【㨗】
秸【稭】
階【堦】
潔【絜】

jin
斤【觔】
晋【晉】
緊【緊緊】

jing
阱【穽】
净【淨】

徑【逕】
脛【踁】
粳【秔杭】

jiong
迥【逈】
炯【烱】

jiu
糾【糺】
韭【韮】
厩【廐廏】
救【捄】
揪【揫】

ju
巨【鉅】
局【侷跼】
矩【榘】
據【攄】
舉【擧】
颶【颶】

juan
倦【勌】
狷【獧】
眷【睠】

jue
决【決】
撅【噘】
橛【橜】

jun
俊【儁儁】
隽【雋】
浚【濬】

K

kai
慨【嘅】

kan
刊【栞】
坎【埳】
侃【偘】
瞰【矙】

kang
炕【匟】
糠【穅粇】

kao
考【攷】

ke
剋【尅】
咳【欬】
疴【痾】

ken
肯【肎】

keng
坑【阬】

kou
叩【敂】
扣【釦】
寇【寇寇】

ku
褲【袴】

kuan
款【欵】

kuang
况【況】
礦【鑛】

kui
愧【媿】
窺【闚】
饋【餽】

kun
坤【堃】
昆【崑崐】
捆【綑】

kuo
括【挢】
闊【濶】

L

la
辣【辢】
臘【臈】

lai
賴【頼】

lan
婪【惏】
懶【嬾】

lang
琅【瑯】
螂【蜋】

lei
泪【淚】

leng
棱【稜】

li
荔【茘】
厘【釐】
莅【蒞涖】
栗【凓慄】
狸【貍】
梨【棃】
犁【犂】
裏【裡】
璃【琍瓈】
曆【厤歴】
曆【厤】
隸【隷隸】
藜【蔾】

lian
廉【亷廉】
煉【鍊】
奩【匳匲籢】
斂【歛】
鐮【鐮鎌】

liang
凉【涼】
梁【樑】

lin
吝【悋】
淋【痳】
鄰【隣】
磷【燐粦】
麟【麐】

ling
菱【蔆】

liu
柳【栁桺】
留【畱畄畂】
琉【瑠璢】
碌【磟】
瘤【癅】

long
弄【衖挵】

lu
虜【虜】
戮【剹勠】
櫓【艣樐艪槲】
爐【鑪】

lü
緑【菉】

lüe
略【畧】

lun
侖【崘崙】

luo
裸【躶蠃】
騾【嬴】

M

ma
麻【蔴】
蟆【蟇】
罵【駡傌】

mai
脉【脈衇脉】

mao
卯【夘戼】
牦【犛氂】
冒【冐】
猫【貓】
帽【帽】

mei
梅【楳槑】

meng
虻【蝱】

mi
眯【瞇】
覓【覔】
冪【冪】

mian
綿【緜】
麵【麪】

miao
妙【玅】
眇【玅】
渺【淼淼】

mie
咩【哶哶】

min
泯【泯】

ming
命【肏】
冥【寘冥】

mo
謨【謩】

鏌【鏌】

mu
畝【畂畮畒畆畞】
幕【幙】

N

na
拿【拏拏挐】

nai
乃【迺廼】
奶【嬭妳】

nan
楠【枏柟】

nao
鬧【鬧】

nen
嫩【嫰】

ni
你【妳】
昵【暱】
霓【蜺】
擬【儗】

nian
年【秊】
拈【撚】
念【唸】

niang
娘【孃】

niao
裊【嫋嬝褭】

nie
捏【揑】
涅【涅】
囓【齧囓】
孽【孼】

ning
寧【寍甯】

nong
農【農】

nü
衄【衂衄】

nuan
暖【煖暝煗】

nuo
挪【挼挪】
糯【稬穤】

P

pao
炮【砲礮】
疱【皰】

pei
胚【肧】

peng
碰【掽踫】

pi
匹【疋】

毗【毘】

piao
飄【飃】

ping
瓶【缾】
憑【凴】

po
迫【廹】

pu
鋪【舖】

Q

qi
弃【棄】
栖【棲】
凄【淒悽】
戚【慼慽】
啓【啟啔】
棋【碁棊】
旗【旂】
憩【憇】

qian
愆【諐】
鉛【鈆】
潜【潛】

qiang
羌【羗羗】
强【彊強】
槍【鎗】
墻【牆】
檣【艢】
襁【繈】

qiao
峭【陗】
蕎【荍】
憔【顦癄】
鍬【鍫】
蹺【蹻】

qie
愜【悏】

qin
琴【琹】
勤【懃】
寢【寑】
撳【搇】

qiu
丘【坵】
虬【虯】
秋【秌穐】
球【毬】

qu
麯【麴】
驅【駈敺】

que
却【卻䣞】
榷【搉権】

qun
裙【帬裠】
群【羣】

R

ran
冉【冄】
髯【髥】

rao
繞【遶】

ren
妊【姙】
衽【袵】
軔【軜】
飪【餁】
韌【靱靭韧】

rong
冗【宂】
絨【羢毧】
融【螎】

ru
蠕【蝡】

ruan
軟【輭】

rui
睿【叡】
蕊【蘂橤蘃】

ruo
箬【篛】

S

sa
颯【颭】

sai
腮【顋】

san
散【散】
傘【傘繖】

sang
桑【桒】

se
澀【澁濇】

sha
厦【廈】

shan
刪【删】
姗【姍】
珊【珊】
栅【柵】
膳【饍】
膻【羶羴】
鱔【鱓】

shao
筲【箾】

she
射【躲】
蛇【虵】
慴【慴】

shen
深【湥】
参【葠蓡】
慎【眘】

sheng
升【陞昇】
剩【賸】

shi
尸【屍】
虱【蝨】
柿【柹】

是【昰】
時【旹】
視【眡眎】
實【寔】
謚【諡】
濕【溼】

shu
倏【儵儵】
庶【庻】
疏【踈】
竪【豎】
漱【潄】
薯【藷】

si
似【佀】
祀【禩】
俟【竢】
飼【飤】
厮【廝】

sou
搜【蒐】
嗽【嗽】

su
宿【宿】
訴【愬】
溯【泝遡】
蘇【蘓甦】

sui
歲【嵗】

sun
笋【筍】
飧【飱】

suo
挲【抄】
蓑【簑】
瑣【瑣】
鎖【鎻】

T

ta
它【牠】
拓【搨】
塔【墖】

tan
袒【襢】
嘆【歎】
罈【罎壜】

tang
趟【趾蹚踻】
糖【餹】

tao
掏【搯】
縧【縚縚】

teng
藤【籐】

ti
剃【薙鬀】
啼【嗁】
蹄【蹏】

tiao
眺【覜】

tong
同【仝衕】

峒【峝】
筒【筩】

tou
偷【媮】

tu
兔【兎兔】

tui
腿【骽】
頹【穨】

tun
臀【臋】

tuo
托【託】
拖【拕】
馱【䭾】
駝【駞】

W

wa
蛙【鼃】
襪【韈韤】

wan
玩【翫】
挽【輓】
碗【盌椀瓮】

wang
亡【亾】
罔【罓】
往【徃】
望【朢】

wei
喂【餵餧】
猬【蝟】

wen
吻【脗】
蚊【螡蟁】

weng
瓮【甕罋】

wu
污【汙汚】
忤【啎】
塢【隖】

X

xi
席【蓆】
晰【晳晢】
溪【谿】
熙【熈熙】
嘻【譆】
膝【厀】
戲【戱】

xia
狹【陿】

xian
仙【僊】
弦【絃】
籼【秈】
涎【次】
閑【閒】
銜【銜啣】
嫻【嫺】
綫【線】

鲜【尠鱻尟】

xiang

享【亯】

厢【廂】

餉【饟】

嚮【曏】

xiao

笑【咲】

效【効傚】

淆【殽】

xie

邪【衺】

泄【洩】

脅【脇】

紲【絏】

携【攜擕攜攜】

鞋【鞵】

蝎【蠍】

燮【爕】

蟹【蠏】

xing

幸【倖】

xiong

凶【兇】

汹【洶】

胸【胷】

xiu

修【脩】

綉【繡】

銹【鏽】

xu

叙【敘敍】

恤【卹賉衈】

勖【勗】

婿【壻】

xuan

萱【萲蕿藼薝】

喧【諠】

楦【楥】

璇【璿】

xue

靴【鞾】

xun

巡【廵】

徇【狥】

勛【勳】

尋【尋】

埙【壎】

熏【燻】

Y

ya

丫【枒椏】

鴉【鵶】

yan

岩【巗巖嵒】

咽【嚥】

烟【煙菸】

宴【醼】

胭【臙】

雁【鴈】

腌【醃】

焰【燄】

燕【鷰】

檐【簷】

贋【贗】

驗【騐】

鼹【鼴】

艷【豔豓】

yang

揚【颺敭】

yao

夭【殀】

肴【餚】

咬【齩】

窑【窯窰】

耀【燿】

ye

夜【亱】

野【埜壄】

燁【爗】

yi

以【㕥目】

异【異】

咿【吚】

移【迻】

翳【瞖】

yin

因【囙】

吟【唫】

姻【婣】

殷【慇】

陰【隂】

淫【婬媱】

堙【陻】

喑【瘖】

飲【歓】

蔭【廕】

ying

映【暎】

穎【頴】

罌【甖】

鶯【鸎】

yong

咏【詠】

涌【湧】

恿【慂悀】

雍【雝】

you

游【遊】

yu

欲【慾】

逾【踰】

寓【庽】

愈【瘉癒】

鬱【欝鬰】

yuan

冤【寃寃】

猿【猨蝯】

yue

岳【嶽】

yun

韵【韻】

Z

za

匝【帀】

雜【襍】

zai

再【再再】

灾【災烖菑】

zan

咱【喒偺偺偺】

暂【蹔】

簪【簮】

贊【賛讚】

zang

葬【葬塟】

zao

皂【阜】

唣【啅】

噪【譟】

糟【蹧】

zha

扎【紮紥】

札【劄劄】

咤【吒】

閘【牐】

榨【搾】

zhai

寨【砦】

齋【亝】

zhan

占【佔】

沾【霑】

盏【琖醆】

嶄【嶃】

氈【氊】

zhang

獐【麞】

zhao

棹【櫂】

照【炤】

zhe

哲【喆】

浙【淛】

輒【輙】

謫【讁】

zhen

珍【珎】

砧【碪】

針【鍼】

偵【遉】

鴆【酖】

zhi

卮【巵】

址【阯】

志【誌】

帙【袟袠】

侄【姪妷】

只【衹秖】

栀【梔】

紙【帋】

跖【蹠】

置【寘】

稚【穉稺】

zhong

冢【塚】

衆【眾】

zhou

咒【呪】

周【週】
帚【箒】

zhu
伫【竚佇】
注【註】
猪【豬】
煮【煑】

箸【筯】

zhuan
專【耑】
撰【譔】
磚【甎塼】
饌【籑】

zhuang
妝【粧】

zhuo
斫【斲斮斵】
桌【槕】

zi
姊【姉】
眦【眥】
資【貲】

zong
傯【偬】
粽【糉】

粽【糉】
踪【蹤】
鬃【騌騣鬉】

zu
卒【卆】
zuan
纂【篹】

鑽【鑚】

zui
最【冣㝡】
罪【辠】

zun
樽【罇】

说明：

(1) 本表于 1955 年 12 月 22 日由中华人民共和国文化部、中国文字改革委员会联合发布。

(2) 上表是经过调整的《第一批异体字整理表》，共 793 组、1 815 字，其中被选用的规范字形 793 字、被淘汰的异体字形 1 022 字。调整时，删掉了不构成异体关系的字组，改正了某些错误的字形。

(3) 为了方便读者使用，编者对《第一批异体字整理表》重新作了编排。字表按选用字的汉语拼音字母顺序排列。同音节的字再按笔画数排列，笔画少的在前，多的在后。笔画数相同的按起笔笔形横（一）、竖（丨）、撇（丿）、点（丶）、折（乛）的顺序排列。